Dr. Felix Blumenfeld

Die Deutsche Nationalbibliothek verzeichnet diese Publikation in der Deutschen Nationalbibliografie; detaillierte Daten sind im Internet über https://portal.dnb.de/ abrufbar.

Inh. Dr. Nora Pester
Capa-Haus
Jahnallee 61
04177 Leipzig
info@hentrichhentrich.de
www.hentrichhentrich.de

Lektorat: Simon Raulf
Umschlag: Gudrun Hommers
Gestaltung: Michaela Weber
Druck: Winterwork, Borsdorf

1. Auflage 2025

Printed in Germany
ISBN 978-3-95565-625-6

Jörg Westerburg

Dr. Felix Blumenfeld

Kinderarzt, Philanthrop, Demokrat, Freimaurer

HENTRICH & HENTRICH

Inhalt

Grußwort

Felix Blumenfeld war ein außergewöhnlicher Mensch. Außergewöhnlich waren seine Verdienste weit über die Stadt hinaus, in der er jahrzehntelang wirkte. Das bewahrte ihn nicht davor, mit dem Beginn der NS-Herrschaft entrechtet, verfolgt und gedemütigt zu werden – nicht nur vom Machtapparat, wie diese Biographie und seine eigenen schmerzhaften Schilderungen belegen.

Ungewöhnlich und in Kassel einmalig ist, dass „Stolpersteine in Kassel e.V." zur bleibenden Erinnerung an ihn gleich zwei Stolpersteine verlegte: vor seiner letzten Wohnung und vor dem Krankenhaus, das er prägte, das aber leider gleichwohl nach dem Krieg nie nach ihm benannt wurde. Durch den Kontakt mit seinen Nachfahren in den USA, der der Verlegung der Stolpersteine vorausging, erhielten wir den erschütternden Abschiedsbrief, den er am selbstgewählten Ende seines Lebens an seine in die USA emigrierten Söhne geschrieben hatte. In einem Staat, der die absolute Macht und Kontrolle über jeden Einzelnen beanspruchte, gehörte Felix Blumenfeld zu den zahlreichen Kasseler und deutschen Jüdinnen und Juden, die dem die eigene Entscheidung über ihren Tod entgegensetzten. Es sei „hoffentlich auch im Sinne meiner Söhne ehrbarer und charaktervoller, von der Bildfläche zu verschwinden, und lieber freiwillig als ein Toter das Haus zu verlassen, als von den Schergen der Gestapo hinausgejagt zu werden", heißt es in seinem Abschiedsbrief.

Bislang gab es keine profunde Biographie von Dr. Felix Blumenfeld. Jörg Westerburg hat diese Lücke nun geschlossen. Auf der Grundlage der intensiven Erforschung auch bislang unbekannter Quellen hat er dem bereits Bekannten viele neue Facetten und Erkenntnisse hinzugefügt. Dafür sind wir sehr dankbar und wünschen dem Buch eine breite Leserschaft – auch über Kassel hinaus.

Stolpersteine in Kassel e.V.

Vorwort

Am 1. Mai 1929 sandte der Magistrat der Stadt Kassel dem Kinderarzt Dr. Felix Blumenfeld brieflich eine fast überschwängliche Anerkennung, um dem „langjährigen, verdienstvollen sozialhygienischen Wirken" Blumenfelds „zum Wohle der Stadt Kassel zu gedenken". Kassels Oberbürgermeister Herbert Stadler selbst war aus dienstlichen Gründen verhindert gewesen, um dieses Dankschreiben zum 25-jährigen Gründungsjubiläum der Milchküche in der Kasseler Altstadt zu unterzeichnen. Er fühlte sich deshalb verpflichtet, seine Dankbarkeit für Blumenfelds „in den schwierigsten Jahren [geleistete] wertvolle Arbeit im Dienste der Volksgesundheit" noch einmal persönlich auszudrücken.[1]

Der so gelobte Felix Blumenfeld wurde keine vier Jahre später als Jude aus ebendiesem Engagement herausgedrängt und musste – beruflich und gesellschaftlich isoliert – bald darauf auch seine Kinderarztpraxis schließen. Weitere vier Jahre später waren er und seine Familie durch die Reichsfinanzverwaltung ausgeplündert, sein Eigentum und Vermögen beschlagnahmt und „arisiert". Noch einmal vier Jahre später nahm sich der einstmals gerühmte Arzt aus Verzweiflung über Brutalität und Hass sowie aus Hoffnungslosigkeit das Leben. Antisemitische Entrechtung und nationalsozialistische Verfolgung hatten den anerkannten, vielseitig für die Bevölkerung in Kassel engagierten Kinderarzt in den Tod getrieben.

Der Lebensweg deutsch-jüdischer Ärztinnen und Ärzte vor und in der Zeit des Nationalsozialismus ist in den vergangenen Jahrzehnten in übergreifenden und biographischen Untersuchungen dargestellt worden. Sie haben das Bild von fachlich anerkannten, früh spezialisierten Ärzten und zahlreichen Ärztinnen in oft selbstständiger Tätigkeit zeichnen können. Lange vor 1933 hatten Jüdinnen und Juden, gemessen an der deutschen Gesamtbevölkerung, einen überdurchschnittlich hohen Anteil an der Zahl der Allgemein- und Fachärzte inne. Die Akademisierung und der Weg in die freien Berufe ermöglichten seit dem späten 19. Jahrhundert vielfach einen Aufstieg und gesellschaftliche Anerkennung. Viele von ihnen standen in der Weimarer Republik dem liberalen bis linken politischen Lager nahe. Unmittelbar nach 1933 litten sie als jüdische Bürgerinnen und Bürger unter der schrittweisen Entrechtung und Verdrängung

1 Kopie der Schreiben in: HHStA Wiesbaden, Bestand 518, Nr. 63136, I, fol. 58–59.

aus Beruf und ehrenamtlich wahrgenommenen Aufgaben. Am Ende standen Exil oder Vernichtung.[2]

Felix Blumenfeld gehört zu mehreren tausend jüdischen Medizinern, die nach 1933 gesellschaftlich geächtet, entrechtet in die Emigration getrieben oder ermordet worden sind. Bislang war die Biographie des Mannes in Umrissen bekannt. Dies galt – neben den persönlichen Daten – für Blumenfelds berufliche und ehrenamtliche Tätigkeit in Kassel sowie für die Verfolgung in der NS-Zeit bis zu seinem Selbstmord am 25. Januar 1942. Seit den 1980er Jahren wurden seine Leistungen als Kinderarzt, Mitgründer der Milchküche und des Kinderheims an der Frankfurter Straße, dem späteren Kinderkrankenhaus Park Schönfeld, immer wieder gewürdigt.[3]

Diese Biographie möchte versuchen, den Lebensweg des Dr. Felix Blumenfeld zu rekonstruieren: Seine Arbeit als Kinderarzt, der sich darüber hinaus als Sozialhygieniker in der Gesundheitspflege und -fürsorge für Säuglinge und Kleinkinder in der Kasseler Öffentlichkeit aufklärerisch betätigte, sein demokratischer Einsatz für seine Heimatstadt in der Weimarer Republik und als jüdischer Bürger gegen den aufsteigenden Antisemitismus sowie seine Mitgliedschaft in einer humanitären Freimaurerloge in einer Zeit völkisch-nationalistischer Tendenzen in der deutschen Freimaurerei lassen es gerechtfertigt erscheinen, seine Biographie eingehend zu erforschen und vorzustellen.

---

2 Eduard Seidler, Verfolgte Kinderärzte 1933–1945: Entrechtet – geflohen – ermordet, Bonn 2000, S. 15–28; Robert Jütte, Die Vertreibung jüdischer und „staatsfeindlicher" Ärztinnen und Ärzte, in: ders. (Hrsg.), Medizin und Nationalsozialismus. Bilanz und Perspektiven der Forschung, Göttingen 2011, S. 83–93; Monika Richarz, Jüdische Akademiker als Anwälte und Ärzte. Behinderte Emanzipation und berufliche Orientierung, in: Christina von Braun (Hrsg.), Was war deutsches Judentum? 1870–1933 (Europäisch-jüdische Studien. Beiträge, Bd. 24), Berlin 2015, S. 167–179; Barbara Stamboulis, Lebenswege deutsch-jüdischer Ärzte: berufsbiographisch und persönlich, in: Medizin-Historisches Journal 55, 2020, S. 318–337.

3 Dieter Lüders, Dr. Felix Blumenfeld, in: Jahrbuch der Hessischen Kirchengeschichtlichen Vereinigung, 37, 1986, S. 247–250; Wolfgang Prinz, Jüdische Bürger aus Kassel vor 1933, in: Helmut Burmeister (Hrsg.), Fremde im eigenen Land. Beiträge zur Kultur- und Sozialgeschichte der Juden in den alten Kreisen Hofgeismar, Kassel, Wolfhagen und in der Stadt Kassel, Hofgeismar 1985, S. 46–54, hier S. 46–47; Christina Hein, Nie vergessen. Stolpersteine in Kassel. Portraits von Menschen, Kassel 2020, S. 14–19; Horst Seidenfaden, Harry Soremski, Christian Presche und die Jüdische Gemeinde Kassel, „Das sind doch auch Menschen". Geschichte des jüdischen Lebens in Nordhessen, Kassel 2023, S. 190–195.

Bei der Umsetzung dieses Vorhabens stellt sich jedoch das schwerwiegende Problem, dass kaum eigenhändige Zeugnisse und Dokumente Felix Blumenfelds erhalten sind. Lediglich gedruckte Texte wie seine Dissertation, Unterlagen zur Milchküche und des Kinderheims sowie Material aus den nach 1933 verfolgungsbedingt entstandenen Akten der Frankfurter und Kasseler Steuerverwaltung liegen vor.

Im Laufe der Recherchen hat sich diese Quellenlage allerdings als erfreulich dicht erwiesen. Als wichtiges Findmittel erweist sich die hessische Archivdatenbank *arcinsys*, die mittlerweile in herausragender Weise Archivgut zugänglich macht. Dies gilt in erster Linie für das Quellenmaterial im Hauptstaatsarchiv Wiesbaden zur fiskalischen Ausplünderung der jüdischen Bevölkerung in Hessen und zu den nach 1945 erfolgten Entschädigungsverfahren. Akten in den Staatsarchiven Marburg und Darmstadt vermochten insbesondere, familiäre Wurzeln Felix Blumenfelds aufzudecken. Schließlich lieferten die kommunalen Archive in Kassel und vor allem in Frankfurt am Main weiteres wichtiges Material.

Im Archiv der Deutschen Frauenbewegung in Kassel bot der Bestand des Deutschen Evangelischen Frauenbundes, des Trägervereins des Kinderkrankenhauses Park Schönfeld, zentralen Einblick in die Verwaltung der Einrichtung und ließ die Verdrängung Blumenfelds im März und April 1933 sowie den Umgang des Vorstands mit diesen Entscheidungen nach 1945 nachvollziehen. Zu den weiteren ehrenamtlichen Aufgaben Blumenfelds für die Jüdische Gemeinde Kassels und seinen Tätigkeiten in der Kasseler Loge „Zur Einigkeit und Treue“ konnten neue Erkenntnisse aus der *Jüdischen Wochen-Zeitung*, deren Bestände für 1924 bis 1933 sich in der Universitätsbibliothek Kassel befinden, und dem *Bundesblatt des Eklektischen Bundes* gewonnen werden. Zu Blumenfelds masonischer Arbeit und hinsichtlich des Charakters seiner Kasseler Loge lieferte das Archiv der Freimaurerloge „Goethe zur Bruderliebe“ in Kassel ergänzendes Material.

Dennoch bleibt das Fehlen von Selbstzeugnissen ein stets fühlbarer Mangel. Wie kann man also der Persönlichkeit Blumenfelds näherkommen? Wiederholt stehen seine frei gewählten Personenkreise und selbst gestellten Aufgaben im Mittelpunkt, in denen er sich insbesondere ehrenamtlich bewegt hat: gesundheitsfürsorgerische Arbeit, jüdische Gemeinde, Demokratische Partei und Freimaurerloge, um auf die Person Blumenfelds und seine Handlungsmotivationen rückzuschließen. Wofür standen diese gesellschaftlichen und bürgerlich-politischen Vereinigungen, was zeichnete sie jeweils aus? Welche Rückschlüsse erlauben diese für unser

Verständnis vom Menschen Felix Blumenfeld? Man ist darauf verwiesen, nur weniges *von* ihm wiedergeben zu können und mit Hilfe von sekundärem Material über Blumenfeld zu schreiben.

Die Arbeit folgt den Lebensstationen Blumenfelds: seine familiäre Herkunft aus Oberhessen bzw. Marburg, die beispielhaft ist für den Aufstieg von jüdischen Familien aus ländlicher Herkunft mit kleinteiligem, merkantilen Erwerb hin zur Akademisierung seiner Generation vor 1900.

In einem ersten Schwerpunkt werden Blumenfelds berufliche Ausbildung und seine fachärztliche Tätigkeit in Kassel vor 1933 dargestellt. Daran schließt sich die Betrachtung seiner Mitgliedschaft in der republikanischen Deutschen Demokratischen Partei (DDP) nach 1918 an und es wird sein Einsatz gegen den sich in der Weimarer Republik radikalisierenden Antisemitismus erläutert. Seine Mitgliedschaft in der Kasseler Freimaurerloge „Einigkeit und Treue" wird vor dem Hintergrund einer nationalistischen und antisemitischen Radikalisierung der Mehrheit der deutschen Großlogen beleuchtet. Die Verdrängung aus Beruf, gesellschaftlicher Stellung und ehrenamtlichem Wirken, dann die Verfolgung und Ausplünderung von ihm und seiner Familie im NS-Staat sind ein zweiter Schwerpunkt der Arbeit. Das Leben Blumenfelds und seiner Familie verdeutlicht die stufenweise Ausgrenzung und soziale Isolation, die gewalttätige Verfolgung und materielle Beraubung, schließlich den Weg in die physische Vernichtung durch Zwangsarbeit und Deportation.

Diese Arbeit war ohne vielfältige Unterstützung und Hilfe nicht denkbar. Dr. Ortrud Wörner-Heil und Eckhard Wörner haben dem Verfasser aus früheren Recherchen zu Vorträgen über Felix Blumenfeld im Jahr 1993/94 eine reichhaltige Sammlung von Material zur Verfügung gestellt.[4] Dr. Wörner-Heil und Peter Noelke waren bereit, die zentralen Textteile kritisch zu lesen und durch wertvolle Hinweise zu bereichern und zu verbessern. Das Kasseler Stadtarchiv und Stadtmuseum und das Archiv der Deutschen Frauenbewegung in Kassel haben bei Recherchen geholfen und großzügig Abbildungsmaterial zur Verfügung gestellt. Weitere Unterstützung und praktische Hilfe kamen von Dr. Gisela Bungarten, Hessen Kassel Heritage, Dr. Dominik Motz und Moritz Siebert, Archiv des LWV Hessen, Kerstin Müller, Landtagsvizepräsidentin a. D., Kassel, sowie Veronika Schreck, Kassel.

4 Die Recherchen flossen ein in den Vortrag von Eckhard Wörner, Kassel, von 1994 über Felix Blumenfeld, mit herzlichem Dank für die Überlassung des Vortragsmanuskripts.

Der Verein Stolpersteine Kassel e.V. war sofort bereit, die Drucklegung des Bandes im Verlag Hentrich & Hentrich großzügig finanziell zu unterstützen – neben dessen Vorstand gilt hierfür Wolfgang Matthäus besonderer Dank. Dies hatte die Überzeugung gestärkt, die Finanzierung des Buches mit Hilfe von Spendenmitteln erreichen zu können. Dank gilt auch dem Kulturamt der Stadt Kassel, dem Vorstand des Kasseler Geschichtsvereins, namentlich seinem Vorsitzenden Jürgen Fischer, und Maximilian Bathon, MdL, für ihre überaus freundliche Beteiligung an den Druckkosten.

Schließlich ist den Mitgliedern der Freimaurerloge *„Goethe zur Bruderliebe"* in Kassel zu danken, die 2022 bereit waren, der Erstellung und auch einer Kofinanzierung des Bandes zuzustimmen. Sie haben sich schon länger dem Gedenken an Bruder Felix Blumenfeld verpflichtet gefühlt[5] und sich zugleich einem schwierigen Erbe in der deutschen Freimaurerei gestellt.

---

5 Felix Ebersold, „... so schlecht können die Menschen nicht sein." Felix Blumenfeld: Kinderarzt, Jude und Freimaurer, in: Humanität. Das deutsche Freimaurermagazin, 44, Heft 6, 2018, S. 28–31.

Die Blumenfelds und Erlangers

Die familiären Wurzeln der Blumenfelds finden sich im hessischen Landjudentum, während sich die Vorfahren der Familie Erlanger im städtischen Raum Wetzlars und im 19. Jahrhundert in Marburg nachweisen lassen. In der Landgrafschaft Hessen-Kassel bzw. in Kurhessen lebte ein großer Teil der jüdischen Bevölkerung in dörflichen Siedlungen und in kleineren Städten. Ihren Erwerb fanden Juden weitgehend im kleinteiligen Warenhandel, dem sogenannten Nothandel, dem Handel mit Textilien, Fellen und Leder, sowie im Viehhandel. Die landesherrliche Gesetzgebung gestattete in der Landgrafschaft nur der christlichen und bürgerrechtlich ansässigen Bevölkerung die Ausübung eines Handwerks und die Beteiligung an dem in den Städten ebenso zunftmäßig organisierten Handel. Juden waren bis in die Reformphase des westphälischen Königreiches ab 1808 hiervon ausgeschlossen und erhielten zudem das Bürgerrecht nur persönlich und durch käuflichen Erwerb oder durch einen herrschaftlichen Schutzbrief.

Im Königreich Westphalen stellte die Verfassung von 1808 die rechtliche Gleichstellung der Juden als Bürger her, was den Zugang zu Erwerbstätigkeiten im Handwerk, den Erwerb von Grundbesitz sowie die Übernahme von Ämtern ermöglichte. Nach dem Ende des westphälischen Reformstaats 1813 räumte die Verordnung vom 14. Mai 1816 für den restaurierten Kurstaat Hessen bürgerliche Grundrechte, konfessionelle Gleichstellung und das Recht zur freien gewerblichen Tätigkeit ein – wenn auch mit Einschränkungen beim Grunderwerb und im Anspruch, als Ortsbürger gemeindliches Eigentum mitbenutzen zu dürfen. In der Folge der kurhessischen Verfassung von 1831 brachte schließlich die Verordnung von 1833 Emanzipation und Gleichstellung. Ausnahmen galten für die weiterhin im sogenannten Nothandel und auf dem Land gewerblich tätigen Juden.[6]

6 Gerhard Hentsch, Gewerbeordnung und Emanzipation der Juden im Kurfürstentum Hessen (Schriften der Kommission für die Geschichte der Juden in Hessen, IV), Wiesbaden 1979, S. 41–91; Wolf-Arno Kropat, Die Emanzipation der Juden in Kurhessen und in Nassau im 19. Jahrhundert, in: 900 Jahre Juden in Hessen, S. 325–349, hier S. 327–330 und S. 336; Dorothee Schimpf, Emanzipation und Bildungswesen der Juden im Kurfürstentum Hessen 1807–1866. Jüdische Identität zwischen Selbstbehauptung und Assimilationsdruck (Schriften der Kommission für die Geschichte der Juden in

Während der Emanzipationsphase nach 1831 blieben in Kurhessen zahlreiche Juden daher weiter im traditionellen Handel tätig und bezogen als niedergelassene Kaufleute und Händler ihren Erwerb. Im Jahr 1852 waren 37 Prozent der Kaufleute in Kurhessen jüdischer Konfession – bei einem Bevölkerungsanteil von gerade 2,5 Prozent. Auf dem Land waren ganze Bereiche, wie Textil- und Viehhandel sowie der Geldverleih, in jüdischem Besitz.[7] Zwar standen ihnen Landwirtschaft und Handwerk offen, hier fehlte es aber vielfach an praktischer Erfahrung und Tradition, sodass sich nur ein kleiner Teil der jüdischen Erwerbstätigen diesen Sektoren zuwandte. In der zweiten Hälfte des 19. Jahrhunderts hatte zudem die Industrialisierung Umstrukturierungen angestoßen. Ein wachsender Konsum aufgrund ansteigenden Wohlstands vermehrte Absatzchancen für den lokalen Handel. Man betrieb kleinere Ladenlokale zunächst ohne Angestellte, aber mit wachsendem Erfolg dehnten die Händler ihre Angebote aus und spezialisierten sich. So gelang es, auch im kleinstädtischen Milieu erfolgreich zu sein.[8]

Die Blumenfelds in Momberg – die Familie des Vaters

Die Jüdische Gemeinde in Momberg, einem Dorf in der Landschaft Schwalm nordwestlich von Kirchhain gelegen, geht auf das erste Drittel des 18. Jahrhunderts zurück. Im Jahr 1861 lebten in Momberg 49 und 1905 noch 48 Jüdinnen und Juden. Die Gemeinde unterhielt seit 1859 einen eigenen Betsaal bzw. eine Synagoge.[9] Während des 19. Jahrhunderts bezog die jüdische Bevölkerung ihren Lebensunterhalt überwiegend aus dem Vieh- und Warenhandel, insbesondere dem Handel mit Getreide, Stoffen und

---

Hessen, XIII), Wiesbaden 1994, S. 13–22; Volker Fischer, Stadt und Bürgertum in Kurhessen. Kommunalreform und Wandel der städtischen Gesellschaft 1814–1848 (Hessische Forschungen zur geschichtlichen Landes- und Volkskunde, 35), Kassel 2000, S. 498–505.

7 Wolf-Arno Kropat, Emanzipation der Juden, S. 342–343.

8 Monika Richarz, Berufliche und soziale Struktur, in: Michael A. Meyer (Hrsg.), Deutsch-jüdische Geschichte in der Neuzeit, Bd. III: Umstrittene Integration 1871–1918, München 1997, S. 39–56.

9 Thea Altaras, Synagogen und jüdische Rituelle Tauchbäder in Hessen – Was geschah seit 1945?, Königstein, 2. Auflage 2007, S. 244–245.

Schuhen.[10] Die 1928 in Momberg geborene Rita Spier schildert in ihren Erinnerungen jüdisches Leben in Momberg vor und nach 1933.[11]

Die Familie Blumenfeld lässt sich auf Bendet Katz zurückführen, der in Momberg für 1735 überliefert ist. Der erste schriftliche Beleg für die Familie Blumenfeld, die im Haus Nr. 47 wohnhaft war, erwähnt der kurhessische Kataster von 1818/1825. 1839 wird Abraham Blumenfeld als Familienoberhaupt und Vater mehrerer Kinder genannt.[12] Nach einer Gewerbeübersicht für Momberg vom September 1858 lebte Abraham Blumenfeld mit seiner Familie vom Textilhandel, von einer Metzgerei und dem Nothandel. Demnach trieb er jedes Jahr zehn bis zwölf Stück Vieh zu regionalen Viehmärkten, besaß zwei Hektar Land und hatte laut dem Verzeichnis 1500 Reichstaler Außenstände. Der Sohn Scholem – Salomon – wurde 1845 als drittes Kind in Momberg geboren. Er hatte drei weitere Brüder, Meier, geboren 1840, und Moses/Moritz, geboren am 31. Dezember 1850. Beide zogen später nach Marburg und betätigten sich dort in eigenen Handelsgeschäften. Meier Blumenfeld, verheiratet mit Sarah Strauß aus Amöneburg, war in Marburg im Kommissionshandel tätig, sein Bruder Moses arbeitete als Kaufmann und war mit Fanny Bacharach verheiratet.[13] Der vierte Sohn von Abraham Blumenfeld, Heinemann, wurde 1854 geboren. Er übernahm das elterliche Haus und die Profession des Textilhandels und blieb dauerhaft in Momberg ansässig.[14] Er starb am 31. August 1935, seine Frau Karoline, geborene Katzenstein aus Treysa, war schon am 25. Januar 1935 verschieden. Beide konnten noch auf dem jüdischen Friedhof in Momberg beigesetzt werden. Ihren drei Kindern Moritz, Toni und

10 Paul Arnsberg, Die jüdischen Gemeinde in Hessen. Anfang, Untergang, Neubeginn, Bd. II, Frankfurt am Main 1971, S. 124–126.

11 Gisela Spier-Cohen, Weggerissen. Erinnerungen an Theresienstadt (Marburger Beiträge zur Kulturforschung, Archivschriften, 6), Marburg 2006.

12 Alfred Schneider, Die jüdischen Familien im ehemaligen Kreise Kirchhain. Beiträge zur Geschichte und Genealogie der jüdischen Familien im Ostteil des heutigen Landkreises Marburg-Biedenkopf in Hessen, Wetter 2006, S. 307–310.

13 Barbara Rumpf-Lehmann, Der Alte Jüdische Friedhof zu Marburg. Die Geschichte des Begräbnisplatzes mitsamt einer Beschreibung aller Grabstätten (Marburger Stadtschriften zur Geschichte und Kultur, 104), Marburg 2015, S. 148, Nr. 5/14; Annegret Wenz-Haubfleisch, Die jüdische Bevölkerung Marburgs im 19. Jahrhundert, in: Karl Murk, Ulrich Hussong, Ulrich Hitzerfeld (Hrsg.), Marburg. Strukturen und Lebenswelten vom Mittelalter bis zur Neuzeit, Marburg 2022, S. 369.

14 Alfred Schneider, Die jüdischen Familien im ehemaligen Kreise Kirchhain, S. 308.

Bella gelang die Emigration in die USA.[15] Salomon Blumenfeld verzog wohl vor 1870 nach Gießen und heiratete 1871 die aus Marburg stammende Thekla Erlanger, die aus der in dritter Generation in Marburg ansässigen Familie Erlanger stammte.

Die Erlangers in Marburg – die Familie der Mutter

Die Entwicklung in Marburg zeigt beispielhaft die sozialen und strukturellen Veränderungen in der Zusammensetzung und Größe der jüdischen Gemeinden Kurhessens im Lauf des 19. Jahrhunderts. Die Jüdische Gemeinde in Marburg wuchs in diesen Jahrzehnten deutlich an. Sie stieg durch Zuwanderung aus dem ländlichen Umland, vor allem aus dem benachbarten Kreis Kirchhain sowie aus Gemeinden Kurhessens bzw. dem Regierungsbezirk Kassel, in absoluten Zahlen und anteilig von unter einem Prozent im Jahr 1864 (73 jüdische Bewohner) auf 2,26 Prozent bis 1895 (364 Einwohner jüdischen Glaubens).[16]

In Marburg betätigten sich zahlreiche jüdische Familien im traditionellen, spezialisierten Warenhandel, wie dem mit Textilien, ab etwa 1900 auch im Bank- und Kreditwesen.[17] Die Erlangers waren durch den Zuzug von Falk, geboren 1783, und Jette Erlanger, eine geborene Bergenthal, aus Wetzlar seit 1810 in Marburg ansässig.[18] Falk Erlanger beantragte 1817 – gemäß der im Jahr zuvor erlassenen Verordnung – als kurhessischer Staatsbürger seine ordentliche Niederlassung in Marburg. Die für die Prüfung der Verleihung zuständige Judenschaftliche Kommission in Kassel erhielt vom Oberschultheiß und vom Bürgermeister in Marburg eine Einschätzung Falk Erlangers. Dieses Votum war ausgesprochen wohlwollend, erkannte den guten Leumund Erlangers an und empfahl ihn für die

---

15 Willy Schmitt, Momberg. Eine Chronik, herausgegeben von der Stadt Neustadt, Neustadt 1985, S. 171.

16 Zur Bevölkerungsentwicklung s. Annegret Wenz-Haubfleisch, Die jüdische Bevölkerung Marburgs, S. 355–378, hier S. 363; Axel Erdmann, Die Marburger Juden. Ihre Geschichte von den Anfängen bis zur Gegenwart. Dargestellt anhand der staatlichen Quellen unter besonderer Berücksichtigung des 19. Jahrhunderts, Diss. Marburg 1987, S. 78; zur regionalen Herkunft der Zugewanderten Wenz-Haubfleisch, ebenda, S. 358.

17 Annegret Wenz-Haubfleisch, Die jüdische Bevölkerung, S. 372–377.

18 Vgl. HStA Marburg, Bestand 275 Marburg, Nr. 929, Testament der Zibora, geborene Fernebach und Witwe des in Wetzlar verstorbenen Moses Erlanger, und Mutter von Falk Erlanger, Marburg, Abraham Erlanger, Frankfurt am Main, und der Brünnel Erlanger, Marburg, verheiratete Windecker, vom 14.6.1826; zu Falk Erlanger siehe Barbara Rumpf-Lehmann, Der Alte Jüdische Friedhof zu Marburg, S. 37.

Aufnahme in den Staatsbürgerverband. Erlanger, so die Amtsleute, sei in Marburg „durch den soliden Betrieb einer gut eingerichteten Tuch und Ellenwaaren=Handlung" bekannt. Dies Lob war jedoch keineswegs frei von antijüdischen Vorurteilen, da man meinte, Erlanger mache „von dem sonst leider gewöhnlichen verderblichen Schachergeist" unter den Juden „eine rühmliche Ausnahme", da er „durch ein sittliches und vorurtheilsfreies Benehmen den Handelsleuten christlicher Religion sich vollkommen gleichstellte".[19] Trotz der positiven Beurteilung des wohlhabenden Kaufmanns – die Kommission schätzte sein Geldkapital auf 3000 Reichstaler – lehnte der kurfürstliche Geheime Rat das Gesuch ohne Begründung ab und wies die Stadtverwaltung in Marburg sogar an, Erlanger binnen dreier Monate aus dem Kurstaat auszuweisen. Der Geheime Rat sah sich aber am 27. Januar 1818 dazu veranlasst, seine kurz zuvor erlassene Anweisung zu widerrufen und Erlanger das Staatsbürgerrecht zu erteilen. Diese Wende mag sich mit Erlangers Widerspruch erklären, der argumentiert hatte, in diesem Falle müsse er sehr zum Nachteil der örtlichen Verhältnisse die umfangreichen Schulden Marburger Bürger zurückfordern, ehe er das Land verlassen könne.[20]

Der Betrieb der Erlangers stieg zu einem der großen und wohlhabenden Geschäfte in Marburg auf. 1844 erwarb die Familie ein Wohnhaus in der Untergasse, in dem sie das Stoff- und Modewarengeschäft etablierte und das später dem Bau des Gymnasium Philippinum weichen musste. 1866 oder 1868 erwarb Erlanger zwei gegenüberliegende Häuser in der Elisabethstraße 15 und 16 in dem sich ausdehnenden Viertel im Bereich der Marburger Bahnhofstraße. Das Haus Nummer 15 nahm das Geschäft auf, im Haus Nummer 16 wohnte die Familie.[21]

Drei Söhne kamen in Marburg zur Welt. Einer von diesen war Moses, der später mit Moritz einen Vornamen seiner christlichen Umgebung annahm. Er wurde am 28. Februar 1815 geboren und verstarb in Marburg am 10. Juni 1880.[22] Die Familie, voran Vater Falk und Sohn Moritz, war im Lau-

19 HStA Marburg, Bestand 33b, Nr. 179, Mitteilung des Oberschultheiß und des Bürgermeisters in Marburg an die Judenschaftliche Kommission vom 6.9.1817.

20 Falk Erlanger, undatiertes Schreiben an die Judenschaftliche Kommission, HStA Marburg, Bestand 33b, Nr. 179.

21 Adreßbuch der Stadt Marburg, Jahrgang 1900, Marburg o. J., S. 51.

22 Barbara Rumpf-Lehmann, Der Alte Jüdische Friedhof zu Marburg, S. 129, Nr. 3/31; vgl. Testament des Moritz Erlanger von 1872, in: HStA Marburg, Bestand 275 Marburg, Nr. 928.

fe der Jahrzehnte außerordentlich engagiert in der Stadt und vor allem in ihrer jüdischen Gemeinde. Falk Erlanger versuchte 1822, einen fachlich geeigneten, nicht-hessischen Lehrer für die schulische Ausbildung der jüdischen Kinder anzuwerben, was zu Streit innerhalb der Gemeinde führte, der sogar das kurfürstliche Innenministerium in Kassel beschäftigte. Zudem betrieb Falk die Gründung eines jüdischen Religionslehrerseminars in Marburg. Falk Erlanger konnte dabei auf zahlreiche Gegner des Marburger Rabbiners Gosen setzen, den er als nicht fähig beurteilte, „nach den Bedürfnissen unserer jetzigen Zeit [...], die Jugend gehörig zu unterrichten".[23] Vater und Sohn Erlanger blieben über die Jahre streitbar für Reformen in der jüdischen Gemeinde, personell und in der Ausrichtung der in der Gemeinde zu beachtenden Glaubensgrundsätze. Dies betraf die Ausbildung der Rabbiner, den Gebrauch der deutschen Sprache in der Synagoge und die Verbindlichkeit von religiösen Riten. Falk Erlanger vertrat die Ansicht, die gegebenen Verhaltensnormen seien keine religiöse Pflicht, sondern deren Praxis sollte der individuellen Entscheidung unterliegen. Der Streit führte zu einer mehrjährigen Spaltung der Gemeinde in sogenannte Überzeugte der reformorientierten Richtung unter Führung Falk und Moritz Erlangers, in die neuen deutschen Glaubensgenossen und eine Restgemeinde.[24]

Moritz Erlanger heiratete Rosa Wertheim, die am 1. Juni 1830 in Rotenburg an der Fulda als Tochter des Kaufmanns Leiser Wertheim und dessen Ehefrau Male, geborene Heß, geboren worden war.[25] Moritz Erlanger firmierte nach dem Tod des Vaters an der Elisabethstraße als Inhaber des Geschäfts für Branntwein, Kolonialwaren, Kurzwaren, Strümpfe, Nähmaschinen und Textilien und eines Dienstmädchen-Instituts sowie des Speditions- und Inkassogeschäfts. Am 18. Juli 1874 – etwa sechs Jahre vor dem Tod ihres Mannes Moritz – übernahm Rosa Erlanger den Betrieb, der seitdem unter ihrem Namen eingetragen war. Auch nach dem Verkauf des

23 Axel Erdmann, Die Marburger Juden, S. 113–114, Zitat S. 116.

24 Axel Erdmann, S. 145–153, Erdmann, ebenda, bewertete diese Auseinandersetzung lediglich als Streit wohlhabender Gemeindemitglieder gegen vermeintlich zu hohe Gemeindeabgaben, S. 143 und S. 147.

25 Lebensdaten zu Rosa Erlanger s. HStA Darmstadt, G 28 Gießen, Nr. F 6449; HStA Marburg, Bestand 275 Marburg, Nr. 5521; Barbara Rumpf-Lehmann, Der Alte Jüdische Friedhof zu Marburg. Die Geschichte des Begräbnisplatzes mitsamt einer Beschreibung aller Grabstätten (Marburger Stadtschriften zur Geschichte und Kultur, 104), Marburg, 2015, S. 174, Nr. 6/42.

Geschäfts an die Marburger Familie Adler und bis zu dessen „Arisierung" 1936 trug es weiterhin den in Marburg gut eingeführten Namen Erlanger.

Moritz und Rosa Erlanger hatten vier Kinder. Tochter Thekla war seit 1874 mit Ernst Eichelberg, einem Mitglied einer weiteren Kaufmannsfamilie in Marburg, verheiratet, von dem sie später aus unbekannten Gründen wieder geschieden wurde.[26] Thekla arbeitete im elterlichen Handelsgeschäft mit und zog nach dem Tod ihrer Mutter Rosa 1904 nach Kassel. Der Sohn Louis, später amtlich Ludwig, Erlanger hatte nach Aussage des Testaments von Vater Moritz einen Schulbesuch in Frankfurt am Main genossen und sollte nach den väterlichen Vorstellungen in der Stadt am Main das Bankgeschäft erlernen. Louis leitete als Kaufmann das elterliche Geschäft in Marburg und verzog dann ebenfalls nach Kassel. Dort lebte er mit seiner Frau Therese, einer geborenen Gersfeld, in der Hohenzollernstraße, wo er am 30. Juli 1922 verstarb.[27] Ihre Tochter Cäcilie hatte am 4. November 1919 den Kasseler Kaufmann Max Löser geheiratet, dessen Familie in der Oberen Königstraße eine Textilhandlung betrieb.

Ein zweiter Sohn, Eduard Erlanger, war früh in die USA ausgewandert, hatte aber bereits zum Zeitpunkt des Todes des Vaters keinen Kontakt mehr mit der Familie. Nach einer Mitteilung der Marburger Stadtverwaltung anlässlich der Testamentseröffnung lebte Eduard in Lamcore in Kalifornien.[28] Die jüngere, am 16. Mai 1849 geborene Tochter Cäcilie heiratete 1871 Salomon Blumenfeld und nahm mit ihm in Gießen ihren Wohnsitz.

Infolge der Eheschließung ihrer älteren Tochter Thekla hatte zwischenzeitlich Schwiegersohn Ernst Eichelberg den Betrieb mit geführt. Nach der Scheidung von Thekla und Ernst Eichelberg ging die Geschäftsführung allerdings wieder in die Hand von Mutter Rosa Erlanger über. 1889 übernahm dann der Sohn Louis Erlanger die Geschäftsleitung. 1888/89 wurde an der Bergseite der Elisabethstraße ein neues Geschäftshaus errichtet. Es entwickelte sich in den Jahren vor 1900 zu einem Warenhaus für verschiedene Bereiche des Textilhandels, sodass die Familie

26 Ehevertrag zwischen Thekla Erlanger und Ernst Eichelberg vom 18.9.1874, der Thekla im Falle einer kinderlosen Scheidung begünstigte, HStA Marburg, Bestand 275 Marburg, Nr. 2631.

27 HStA Marburg, Bestand 275 Marburg, Nr. 4677.

28 HStA Marburg, Bestand 275 Marburg, Nr. 928, Mitteilung des Oberbürgermeisteramts Marburg vom 7.9.1880.

1896 für einige Jahre sogar eine Filiale in der Barfüßertorstraße eröffnen konnte.[29]

Die Familie Erlanger scheint ihre Position und ihre Überzeugungen in der jüdischen und in der städtischen Gemeinde Marburgs selbstbewusst und keineswegs zurückhaltend vertreten zu haben. Schon die Streitigkeiten über eine Reformierung der Kultpraxis sowie um die Verbesserung der schulischen Verhältnisse in der jüdischen Gemeinde sprechen hierfür. Zudem sind mehrere Gerichtsverfahren überliefert, in denen die Erlangers ihre rechtlichen Ansprüche durchzusetzen wussten bzw. finanzielle Verluste aus geschäftlichen Beziehungen nicht einfach hinzunehmen bereit waren. Sie nutzten dabei den Weg gerichtlicher Klagen, die der kurhessische bzw. preußische Staat ihnen eröffnete. Mehrfach ging es dabei um kommerzielle Streitigkeiten mit Kunden, etwa wegen ausstehender Zahlung von Warenlieferungen, oder sie setzten sich gegen ein als unfair wahrgenommenes Verhalten geschäftlicher Konkurrenz zur Wehr.[30] Auch die Stadt Marburg wurde mit mehrjährigen Gerichtsklagen konfrontiert, als sich Rosa Erlanger als Besitzerin des Geschäfts- und Wohnhauses an der Elisabethstraße 1870 bis 1874 der beabsichtigten Enteignung eines Grundstücksstreifens widersetzte, der zur Verbreiterung der Bahnhofstraße herangezogen werden sollte. Ihr gelang es in dem Verfahren, mit 800 Reichstalern eine deutlich höhere Entschädigung durchzusetzen.[31] 1871 versuchte die Familie, allerdings erfolglos, vor dem Kreisgericht Marburg und dann in Revision vor dem Appellationsgericht in Kassel ihren Anspruch auf eine vollständige Zahlung für Heu- und Haferlieferungen für preußisches Militär durchzusetzen, die sie in vertraglicher Abstimmung mit der Stadt 1868 und 1869 geliefert hatten.[32]

Bemerkenswert war ein Rechtsstreit, den der junge Felix Blumenfeld im Haus der Großmutter 1890 unmittelbar mitbekommen haben dürfte. Das Rechtsverfahren erweist das Selbstverständnis der Handelsleute Erlanger, sich gegen Rufschädigung durch antisemitische Vorwürfe Otto Böckels zu wehren. Böckel hetzte in diesen Jahren in Marburg und im

29 Barbara Händler-Lachmann, Thomas Werther, Vergessene Geschäfte – verlorene Geschichte. Jüdisches Wirtschaftsleben in Marburg und seine Vernichtung im Nationalsozialismus, Marburg 1992, S. 24–25; zur Filiale ebenda, S. 275.

30 HStA Marburg, Bestand 275 Marburg, Nr. 7672, und ebenda, Bestand 270 Frankfurt, Nr. 199.

31 HStA Marburg, Bestand 275 Marburg, Nr. 8934.

32 HStA Marburg, Bestand 269 Marburg, Nr. 69.

ländlichen Oberhessen gegen jüdische Gemeinden und diffamierte öffentlich die gewerbliche Existenz von Marburger Juden. Die Gerichtsklage der Erlanger war ihr Versuch, den eigenen Ruf kaufmännischer Ehrsamkeit gegen den Vorwurf des Betrugs zu schützen. Zugleich darf das Einstehen der Erlangers als ein Beleg für das Selbstbewusstsein gelten, öffentlich ihre Rechte als Staats- und Gemeindebürger zu verteidigen.

Die traditionell kleinteilige Landwirtschaft war im ausgehenden 19. Jahrhundert von wirtschaftlichen Auswirkungen der Industrialisierung und dem Import landwirtschaftlicher Güter betroffen, was eine Verschuldung zahlreicher Bauern nach sich zog. Böckel schien sich dieser Probleme anzunehmen und in den jüdischen Vieh- und Warenhändlern sowie Kreditgebern die Schuldigen ausgemacht zu haben. Er genoss große Unterstützung auf dem Land und in Marburg, wo sich tradierte antisemitische Vorwürfe eines angeblichen jüdischen Kreditwuchers und der Übervorteilung mit einem modernen, rassistischen Antisemitismus verbanden. Böckel trieb äußerst rege Wahlkampfwerbung mit Druckerzeugnissen und in Zeitungen und gab seit 1886 den *Reichsherold* als eigenes antisemitisch-politisches Kampfblatt heraus. Mit einer hohen Auflage und schließlich einer zweimal in der Woche erscheinenden Ausgabe erreichte er eine zahlreiche Leserschaft und wurde nicht zuletzt aufgrund dieser publizistischen Prominenz 1887 zum Reichstagsabgeordneten gewählt.[33]

Die Erlangers und ihr Handlungsgehilfe Siegmund Gottschalk sahen sich am 24. Juli 1890 veranlasst, Otto Böckel vor dem Schöffengericht in Marburg wegen Beleidigung zu verklagen. Böckel hatte in seinem Agitationsblatt, dem *Reichsherold* vom 10. Januar 1890, einen Artikel mit dem Vorwurf veröffentlicht, die Firma Erlanger habe durch ihren Gehilfen Gottschalk einen Verkaufspreis von 80 Mark doppelt einzutreiben versucht. So schloss der Artikel in dem Blatt: „Dies ein Beispiel aus der Praxis des Hauses Rosa Erlanger in Marburg."[34]

33 Zu Otto Böckel siehe Axel Erdmann, Die Marburger Juden, S. 153–161; Bernhard vom Brocke, Marburg im Kaiserreich 1866–1918. Geschichte und Gesellschaft, Parteien und Wahlen einer Universitätsstadt im wirtschaftlichen und sozialen Wandel der industriellen Revolution, in: Erhart Dettmering, Rudolf Grenz (Hrsg.), Marburger Geschichte. Rückblick auf die Stadtgeschichte in Einzelbeiträgen, Marburg 1980, S. 482–489; Rüdiger Mack, Otto Böckel und die antisemitische Bauernbewegung in Hessen 1887–1894, in: Neunhundert Jahre Juden in Hessen, S. 377–410.

34 Das Verfahren in HStA Marburg, Bestand 275 Marburg, Nr. 10065.

Der Richter stellte jedoch fest, dass Böckel keinen Beweis für seine Behauptung eines Betruges habe beibringen können und Gottschalk sich für seinen Dienstherren korrekt verhalten habe. Der Richter befand vielmehr den Artikel aus Böckels Feder für geeignet, Gottschalk „verächtlich zu machen oder in der öffentlichen Meinung herabzuwürdigen". Mit dem Schlusssatz seien auch Erlangers als „Inhaber dieser Firma beleidigt" worden, indem nahegelegt werde, dass diese mit den betrügerischen Handlungen ihres Gehilfen einverstanden seien. Das Gericht verurteilte Böckel zu 20 Mark Strafe, wahlweise zu vier Tagen Haft. Zudem wurde den Klägern das Recht zugesprochen, „die Verurteilung innerhalb 14 Tagen nach Zustellung des Urteils einmal auf Kosten des Verurteilten im ‚Reichsherold' an der Stelle, wo der beleidigende Artikel gestanden hat, [...] veröffentlichen" zu lassen. Zwar wurden die Erlangers vom Verdacht eines betrügerischen Verhaltens freigesprochen, der richterlichen Entscheidung haftete jedoch ein Beigeschmack an. Bei seiner Strafbemessung glaubte der Richter, „trotz [...] mehrfacher Vorbestrafung des Angeklagten wegen desselben Vergehens dennoch als strafmildernd in Betracht" ziehen zu sollen, „daß der Angeklagte sich in dem Glauben befunden hat, daß der in dem Artikel geschilderte Vorgang der Wahrheit entspräche, und daß er nur falsch berichtet war". Der Richter ließ es daher bei einer Geldstrafe bewenden. Das Gerichtsverfahren ging insofern für die Erlangers nicht zufriedenstellend aus. Zwar wurde die Beleidigung der Firma Erlanger und die Schuld Böckels erkannt, eine eindeutige Feststellung der grundlosen Ehrverletzung unterblieb jedoch.

Familie Blumenfeld in Gießen

Die Umstände, unter denen sich zwischen den Blumenfelds in Momberg und den Erlangers in Marburg persönliche oder geschäftliche Beziehungen entwickelt hatten, bleiben im Dunkeln. Es muss also offenbleiben, wie es zur Bekanntschaft des späteren Ehepaares Blumenfeld kam. Am 28. April 1871 erschienen jedenfalls vor dem Amtsgericht Marburg der Kaufmann „Scholem genannt Salli Blumenfeld von Gießen, geboren zu Momberg am 28. März 1845; Sohn des dasigen Handelsmanns Abraham Blumenfeld, geb. am 24. August 1811 und dessen Ehefrau Gutel geb. Strauß geb. am 10. Juli 1816 mosaischen Glaubens", und Cäcilie Erlanger, Tochter von Moritz Erlanger und dessen Ehefrau Rosa. Sie bestellten das eheliche

Aufgebot und erklärten ihre gemeinsame Absicht zur Heirat.[35] Die Ehe wurde am 29. Mai 1871 geschlossen.

Salomon Blumenfeld betrieb in Gießen als Kaufmann wohl seit mindestens 1874 eine Kleiderhandlung, die bis 1877 in der Walltorstraße und von 1878 bis 1881 am Lindenplatz bestand. Die Familie Blumenfeld hatte – nimmt man die im Zuge der Wiederverheiratung des Salomon Blumenfeld 1876 entstandene Vermögensaufstellung und Ausscheidung des Besitzes von Cäcilie als Anhalt – einen relativen Wohlstand erreicht. Cäcilie hatte über ihre Mitgift seitens ihrer Eltern wohl nicht unerhebliche finanzielle Mittel in die Ehe eingebracht.[36]

In Gießen kamen die beiden Kinder zur Welt: Thekla Blumenfeld wurde am 18. März 1872 und Felix am 2. Mai 1873 geboren. Thekla und Felix erlebten allerdings ihre leibliche Mutter kaum, da sie bereits am 25. Dezember 1873, ein halbes Jahr nach Felix' Geburt, verstarb. In den folgenden Jahren wuchsen die Kinder anscheinend in Gießen in der alleinigen Obhut des Vaters Salomon auf, bis dieser 1876 zu einer zweiten Ehe schritt. Das Stadtgericht in Gießen ließ deswegen eine rechtsverbindliche Aufstellung über die Eigentumsrechte der verstorbenen ersten Ehefrau Cäcilie erstellen, die durch den von der Familie Erlanger als Bürgen bestellten Marburger Händler Isaac Strauß[37] angefertigt wurde. Die Erlangers waren anscheinend wegen der finanziellen Verhältnisse des verwitweten Schwiegersohns besorgt und suchten die Besitzansprüche der Enkelkinder Thekla und Felix vor dem Eingang einer zweiten Ehe des Vaters sicherzustellen. So wurde am 6. März 1876 durch das Gießener Stadtgericht ein Inventarverzeichnis über den Nachlass der verstorbenen Mutter von Thekla und Felix und eine Ausscheidung ihres Vermögensanteils verfasst.

Diese Vermögensauflistung war nötig, da die Eheschließung 1871 „ohne Errichtung besonderer Ehepakte[]" vor sich gegangen war. Es wurde festgestellt, dass Immobilien, auf die die Kinder Blumenfeld Anspruch

35 Abschrift des Protokolls der Eheschließung von Salomon Blumenfeld und Cäcilie Erlanger in: HStA Darmstadt, G 28 Gießen, Nr. F 6449.

36 Testament des Moritz Erlanger, HStA Marburg, Bestand 275 Marburg, Nr. 928, ohne Nennung einer konkreten Summe, die zweite Tochter Thekla sollte danach eine gleich hohe Mitgift im Falle ihrer Verheiratung erhalten, die ebenso auf ihr zukünftiges Erbteil angerechnet werden sollte.

37 Zu Strauß s. Hanno Müller, Juden in Gießen 1700–1942, Gießen 2012, S. 651, Nr. 761: Isaac (Joseph) Strauß geboren 22.1.1846, verstorben 8.11.1910, Strauß zog 1887 von Marburg nach Gießen und betrieb dort einen Tabakhandel.

haben konnten, nicht vorhanden waren. Das Mobiliar, das ihnen zugesprochen wurde, bezeugt einen gewissen Wohnkomfort der Familie: Sofa, Tische und Stühle, ein Silberschrank, Teppiche, eine Standuhr, ein „Cigarrnschrank", Spiegel, Buffet, Kleiderschränke und anderes. Hinzu kamen die Ausstattung für Küche, sodann Bett- und Tischwäsche, Geschirr, silbernes Besteck, silberne Leuchter, ein silberner Frucht- und ein solcher Zuckerkorb, Goldschmuck, ein Kaffeeservice und weitere Gegenstände eines kompletten Hausstands. Die festgestellten Wertpapiere waren sämtlich nach dem Tod der Ehefrau erworben, damit gemeinsamer Besitz und im Erbgang an Salomon Blumenfeld übergegangen.

Der Lagerbestand des Handelsgeschäfts zum Zeitpunkt der Eheschließung und des Todes konnte dagegen nicht ermittelt werden. Blumenfeld und Strauß erklärten, dass „der Werth des Lagers seit der Verheirathung ungefähr gleich geblieben" sei. Insgesamt ergab sich ein Vermögensbestand von 22 367,43 Mark. Die Außenstände des Geschäftsbetriebs verrieten mit einem Vermögen von 37 147,67 Mark und Passiva aus Warenlieferungen in Höhe von 41 896,14 Mark tatsächlich eine ungünstige Entwicklung in den Geschäften des Salomon Blumenfeld. Dessen Vermögen wurde auf 10 326,71 Mark, das seiner Kinder auf 13 711,45 Mark festgestellt.[38]

Aus der zweiten Ehe des Vaters ging am 24. Januar 1877 ein weiterer Sohn namens Moritz hervor, der jedoch früh verstarb.[39] Da die Familie Blumenfeld 1882/1883 nach Auskunft der Adressverzeichnisse nicht mehr in Gießen ansässig war und 1884 Salomon Blumenfeld aus Frankfurt am Main eine Abschrift der Vermögensaufteilung von 1876 erbat, ist es wahrscheinlich, dass Thekla und Felix Blumenfeld mit ihrem Vater seit etwa 1883 in Frankfurt wohnten.

Hatten bereits die überlieferten Geschäftszahlen des Kaufmanns Blumenfeld keine guten wirtschaftlichen Verhältnisse offengelegt, so scheint sich für die Großeltern in Marburg die finanzielle Lage – und damit die Aussicht auf eine Versorgung und Ausbildung der Enkel – als so problematisch dargestellt zu haben, dass sich die Marburger Familie im Interesse von Thekla und Felix zum Eingreifen genötigt sah. Erneut wurde Isaac Strauß bemüht, um die Interessen der zwei unmündigen Kinder gegenüber dem wirtschaftlich unglücklichen Vater zu wahren. Am 12. Februar

38 Akte des Stadtgerichts Gießen im HStA Darmstadt, G 28 Gießen, Nr. F 6449.
39 Hanno Müller, Juden in Gießen, S. 74, Nr. 300, Nr. 3.

1884 wandte sich also Isaac Strauß wegen der nun dritten Verheiratung Salomon Blumenfelds, der mittlerweile in Frankfurt am Main lebte, an das Stadtgericht in Gießen. Er gab an, dass er in einem vormundschaftlichen Verhältnis zu den Kindern des Witwers Blumenfeld stehe, denn als dieser „zur zweiten Ehe schritt, wurde ich als Beistand seiner Kinder erster Ehe für die Inventar-Aufnahme am vormaligen Stadtgericht Gießen handtreulig verpflichtet. Eine Vermögensverwaltung wurde mir nicht übertragen, das Vermögen der Kinder I^{r} Ehe aber auf etwas über 13000 Th[aler] festgestellt. Inzwischen ist S. A. Blumenfeld nach Frankfurt a/M verzogen." Es gehe das Gerücht um, seine Vermögensverhältnisse hätten sich verschlechtert. Sicher sei, „daß die hiesige Gewerbebank eine nicht unbedeutende Forderung gegen ihn eingeklagt und Mobiliarpfandung [!] gegen ihn erwirkt hat. Ich weiß nicht, welche Verantwortlichkeit ich aus meiner Bestellung als Beistand der Kinder erster Ehe noch zu tragen habe. Bei der Abwesenheit des Vaters von hier bin ich aber ganz außer Stand, eine solche Verantwortung zu übernehmen, auf die Verwaltung seines und der Kinder Vermögen irgend einen Einfluß auszuüben. [...] Da mir aber Verwandte der Kinder I^{r} Ehe drohen, sie wollten mich für etwaige Verluste der Letzteren verantwortlich machen, so will ich nicht länger Beistand bleiben und beantrage: mich von meiner fraglichen Verpflichtung alsbald und förmlich durch richterliches Decret zu entbinden." Andernfalls solle das den Kindern zustehende Vermögen „in curatorische Verwaltung zu geben" sein.[40]

Um die Besitzansprüche von Thekla und Felix aufgrund der Feststellungen von 1876 zu sichern, schritt die Großmutter Erlanger ein und nahm die beiden Kinder 1884 zu sich nach Marburg. Dort erfuhren ihre Enkelkinder neben der familiären Aufnahme eine andauernde Unterstützung und erhielten auch ihre schulische Ausbildung. Thekla bekam zu ihrer Hochzeit 1894, wie ihre Mutter seinerzeit auch, eine entsprechende Mitgift. Ihr Bruder Felix Blumenfeld wurde finanziell für seine berufliche Ausbildung nach dem Abitur gefördert.

In ihrem Testament von 1895 wiederholte Rosa Erlanger die Motive für den Umzug der Enkelkinder in den Marburger Haushalt der Großmutter. Anlass hierzu seien die unsicheren finanziellen Verhältnisse des verwitweten Vaters in Gießen gewesen. Rosa Erlanger erinnerte, „nachdem

40 Akte des Stadtgerichts Gießen im HStA Darmstadt, G 28 Gießen, Nr. F 6449, hier betreffend die Wiederverehelichung des Salomon Blumenfeld.

die Vermögensverhältnisse ihres Vaters sich so ungünstig gestaltet haben, dass er zu ihrer Erhaltung und richtigen Erziehung nicht im Stande war", habe sie sie „im Jahre 1884 zu mir genommen und ist meine Enkelin Thekla bis zu ihrer im Juni 1894 erfolgten Verheiratung und mein Enkel Felix noch heute bei mir". In Marburg seien beide erzogen worden und zur Schule gegangen. Die Familie Erlanger habe beide „in allem unterhalten und mit Zustimmung und Unterstützung meiner Kinder Thekla und Lois ihnen die bestmöglichste [!] Erziehung angedeihen lassen und keinerlei Kosten in dieser Beziehung gescheut".[41] Thekla Blumenfeld hatte demnach bei ihrer Verheiratung 1894 eine Mitgift von 32000 Mark erhalten sowie weitere 6000 Mark an Aussteuer. Dies sei mehr gewesen, als ihr Bruder Felix beim Erbfall erhalten hätte, wodurch sein Erbteil geschmälert würde, „womit er einverstanden war". Die jahrelange Unterstützung und materielle Hilfe unterstreicht ein ausgeprägtes, enges geschwisterliches Verhältnis und einen festen Zusammenhalt mit ihrer Großmutter Rosa und deren Familie.

Der junge Felix Blumenfeld besuchte bis Ostern 1893 das Gymnasium Philippinum in Marburg. Danach konnte er aufgrund der finanziellen Unterstützung aus der Familie unmittelbar das Studium der Medizin an der Universität Marburg aufnehmen.[42]

Moritz Erlanger war schon 1880 in Marburg verstorben, seine Ehefrau Rosa verschied dort am 30. Oktober 1904. Beide wurden auf dem Alten Jüdischen Friedhof beigesetzt. Nach Rosas Tod übernahm die Familie Julius Adler zum 1. Oktober 1905 den Geschäftsbetrieb, jedoch blieb der Name der renommierten Handelsgesellschaft Rosa Erlanger erhalten.[43] Nach dem Tod ihrer Mutter Rosa und der Übergabe des Ladengeschäfts verlagerte sich das Leben der Familie Erlanger von Marburg nach Kassel. Zu diesem Zeitpunkt hatte sich die Enkelgeneration von Rosa und Moritz Erlanger, die Kinder ihrer Tochter Cäcilie, bereits in Kassel niedergelassen: Thekla Blumenfeld hatte 1894 den Kasseler Druckereibesitzer Max Grünbaum geheiratet, ihr Bruder Felix folgte ihr nach Abschluss seines

41 Testament der Rosa Erlanger, hinterlegt beim Amtsgericht Marburg am 17. April 1895, HStA Marburg, Bestand 275 Marburg, Nr. 4850.

42 HStA Marburg, Universitätsarchiv Marburg, 307c, Nr. 3236.

43 Barbara Händler-Lachmann, Thomas Werther, Vergessene Geschäfte – verlorene Geschichte. Jüdisches Wirtschaftsleben in Marburg und seine Vernichtung im Nationalsozialismus, Marburg 1992, S. 178–182.

Studiums und der Promotion 1901 und eröffnete in Kassel seine Facharztpraxis als Kinderarzt.

Die Verlagerung der Familie von Marburg nach Kassel nach der Aufgabe ihres Geschäftsbetriebs in der Lahnstadt schloss die zwei verbliebenen Angehörigen Erlanger ein. Theklas und Felix' Onkel Louis Erlanger kam wohl nach dieser Übergabe mit seiner Frau Therese nach Kassel und bezog eine Wohnung in der Hohenzollernstraße. In Kassel war zudem deren Tochter Cäcilie beheimatet, die am 4. November 1919 den Kasseler Kaufmann Max Löser heiratete.[44] Die Familie Löser führte in der Oberen Königstraße über Jahrzehnte eine Textilhandlung. Louis Erlanger starb am 30. Juli 1922 in Kassel, seiner Witwe Therese Erlanger gelang 1939 zusammen mit der Tochter Cäcilie Löser und dem Schwiegersohn Max noch die Flucht in das britische Mandatsgebiet Palästina.[45]

Felix Blumenfelds Tante Thekla Erlanger zog ebenfalls nach Kassel und wohnte um 1920 bei ihrem Bruder Louis und ihrer Schwägerin Therese.

Die Familien Blumenfeld und Löser hielten nach Aussage der Lebenserinnerungen des Sohnes von Cäcilie und Max Löser, Hans, dauerhaft einen engen, herzlichen Kontakt untereinander, der auch regelmäßige Besuche bei der Tante Thekla Erlanger einschloss.

44 Helmut Thiele, Die jüdischen Einwohner zu Kassel 1700–1942. Familiendaten und Adressen, Kassel 2006, S. 538.

45 HStA Marburg, Bestand 275 Marburg, Nr. 4677.

Felix Blumenfelds berufliche und ehrenamtliche Tätigkeit in Kassel

Studium und Promotion

Die jüdische Bevölkerung der deutschen Territorien, der Gebiete des Heiligen Römischen Reiches Deutscher Nation, war aufgrund der strengen Judengesetzgebung ihrer Landesherrschaft bis in das frühe 19. Jahrhundert staatsbürgerlich lediglich geduldet und rechtlich und ökonomisch auf einen meist kleinteiligen, mobilen Warenvertrieb und Geld- und Viehhandel orientiert. Erst im Zuge der sogenannten Judenemanzipation in Kurhessen – nach der ersten Phase gesellschaftlicher Reformen im Königreich Westphalen –, infolge der Verfassung von 1831 sowie später unter der preußischen Gesetzgebung ab 1866 standen der jüdischen Bevölkerung Wege zu einer erweiterten wirtschaftlichen und staatsbürgerlichen Teilhabe offen, obgleich weiterhin Beschränkungen galten, sich in Gewerbe und Handel zu betätigen und Grund und Boden zu erwerben. Das Bildungsstreben in der jüdischen Bevölkerung war traditionell ausgeprägt, sodass 1906 in Preußen 6,5 Prozent aller Gymnasiasten jüdische Jugendliche waren, die damit sechsfach überrepräsentiert waren. Vor 1900 wandten sich zahlreiche Mitglieder aus assimilierten jüdischen Familien nach einem Studium den akademischen Berufen zu. Insbesondere führte ein Medizinstudium zahlreiche junge Männer aus jüdischen Familien zum gesellschaftlichen Aufstieg und damit zu der erhofften Anerkennung.[46] Ein geisteswissenschaftliches oder juristisches Studium schien angesichts vorherrschender antisemitischer Vorurteile für eine Karriere im Verwaltungsdienst oder an einer Universität hingegen als weniger geeignet. Bis 1933 waren deshalb in Deutschland bei einem Bevölkerungsanteil von 1,2 Prozent immerhin 16 Prozent der Ärzte jüdischer Konfession. Die Niederlassung als approbierter Arzt ermöglichte eine berufliche Existenz, sodass 70 bis 75 Prozent dieser Ärzte – unter ihnen auch eine zunehmende Zahl von Ärztinnen – eine eigenständige Praxis unterhielten.

46 Monika Richarz, Der Eintritt der Juden in die Akademischen Berufe. Jüdische Strukturen und Akademiker in Deutschland 1678–1848 (Schriftenreihe des Leo-Baeck-Instituts, Wissenschaftliche Abhandlungen, 38), Tübingen 1974, S. 172–178; dies., Berufliche und soziale Struktur, in: Michael A. Meyer (Hrsg.), Deutsch-jüdische Geschichte in der Neuzeit, Bd. III: Umstrittene Integration 1871–1918, München 1997, S. 56–61.

Zudem spezialisierte sich ein hoher Anteil von ihnen.[47] Diese Entwicklung seit dem ausgehenden 19. Jahrhundert war eng mit der traditionellen Bildungsorientierung in der jüdischen Bevölkerung verknüpft, entsprach doch eine solche akademisch-universitäre Ausbildung ihrem ausgeprägten Lehr- und Lernethos. Sie förderte zugleich die wachsende Assimilation aufgestiegener jüdischer Familien und die Erwartung auf eine gesellschaftliche Anerkennung als Deutsche jüdischen Glaubens.

Eine solche häufig belegte Entwicklung vollzog sich in der zweiten Hälfte des 19. Jahrhunderts auch in den Familien Blumenfeld und Erlanger. Einem ökonomischen Aufstieg im Laufe des 19. Jahrhunderts, befördert nicht zuletzt durch die Abwanderung aus dem ländlich-kleinstädtischen Umfeld in die Städte Gießen und Marburg, folgte die Akademisierung der Generation um 1900. Dies gilt sowohl für die Blumenfelds in Gießen, wohin es den Vater Salomon Blumenfeld aus der Landgemeinde Momberg zog, wie auch für die Erlangers in Marburg, deren ökonomischer Erfolg mit ihrem Textilwarengeschäft sie zu einer wohlhabenden Familie in Marburg machte. Felix Blumenfeld war das erste Familienmitglied, das einen akademischen Berufsweg wählte.

Nach seinem Abitur am staatlichen Gymnasium Philippinum in Marburg scheint Felix Blumenfeld direkt das Studium der Medizin an der Marburger Universität aufgenommen zu haben. Die Philipps-Universität galt seit durchgreifenden Reformen und staatlicher Förderung nach 1866 als renommierte Hochschule. Während seines Studiums wohnte Felix Blumenfeld weiterhin im Haus der Großmutter Rosa und der Tante Thekla Erlanger in der Marburger Bahnhofstraße. Auch diese häusliche Situation dürfte den Ausschlag für die Wahl Marburgs als Studienort gegeben haben. Felix erhielt während seiner Studienzeit großzügige finanzielle Unterstützung von der Familie seiner verstorbenen Mutter. Auch Felix' Schwester Thekla wurde noch bis zu ihrer Heirat im Juni 1894 unterstützt sowie zu ihrer Eheschließung und für den Umzug nach Kassel mit einer umfassenden Mitgift aus der Familie Erlanger versehen. Diese andauernde Hilfe während der gesamten Zeit im Haus Erlanger unterstreicht das enge Verhältnis der Geschwister Blumenfeld zur Familie ihrer Mutter, wie sie schon aus der Aufnahme der beiden Kinder 1884 deutlich

47 Werner Friedrich Kümmel, Antisemitismus und Medizin im 19./20. Jahrhundert, in: Jürgen Peiffer (Hrsg.), Menschenverachtung und Opportunismus. Zur Medizin im Dritten Reich, Tübingen 1992, S. 44–67, S. 44.

geworden war. Ihre Großmutter Rosa Erlanger hatte 1895 in ihrem Testament zwar festgelegt, den Enkel Felix nach ihrem Ableben aus der Erbmasse nicht mehr bedenken zu wollen, hatte er doch in ihrem Hause zeitlebens und über lange Jahre Erziehung und materielle Unterstützung genossen. Jedoch sollten ihre leiblichen Kinder Felix bei dessen fortdauerndem Studium auch nach ihrem Tod noch unterstützen, falls dies nötig sein sollte. Freilich setzte sie dies unter die Bedingung fleißigen Arbeitens und guten Verhaltens, also „dass er, wie ich stets von ihm gewöhnt war, weiterhin soliede [!] bleibt und seine Studienzeit in regulärer Weise einhält".[48]

So versorgt nahm Felix Blumenfeld 1893 sein Studium auf. Über diese Zeit und die inhaltliche Ausgestaltung des Studiums lassen sich kaum Spuren nachweisen. Die ärztliche Vorprüfung bestand er zu Ostern 1895 in Marburg, danach wechselte er an die Universität München, wo er das 6. und 7. Semester verbrachte und einer studentischen Verbindung angehört haben soll.[49] Dabei ist kaum an eine der damals weitverbreiteten nationalistisch und stark antisemitisch geprägten Burschenschaften oder Corps-Verbindungen zu denken, die seinerzeit vielfach schon die Aufnahme jüdischer Studenten als Mitglieder ausschloss. Es dürfte sich um die Verbindung „Licaria" gehandelt haben, die 1895 in München im Kartellconvent der Verbindungen deutscher Studenten jüdischen Glaubens gegründet wurde.[50]

Ob Felix Blumenfeld im Verlauf seines Studiums Begegnungen mit dem sich immer mehr ausbreitenden Antisemitismus machen musste, ist nicht bekannt. Diese neue, nun immer stärker rassenideologisch begründete Judenfeindschaft fand im universitären und akademischen Raum mehr und mehr Anhänger – diese Entwicklung zeigte sich auch in Marburg, wie der Erfolg der Bewegung um den antisemitischen Agitator Otto Böckel gezeigt hatte. Nicht erst seit den frühen 1920er Jahren galten Marburg und seine Universität als ein Ort radikaler nationalistischer und

---

48 HStA Marburg, Bestand 275 Marburg, Nr. 4850.

49 Dieter Lüders, Dr. Felix Blumenfeld, in: Jahrbuch der Hessischen Kirchengeschichtlichen Vereinigung, 37, 1986, S. 247, Angabe ohne Nachweis.

50 Miriam Rürup, Ehrensache. Jüdische Studentenverbindungen an deutschen Universitäten 1886–1937, Göttingen 2008, S. 92; Harald Seewan, Licaria München 1895–1933. Eine Verbindung deutscher Studenten jüdischen Glaubens im waffenstudentischen Spannungsfeld, in: Einst und Jetzt, 52, 2007, S. 177–221.

antisemitischer Einstellungen. Sicherlich wird der Student Blumenfeld Abweisung oder gar Feindseligkeit erlebt haben.[51]

In Marburg legte Blumenfeld am 7. März 1898 die medizinische Staatsprüfung ab. In seinem Lebenslauf, den er zur Prüfungsanmeldung vorlegte, gab er an, Vorlesungen und Kurse in Marburg unter anderem bei Emil Behring, Professor für Hygiene, Eduard Külz, Professor der Physiologie, Prof. Franz Tuczek, Prof. Emil Wernicke und Prof. Theodor Zincke besucht zu haben. In seinen zwei Semestern in München hatte er auch bei dem Dermatologen Karl Posselt, dem Pathologen Hugo von Ziemssen und dem Ophthalmologen August von Rothmund Vorlesungen gehört.[52]

Er meldete sich am 14. März 1898 zur Prüfung an. Seine Prüfungsergebnisse in Physiologe, Pathologie, Arzneimittellehre und Augenheilkunde lauteten jeweils „feliciter“, Innere Medizin „cum laude“, Chirurgie „magna cum laude“, was eine Gesamtzensur mit „cum laude“ ergab.[53] Sein „Examen rigorosum“ folgte am 22. März 1898.

Nach den Prüfungen entschloss sich Felix Blumenfeld zu einer Promotion und möglicherweise damit zusammenhängend zu einer Assistenz am Kaiserin-und-Kaiser-Friedrich-Krankenhaus in Berlin. Die Promotion sollte demnach als eigentlicher Abschluss seines Studiums gelten und eine gute Vorbedingung für den selbständigen Arztberuf darstellen, den er wohl anstrebte. Zunächst jedoch ging er nach seinem „Examen rigorosum“ ab März 1898 für eine befristete, praktische Arbeitszeit als Schiffsarzt zur Hamburger Amerika-Linie und blieb dort bis September desselben Jahres. Welche Motive für diesen Schritt ausschlaggebend waren, muss offenbleiben.[54] Möglicherweise begriff er diese praktische Tätigkeit als eine willkommene Zwischenzeit zwischen Studium und Promotionsphase. Bemerkenswerterweise hatte auch der Kasseler Orthopäde Dr. Adolf Alsberg vor seiner praktischen Tätigkeit als in Kassel niedergelassener Facharzt auf einem Passagierschiff als Schiffsarzt gearbeitet. In den Jahren vor 1900 hatte das Deutsche Reich gesetzliche Vorschriften zur Verbesserung der medizinischen und hygienischen Bedingungen

51 Norbert Kampe, Studenten und „Judenfrage“ im Deutschen Kaiserreich (Kritische Studien zur Geschichtswissenschaft, 76), Göttingen 1988.

52 HStA Marburg, Universitätsarchiv Marburg, Bestand 307c, Nr. 3236.

53 Ebenda, s. den seiner Dissertationsschrift beigefügten Lebenslauf.

54 Lt. Lebenslauf in Blumenfelds Dissertationsschrift: 50 Fälle von Acuter Osteomyelitis im Kindesalter. Inaugural-Dissertation Medizinische Fakultät Marburg, Marburg 1900, S. 55.

touristischer Schiffsreisen und für den Transport von Auswanderern zu außereuropäischen Zielen erlassen. So schrieb ein Gesetz von 1897 die Einrichtung von Behandlungsräumen auf Auswandererschiffen und je nach Anzahl der Fahrgäste eine Mindestpräsenz von approbierten Ärzten vor, die unentgeltliche Behandlungen vorzunehmen hatten.[55]

Felix Blumenfelds Dissertation entstand von September 1898 bis Juni 1899, im Anschluss an diese Monate auf See, im Rahmen seiner Tätigkeit als Volontärarzt am Kaiser-und-Kaiserin-Friedrich-Krankenhaus in Berlin-Wedding. Das Material, das der Promotionsschrift zugrunde lag, bildeten spezifische Krankheitsbefunde von Kleinkindern. Diese Befunde waren Blumenfeld von Prof. Dr. Themistocles Gluck (1853–1942) bereitgestellt worden, der von 1890 bis 1922 Chefchirurg am Kaiser-und-Kaiserin-Friedrich-Krankenhaus war. Er galt wegen seiner fortschrittlichen, experimentellen Arbeiten zu Venen-, Gefäß-, Knochen- und Sehnendefekten als angesehen, war aber unter einigen Fachkollegen umstritten. Gluck behandelte erfolgreich Knochenentzündungen durch Extraktion, also durch Entfernen oder Verkürzen von entzündeten Knochenpartien. Er ersetzte diese Knochen durch Implantate aus Metall, Celluloid oder Elfenbein (Heteroplastik) oder er entnahm aus dem betroffenen Körper gesundes Knochenmaterial (Autoplastik) und implantierte dieses an die extrahierte Stelle, um so ein erneutes Zusammenwachsen des beschädigten Knochens zu bewirken. Solche Prothesen sollten eine Regeneration des Knochens herbeiführen.[56] Auf diesem Wege ließen sich Amputationen von Gliedmaßen zwecks Entfernung von entzündetem Knochenmaterial und von Knochenmark vermeiden. Blumenfeld folgte in seiner Schrift ausdrücklich Glucks Behandlungslinie und dessen Grundsätzen.[57]

Blumenfeld behandelte in seiner Dissertation die Untersuchung und Behandlung der akuten, infektiösen Osteomyelitis im Kindesalter, einer bakteriologisch herbeigeführten Entzündung des Knochens und des Knochenmarks – eine Entzündung, die eine schwere und lebensgefährliche Erkrankung insbesondere für Kleinkinder darstellen konnte. So lag die Sterblichkeit bei diesen Krankheitsfällen bei Kindern bis fünf Jahren bei

---

55 O. Rapmund, Das Öffentliche Gesundheitswesen (Handwörterbuch der Staatswissenschaften, 3, VII), 2. Teil, Leipzig 1914, S. 785–787.

56 Felix Blumenfeld, Ueber acute Osteomyelitis im Kindesalter, in: Archiv für Kinderheilkunde, 30, 1900, S. 37–75, zustimmend zu Glucks Arbeiten siehe S. 66–75.

57 Felix Blumenfeld, 50 Fälle von Acuter Osteomyelitis, S. 42.

immerhin 56 Prozent und bei älteren noch immer bei 20 Prozent.[58] Für seine Materialbasis bearbeitete Blumenfeld 50 Krankenfälle mit einer Lebensspanne vom Neugeborenen bis zum Kind von 13 Jahren.

Demnach zeigte Blumenfeld spätestens seit seiner Promotionsphase für die Gesundheit von Kindern sowie für deren Heilbehandlung wissenschaftlich-medizinisches Interesse. Dabei gewann oder vertiefte er Erkenntnisse der Auswirkungen einer unzureichenden Ernährung und Versorgung der betroffenen Kinder. Bei einigen der von ihm untersuchten Fälle verwies er auf deren schlechte Ernährungslage. „Schwächezustände, Kräfteverfall nach Infektionskrankheiten" machten den kindlichen Körper besonders anfällig.[59] In seiner Dissertation und in dem daraufhin publizierten Aufsatz betonte er die Vorteile eines gut genährten, widerstandsfähigen Kindes. Schon früh erkannte er die Bedeutung einer altersgemäßen Ernährung für die gesunde Entwicklung vor allem bei Neugeborenen und kleineren Kindern. Daneben betonte Blumenfeld bakteriologische Ursachen von Erkrankungen, da er die „Latenz von Mikroorganismen in anscheinend gesunden Organen" unterstrich.[60]

Blumenfelds Dissertation, in einer ersten Fassung 1899 in der Druckerei Grünbaum in Weimar gedruckt,[61] wurde am 14. Juni 1899 vom Dekanat der Medizinischen Fakultät in Marburg angenommen. Man beauftragte den Chirurgen Prof. Dr. Ernst Georg Küster mit der Prüfung und Bewertung der Promotionsschrift. Diese Bewertung litt allerdings unter einer etwas bekrittelnden Beurteilung, der sich die übrigen Prüfer anschlossen. Küster begutachtete die Dissertation als „fleißig gearbeitet und auch gut geschrieben, wenn man von der sehr reichlichen Verwendung überflüssiger Fremdwörter absieht. Indessen enthält sie eine Anzahl von Unklarheiten und selbst Unrichtigkeiten, die ich verbessert sehen möchte." Er habe seine Korrekturwünsche mit Randbemerkungen gekennzeichnet, die jedoch ebenso wie das zunächst abgegebene Dissertationsexemplar nicht erhalten sind. Ferner fand er „die mangelhafte Eintheilung zu tadeln; doch würde dieselbe durch geeignete Ueberschriften im Text leicht herzustellen sein". Insgesamt schlug er vor, die Arbeit noch einmal zurückzugeben und die erwarteten Änderungen vornehmen zu

58 Felix Blumenfeld, 50 Fälle von Acuter Osteomyelitis, S. 7.
59 Ebenda, S. 16.
60 Ebenda, S. 59.
61 Gesamtverzeichnis des deutschsprachigen Schrifttums 1700–1910, Bd. 17, München, New York, London u. a., 1980, S. 297.

lassen. Danach solle die Arbeit erneut beurteilt und zur Veröffentlichung vorgeschlagen werden.[62]

Auf diesem Wege verzögerte sich die abschließende Publikation, Voraussetzung für Rigorosum und Promotion, noch einmal. Die überarbeitete, 50 Seiten umfassende Schrift wurde im Februar 1900 in Marburg gedruckt.[63] Blumenfeld widmete seine Arbeit der früh verstorbenen Mutter sowie der Großmutter, die ihm und seiner Schwester die Familie ersetzt und durch die materielle Unterstützung seines Studiums diesen Abschluss und den folgenden Arztberuf erst ermöglicht hatten. Widmungstext und Adressaten betonten die enge Beziehung zu seiner Familie mütterlicherseits, während er seinen Vater Salomon in der Widmung gar nicht erwähnte.

Blumenfeld ließ noch im selben Jahr den bereits erwähnten Aufsatz in der Zeitschrift *Archiv für Kinderheilkunde* folgen. Der Aufsatz wiederholte weitgehend Inhalt und Argumentation der Dissertation, basierte allerdings auf einer um fünf Fallstudien vergrößerten Befundauswertung. Soweit ersichtlich hat Felix Blumenfeld nach seinem Studium keine Aufsätze in wissenschaftlichen Zeitschriften oder Fachbeiträge an anderer Stelle veröffentlicht. Dies mag mit seinen Erfahrungen aus dem Promotionsverfahren zusammengehangen haben, möchte man die ihm auferlegte Überarbeitung seiner Promotionsschrift mit einer überzogen kritischen Bewertung erklären. Die Enthaltung von wissenschaftlicher Tätigkeit dürfte sich jedoch eher mit seinen weiteren Interessen begründen lassen, da er sich bald nach seiner Niederlassung als Arzt in Kassel anderen, ehrenamtlichen Aufgaben zuwandte, von denen nicht so sehr ein akademisches Publikum, sondern vielmehr eine breite Öffentlichkeit profitieren sollte. Bald nach Eröffnung seiner Facharztpraxis in Kassel entfaltete Felix Blumenfeld eine intensive Tätigkeit, mit der er über Vorträge, Veranstaltungen und Fachkurse seine Kenntnisse in der Säuglings- und Kleinkinderpflege an die Bevölkerung weitergeben wollte.

62 HStA Marburg, Universitätsarchiv Marburg, Bestand 307c, Nr. 3239.

63 Felix Blumenfeld, 50 Fälle von Acuter Osteomyelitis im Kindesalter. Inaugural-Dissertation Medizinische Fakultät Marburg, Marburg 1900; Exemplar in HStA Marburg, Universitätsarchiv Marburg, Bestand 307c, Nr. 3239.

Kinderarzt in Kassel und Gründung seiner Familie

Der Anlass für den Umzug nach Kassel und die Eröffnung seiner Facharztpraxis für Kinderheilkunde dort lässt sich nicht ergründen. Möglicherweise war die Heirat seiner Schwester Thekla 1894 mit dem Druckereibesitzer und Papiergroßhändler Max Grünbaum in Kassel ein wesentlicher Beweggrund, die Stadt im Norden der preußischen Provinz Hessen-Nassau ebenfalls als künftigen Lebensmittelpunkt zu wählen. Thekla Blumenfeld hatte 1894 Max Grünbaum (1862 in Rotenburg an der Fulda geboren und 1923 in Kassel verstorben) geheiratet. Ab 1900 lebten Thekla und Max Grünbaum zusammen mit ihren Kindern in der Wolfhager Straße 55, dem Standort ihres Druckerei- und Graphischen Betriebs. Die älteste Tochter Cäcilie wurde 1895 geboren, der erste Sohn Kurt Wilhelm folgte 1897, der zweite Franz Moritz 1899. Eine weitere Tochter, Rosemarie, kam 1912 in Kassel zur Welt. In der folgenden Zeit kamen auch die bisher in Marburg lebenden Verwandten – Tante Thekla und Onkel Louis Erlanger – nach Kassel.

Offiziell zog Felix Blumenfeld von Berlin nach Kassel, wo er sich zum 1. April 1901 polizeilich anmeldete. Zunächst wohnte er in der Kölnischen Straße 10 als Mieter im Haus der Familie Gotthelft, die einen großen Druckereibetrieb hatte und als Verleger von Zeitungen und zahlreichen Drucksachen firmierte, unter anderem der liberalen Tageszeitung *Casseler Wochenblatt*. Die Gotthelfts zählten zu den assimilierten, prominenten Angehörigen der Jüdischen Gemeinde und galten als Teil der liberalen bürgerlichen Gesellschaft Kassels. Die Einmietung Blumenfelds bei der Familie Gotthelft dürfte fraglos nur zeitweise und befristet angelegt gewesen sein. In dem vierstöckigen Haus befanden sich seit 1878 neben Büros des Druck- und Verlagsunternehmens auch die Druckerei selbst, das Papierlager, ein Elektrizitätswerk und eine Dampfmaschine.[64] Es ist kaum denkbar, dass Blumenfeld beabsichtigte, dort langfristig Praxis und Wohnung einzurichten. Vielmehr könnte die vorübergehende Einmietung bei den Gotthelfts auf eine engere persönliche, vielleicht auch wirtschaftlich begründete Bekanntschaft mit der Familie der Schwester Thekla Grünbaum hindeuten, bei der der Verleger Richard Gotthelft Kunde gewesen sein mag.

---

64 Vgl. die Beschreibung von Frieda Sichel, Die Herausforderung der Vergangenheit. Jüdische Selbsthilfe in Kassel und Johannesburg, hrsg. vom Archiv der Deutschen Frauenbewegung und Wolfgang Matthäus, Leipzig 2017, S. 52.

Im Oktober 1902 folgte ein erneuter Umzug Blumenfelds, der wohl wegen seiner Eheschließung und der Familiengründung erforderlich war. Felix Blumenfeld hatte am 22. August 1902 Thekla Wertheim geheiratet.[65] Die Eheschließung erfolgte bei der Familie der Braut in Frankfurt. Er und seine Frau Thekla bezogen zunächst in der Kasseler Mauerstraße ½ eine Wohnung.

Thekla war am 8. Mai 1879 in Frankfurt am Main geboren worden und entstammte einer überaus erfolgreichen jüdischen Frankfurter Unternehmerfamilie. Die Eltern Wertheim kamen ursprünglich aus dem hessischen Rotenburg an der Fulda. Vater Louis (geboren am 10. Januar 1838 und verstorben am 29. Mai 1905 in Kassel) sowie ihre Mutter (am 4. Juli 1838 in Hartmuthsachsen als Amalie Hammerschlag geboren und am 4. August 1896 in Frankfurt verstorben) hatten 1862 geheiratet.[66] Ihre zehn Kinder waren zwischen 1863 und 1879 in Rotenburg an der Fulda, Hamburg und Frankfurt zur Welt gekommen. Thekla selbst war die jüngste dieser Nachkommen. Die Frankfurter Meldekarte der Familie weist aus, dass die Geschwister von Thekla Wertheim vor 1900 mehrfach in England und Nordamerika, vermutlich im Interesse der väterlichen Firma, unterwegs waren.

Theklas Vater Louis Wertheim hatte seit etwa 1860 in Bornheim, später in Niederrad bei Frankfurt eine Fabrik für Asbestverarbeitung aufgebaut, die in der Gründerzeit expandierte. Die überregionale Bedeutung des Unternehmens spricht aus einem Nachruf auf den Firmengründer.[67] Wertheim müsse demnach als „Begründer der Deutschen Asbest-Fabrikation überhaupt" gelten. Seinem unternehmerischen Weitblick sei es zu danken, dass es eine „achtungswerte Asbest-Industrie in Deutschland" gebe. Anfang der 1870er Jahre hatte Wertheim in Frankfurt-Bornheim eine Fabrik für „Stopfbüchsenpackungen im bescheidensten Umfange" gegründet. Um 1875 seien in Deutschland die ersten Asbestprodukte vertrieben worden, und Wertheim, der die Bedeutung des Naturstoffs als Dämm-, Verpackungs- und Dichtungsmaterial etwa für den sicheren Betrieb von Dampfkesseln erkannt hatte, nahm „deren handelsmäßige Einführung in Deutschland und anderen Kulturstaaten mit solchem Erfolge in die Hand".

65 HStA Marburg, Bestand 903, Nr. 8469, S. 37, Standesamt Frankfurt Mitte.

66 Meldekarte im Institut für Stadtgeschichte, Frankfurt am Main.

67 Institut für Stadtgeschichte, Frankfurt am Main, Bestand S 2, Nr. 4334, aus einer dort nicht genannten Quelle, Verfasser des Textes unbekannt; das Weitere nach ebenda, S. 3, Nr. 4458.

Die Familie erwarb 1889 in Kanada eigene Abbaumöglichkeiten für den Grundstoff. 1894 wandelte Louis Wertheim mit seiner Frau und zwei weiteren Partnern das Unternehmen zunächst in eine GmbH und 1898 in die Frankfurter Asbestwerke Aktiengesellschaft um. Der Aktienbesitz verlieb dauerhaft und vollständig in der Hand der Familie Wertheim.

Eine Schadenserfassung nach der Zerstörung des Betriebs 1943 gibt nachträglich den baulichen Umfang des Werks in der Berger Straße in Frankfurt-Niederrad wieder. Dort wurden in einer Spinnerei und Weberei asbesthaltige Textilien hergestellt. Das Vordergebäude war als eines der frühen Bauten in den 1860er Jahren errichtet worden. Die Fabrikanlage selbst war schrittweise mit der Ausweitung der Produktion ergänzt worden, etwa 1893 durch ein zweistöckiges Bürogebäude, den Fabrikbau von 1870 mit Erd- und drei Obergeschossen für die Spinnerei, einer Zwirnerei und der Maschinenanlage. In den Obergeschossen befanden sich die Weberei und Spinnerei auf 737 m^2 Grundfläche. Ebenerdige Shedbauten aus den ausgehenden 1880er Jahren nahmen das Kesselhaus, die Stoffverarbeitung, den Krempelraum und das Rohstofflager auf.[68]

Vor 1900 zog sich Louis Wertheim aus der Unternehmensleitung zurück und übertrug diese seinem Sohn Max und dem Schwiegersohn Julius Wertheim. Nach dem Ableben des Firmengründers Louis am 29. Mai 1905 in Kassel leitete sein Sohn Max das Unternehmen. Nach Thekla Blumenfelds frühem Tod am 20. August 1917 gingen ihre Anteile und Ansprüche im Erbgang auf ihren Ehemann Felix und die gemeinsamen Söhne über. Nachdem auch der letzte Sohn des Firmengründers, Max Wertheim, 1934 verstorben war, verblieb schließlich der gesamte Aktienbesitz und damit das gesamte Unternehmen bei der Familie Blumenfeld. Mit Felix Blumenfelds zweiter Ehefrau Helene Petri wurde 1928 ein Ehevertrag vereinbart, nach dem sie einen minimalen Anteil von 3,5 Prozent am Unternehmen und dessen Einkünften erhielt, zugleich aber eine materielle Versorgung nach einem Ableben von Felix Blumenfeld zugesprochen bekam. Daher war die Asbestwerke AG seit 1934 ein Familienbetrieb der Blumenfelds. Bis zur „Arisierung“ des Unternehmens 1938 legte die Firma die Grundlage für den relativen Wohlstand der Familie.

Wie sich Felix und Thekla Blumenfeld kennengelernt hatten, ist unbekannt – vielleicht entstand der Kontakt über die Großmutter Rosa Erlanger, die als geborene Wertheim familiäre Wurzeln in Rotenburg an

68 Institut für Stadtgeschichte Frankfurt am Main, Bestand W 1–68, Nr. 47.

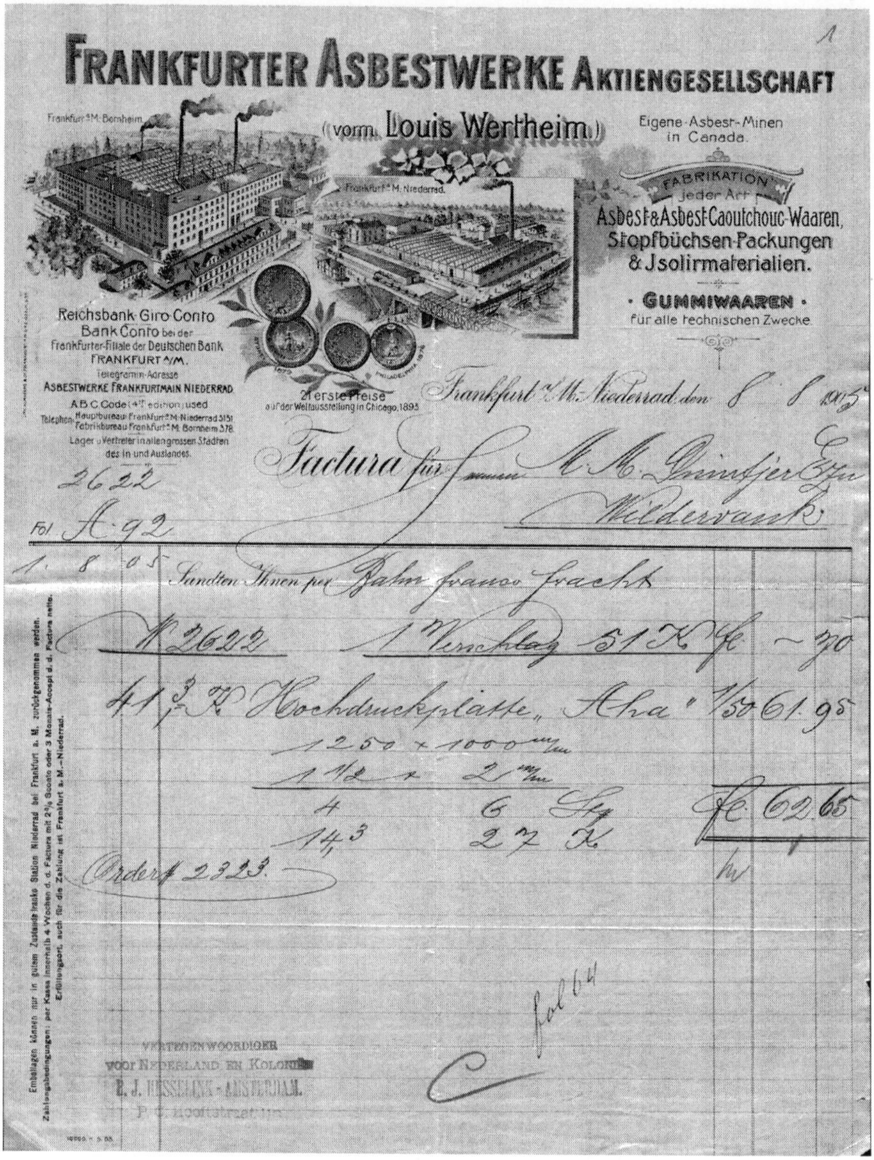

FRANKFURTER ASBESTWERKE AKTIENGESELLSCHAFT

(vorm. Louis Wertheim.)

Frankfurt a/M. Bornheim.

Frankfurt a/M. Niederrad.

Eigene Asbest-Minen in Canada.

FABRIKATION jeder Art

Asbest- & Asbest-Caoutchouc-Waaren, Stopfbüchsen-Packungen & Isolirmaterialien.

· GUMMIWAAREN ·

für alle technischen Zwecke.

Reichsbank-Giro-Conto

Bank Conto bei der Frankfurter Filiale der Deutschen Bank FRANKFURT A/M.

Telegramm-Adresse ASBESTWERKE FRANKFURTMAIN NIEDERRAD

A.B.C. Code (4th edition) used

Telephon: Hauptbureau Frankfurt a/M.-Niederrad 3151, Fabrikbureau Frankfurt a/M. Bornheim 378.

Lager u. Vertreter in allen grossen Städten des In- und Auslandes.

21 erste Preise auf der Weltausstellung in Chicago, 1893

Frankfurt a/M.-Niederrad, den 8 8 1905

Factura für Herren A. A. Smitsjer Ezn Wildervank

2622

Fol. A 92

1. 8. 05 Sandten Ihnen per Bahn franco Fracht

N 2622 1 Verschlag 51 K. — 70

41,2 K. Hochdruckplatte „Alva" 1/50 61.95

1250 × 1000 mm

1,2 × 2 mm

4 6 Stg

14,3 27 K. M 62.65

Order 2323.

Emballagen können nur in gutem Zustande franko Station Niederrad bei Frankfurt a. M. zurückgenommen werden.

Zahlungsbedingungen: per Kassa innerhalb 4 Wochen d. d. Factura mit 2% Sconto oder 3 Monats-Accept d. d. Factura netto.

Erfüllungsort, auch für die Zahlung ist Frankfurt a. M.-Niederrad.

VERTEGENWOORDIGER VOOR NEDERLAND EN KOLONIËN

E. J. HESSELINK - AMSTERDAM.

Briefkopf der Frankfurter Asbestwerke Louis Wertheim AG, 1905, Institut für Stadtgeschichte Frankfurt am Main, W4, Nr. 1131

der Fulda hatte. Thekla brachte mit ihren Ansprüchen am väterlichen Unternehmen Wohlstand in die Ehe. Dieser spricht schon aus dem erhaltenen Aussteuerbuch, das sich im Familienbesitz befand und 1994 in das Stadtmuseum Kassel gelangte. Das farbige, selbst gestaltete Büchlein verzeichnete die textile Aussteuer der Thekla Wertheim: Tisch- und Bettwäsche, Leibwäsche, Servietten und anderes.

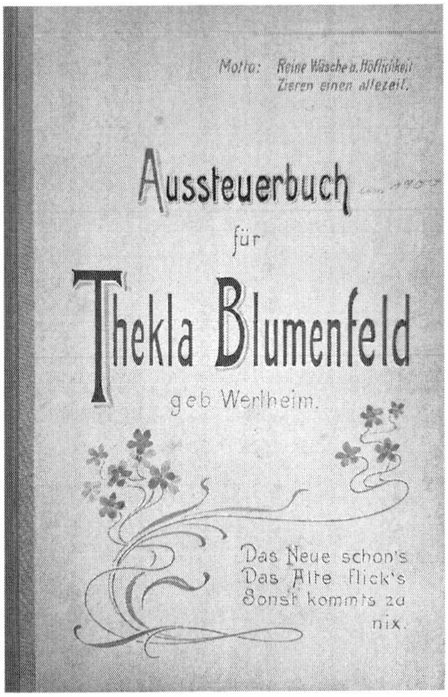

Aussteuerbuch der Thekla Wertheim, verheiratete Blumenfeld, 1900/01, Stadtmuseum Kassel, 94/0747

Das Ehepaar Blumenfeld bekam mit Edgar Leo am 20. Juli 1903 und Gerhard Max, geboren am 3. März 1906, zwei in Kassel geborene Söhne. Am 31. Juli 1907 wurde vielleicht wegen dieser größer gewordenen Familie eine neue Wohnstatt erforderlich, da die Blumenfelds nun in der Querallee 38, im modernen und gutbürgerlichen Kasseler Stadtteil Vorderer Westen, Wohnung nahmen. Edgar und Gerd besuchten in Kassel ab ihrem neunten Lebensjahr die private Henkel-Vorschule. Vorschulen dieser Art sollten auf den Besuch einer höheren Schule vorbereiten, die für die Söhne Blumenfeld das Kasseler Wilhelmsgymnasium darstellte.[69]

Edgar absolvierte dort 1923 sein Abitur. Nach seiner Schulzeit versah er zunächst ein Volontariat, das als praktisch-technische Ausbildung gedacht war, um ihn auf eine künftige leitende Funktion in den Frankfurter Asbestwerken vorzubereiten. Es folgte ein Studium der Chemie über insgesamt sechs Semester an den Technischen Hochschulen in Stuttgart und Darmstadt. Seit Januar 1927 arbeitete Edgar als Industriechemiker im Frankfurter Unternehmen der Familie, war dort für den Einkauf verantwortlich und kümmerte sich um technische und kaufmännische Angelegenheiten, was mit verschiedenen Auslandsreisen verbunden war. 1930

69 Franz H. Schlung, Sozialgeschichte des Schulwesens in Hessen-Kassel, Kassel 1987, S. 154–162.

erhielt er Prokura. Im Jahr 1932 heiratete er die aus Schiffweiler an der Saar stammende Anne Hanau. Edgar und Anne sahen sich im Oktober 1933 jedoch gezwungen, Deutschland mit Ziel Frankreich zu verlassen.[70]

Sein jüngerer Bruder Gerd ging – nach drei Jahren Vorbereitung auf der Henkel-Vorschule – ebenfalls auf das Wilhelmsgymnasium, wo er zu Ostern 1924 das Abitur machte. Daraufhin studierte er auf dem Staatlichen Technikum in Reutlingen und schloss im Sommer 1926 mit Diplom ab. Im Wintersemester 1926/27 und Sommersemester 1927 studierte er Wirtschaftswissenschaften an der Technischen Hochschule München. Parallel zur Arbeit in den Frankfurter Asbestwerken setzte er in Frankfurt sein Studium fort. Mit seinem Eintritt in die Firma hatte daher auch Gerd eine fundierte wirtschaftliche, technische und kaufmännische Ausbildung und wie sein Bruder Edgar die Voraussetzung für eine künftige Verwendung in leitender Funktion im Unternehmen erworben. 1930 erhielt er wie Edgar Prokura, 1932/33 wurde Gerd durch Generaldirektor Max Wertheim, seinen Onkel, zu dessen Stellvertreter und 1934, nach dem Tod des Onkels, zum Direktor des Unternehmens bestimmt, was er bis zu dessen „Arisierung“ 1938 blieb. 1939 emigrierte er mit seiner 1936 in Gießen geheirateten Frau Lotte Hedwig, geborene Rosenthal, nach England, dann 1940 weiter in die USA.[71]

Am 20. August 1917 verstarb die Mutter Thekla Blumenfeld an einer Krankheit, wodurch Edgar und Gerd schon früh die Mutter verloren und der Vater die Ehefrau. Sie wurde daraufhin auf dem Jüdischen Friedhof in Kassel-Bettenhausen beigesetzt. Felix Blumenfeld heiratete 1920 ein zweites Mal. Helene Petri war am 20. Oktober 1894 als älteste Tochter eines Hotelbesitzers in Nordhausen am Harz geboren worden. Dort hatte sie die zehnklassige Höhere Mädchenschule besucht und ursprünglich eine Ausbildung an den Franckeschen Stiftungen in Halle aufnehmen wollen. Als ihre Mutter erkrankte, fiel ihr die Aufgabe zu, sich um die vier Geschwister zu kümmern. Im August 1914, mit Ausbruch des Ersten Weltkriegs, wurde sie Helferin im Stadtkrankenhaus in Nordhausen. Nach dem dort bestandenen Examen in der Krankenpflege blieb sie in ihrer Heimatstadt und leitete als Stationsschwester die Typhusabteilung der dortigen

70 Angaben nach HHStA Wiesbaden, Bestand 519/3, Nr. 25378, fol. 37.

71 Angaben nach HHStA Wiesbaden, Bestand 518, Nr. 51767-1, fol. 45–46 und fol. 60.

Klinik. Zwar versuchte sie nach 1918 noch das Abitur zu absolvieren, heiratete jedoch im Jahr 1920 „von der Schulbank weg“ Felix Blumenfeld.[72]

Anlässlich der Aufnahme seiner beiden Söhne in die Kasseler Freimaurerloge „Zur Einigkeit und Treue“ 1930 dachte Felix Blumenfeld in seiner Ansprache an den Tod der Mutter zurück und erinnerte die Söhne an die aufopferungsvolle und liebevolle Rolle, die deren Stiefmutter Helene eingenommen habe. Er wolle „dem gütigen Geschick dankbar sein, das uns eine neue Weggefährtin zugesellte, jene prachtvolle Frau mit ihrer reinen Seele und ihrem treuen Herzen, die mir ein nie versagender Kamerad, Euch die mütterliche, beste Freundin geworden“ sei.[73]

Das Ehepaar Blumenfeld bezog am 1. September 1932 in der Oberen Königstraße 41, dem Ort der Praxis, eine Wohnung und zog zum 1. Oktober 1933 in der Fürstenstraße 21, der heutigen Hugo-Preuß-Straße, in das hölzerne Gartenhaus, das Blumenfeld in den 1920er Jahren als Refugium erbaut und „Heimgarten“ genannt hatte.

Anhand des *Reichsmedizinalkalenders*, einem reichsweiten Verzeichnis der in Deutschland praktizierenden Ärzte, Krankenhauseinrichtungen und -behörden, lässt sich für 1903 nachweisen, dass Felix Blumenfeld von 114 Fach- und allgemeinen Ärzten insgesamt im Stadtgebiet der erste Facharzt für Kinderkrankheiten in Kassel mit seinen 106 000 Einwohnern war.[74] In seiner frühen Spezialisierung folgte Blumenfeld der Tendenz zahlreicher jüdischer Ärzte und Ärztinnen zu einer fachspezifischen Orientierung in der eigenen medizinischen Arbeit.

Die Pädiatrie hatte sich in Deutschland vergleichsweise spät zu einem selbständigen Fach ärztlich-medizinischer Behandlung entwickelt.[75] Seit der Mitte des 19. Jahrhunderts hatte sich das Bewusstsein über die differenzierte körperliche und seelische Gesundheitspflege bei Kindern und Jugendlichen sowie die Kenntnis spezifisch kindlicher Krankheitserscheinungen und Entwicklungszustände durchgesetzt. Schon in der Aufklärungsepoche gab es Ansätze für die eigenständige Betrachtung kindlicher Krankheiten und entsprechender Behandlungsmethoden. Erste

---

72 Ihre Formulierung in ihrem Antrag auf Entschädigung, HHStA Wiesbaden, Bestand 518, Nr. 63203, fol. 4.

73 Eklektisches Bundesblatt, Nr. 10, 6. Jahrg., Oktober 1930, S. 323–324.

74 Julius Schwalbe (Hrsg.), Reichs-Medicinal-Kalender für Deutschland auf das Jahr 1903, Teil II, Leipzig 1903, S. 279–280.

75 Claudia Huerkamp, Der Aufstieg der Ärzte im 19. Jahrhundert (Kritische Studien zur Geschichtswissenschaft, 68), Göttingen 1985, S. 180–185.

Krankenhäuser für Kinder wurden vor und nach 1800 in Wien, Paris und Berlin gegründet. Eine Gründungswelle von Kinderkrankenhäusern in Europa folgte seit den 1840er Jahren. 1868 gründete die 42. Versammlung der Deutschen Naturforscher und Ärzte in Dresden eine „Section für Pädiatrik", aus der 1883 die Gesellschaft für Kinderheilkunde hervorging, die mit dem *Jahrbuch für Kinderheilkunde* eine eigene Fachzeitschrift herausgab.[76] Trotz solcher Fortschritte etablierte sich die Pädiatrie zunächst nicht als eigenständiges Lehrfach an deutschen Universitäten. Dies erfolgte erst durch Bemühungen einzelner Ärzte, die in der zweiten Hälfte des 19. Jahrhunderts von staatlicher Seite aufgenommen wurden und sich zum Teil gegen Widerstände von Allgemeinärzten durchsetzten.

Nun machte sich eine bevölkerungspolitische Motivation staatlicher Gesundheits- und Fürsorgepolitik bemerkbar, da Krankheitsprävention und Krankenversorgung in den Blick einer nationalstaatlichen Wirtschafts- und Machtpolitik geriet.[77] Nach 1900 betrieb man in Deutschland den Aufbau der Kinderheilkunde, ab 1901 war mindestens ein Semester Pädiatrie in den Prüfungsordnungen an Universitäten vorgeschrieben. Diese Voraussetzung für einen medizinischen Universitätsabschluss litt jedoch unter der immer noch geringen Zahl der den Universitäten angeschlossenen Kinderkliniken und am Mangel entsprechend ausgerichteter Lehrveranstaltungen. Nach 1918 gründeten die Länder an fast allen Universitäten in Deutschland Ordinariate für Kinderheilkunde und gliederten Kinderkrankenhäuser an die Universitätskliniken an.[78]

Jüdische Ärzte und Ärztinnen nahmen seit der Kaiserzeit einen hohen Anteil an den Pädiatern ein. So waren von den 1253 Pädiatern im Jahr

76 Adolf Windorfer, Rolf Schlenk, Die Deutsche Gesellschaft für Kinderheilkunde. Ihre Entstehung und historische Entwicklung, Berlin, Heidelberg, New York 1978, S. 3–8.

77 Eduard Seidler, Geschichte der Medizin und Krankenpflege, 6. Auflage, Stuttgart, Berlin, Köln 1993, S. 183–184; Renate Wittern-Sterzel, Zur Geschichte der Kinderheilkunde, in: Wolfgang Rascher, Renate Wittern-Sterzel (Hrsg.), Geschichte der Universitäts-Kinderklinik Erlangen, Göttingen 2005, S. 15–42, bes. S. 25–34.

78 Eduard Seidler, Die Kinderheilkunde in Deutschland, in: Paul Schweier, Eduard Seidler (Hrsg.), Lebendige Pädiatrie, München 1983, S. 13–85; Hans-Heinz Eulner, Entwicklung der medizinischen Spezialfächer an den Universitäten des deutschen Sprachgebietes, Stuttgart 1970, S. 202–221; Angela Weirich, Georg F. Hoffmann, Von der privaten, überwiegend karitativen Kinderheilanstalt (1860) zur staatlichen Universitätskinderklinik Heidelberg (1923), in: Georg F. Hoffmann, Wolfgang U. Eckart, Philipp Osten (Hrsg.), Entwicklungen und Perspektiven der Kinder- und Jugendmedizin. 150 Jahre Pädiatrie in Heidelberg, Mainz 2010, S. 29–55.

1933 611 jüdischen Glaubens, damit waren etwa 50 Prozent der Kinderärzte Deutschlands Juden.[79] Das Fach war neben der praktischen Arbeit auch in Wissenschaft und Forschung nach 1900 stark von jüdischen Medizinern geprägt und besaß in Berlin, Dresden und Düsseldorf seine Zentren.[80] Blumenfelds Alma Mater, die medizinische Fakultät der Universität Marburg, schloss sich erst spät und aufgrund der sozialpolitischen Vorgaben in der Weimarer Republik unter dem Kinderheilkundler Dr. Ernst Freudenberg dieser Entwicklung an.[81]

Folgt man späteren Beschreibungen, so war Felix Blumenfeld als Arzt bei Kindern und Jugendlichen ausgesprochen beliebt. Der spätere Dramaturg am Kasseler Staatstheater, Dr. Hans Joachim Schaefer, der als Kleinkind stark unter einer Milchunverträglichkeit litt, gesundete mit Hilfe einer „grammgenauen Diät", die ihm Blumenfeld individuell zu verabreichen wusste. Die Eltern des genesenen Sohnes dankten es dem Kinderarzt, hielten sich jedoch 1933 und 1934 von der Praxis des jüdischen Arztes fern.[82] Hans Loeser, der über seinen Großvater mütterlicherseits, Louis Erlanger, zugleich Onkel von Felix Blumenfeld, mit dem Kinderarzt verwandt war, berichtete in einem Interview in den neunziger Jahren: „Ich war 15 Jahre alt, als ich aus Kassel weg bin [1937]. Für mich sind das also Kindheitserinnerungen. Der Dr. Blumenfeld war ein sehr wichtiger Mann in meiner Kindheit, er war unser Kinderarzt, außerdem war er auch mit unserer Familie verwandt, über meine Mutter. Ich nannte ihn ‚Onkel Fritz'. [...] Die Praxis hatte er in der Königstraße und ein Häuschen hier oben auf der Fürstenstraße – so hieß sie früher mal – Endstation oben am Druseltal. Er hatte so ein Holzhäuschen da, wo ich sehr viele Stunden meiner Kindheit zugebracht habe, im Garten und so. Dann ist

---

79 Eduard Seidler, Verfolgte Kinderärzte 1933–1945: Entrechtet – geflohen – ermordet, Bonn 2000, S. 15.

80 Daniel S. Nadav, Julius Moses (1868–1942) und die Politik der Sozialhygiene in Deutschland (Schriftenreihe des Instituts für Deutsche Geschichte Universität Tell Aviv, 8), Tel Aviv 1985; Wilfried Heinzelmann, Sozialhygiene als Gesundheitswissenschaft. Die deutsch/deutsch-jüdische Avantgarde 1897–1933. Eine Geschichte in sieben Profilen, Bielefeld 2009.

81 Kornelia Grundmann, Ernst Freudenberg und die Entwicklung der Pädiatrie in Marburg, in: Die Philipps-Universität Marburg zwischen Kaiserreich und Nationalsozialismus (Hessische Forschungen zur geschichtlichen Landes- und Volkskunde, 45), Kassel 2006, S. 193–206, hier S. 196.

82 Hans Joachim Schaefer, Du hast vielleicht noch nicht alles versucht, Kassel 2007, S. 105 und S. 106–107.

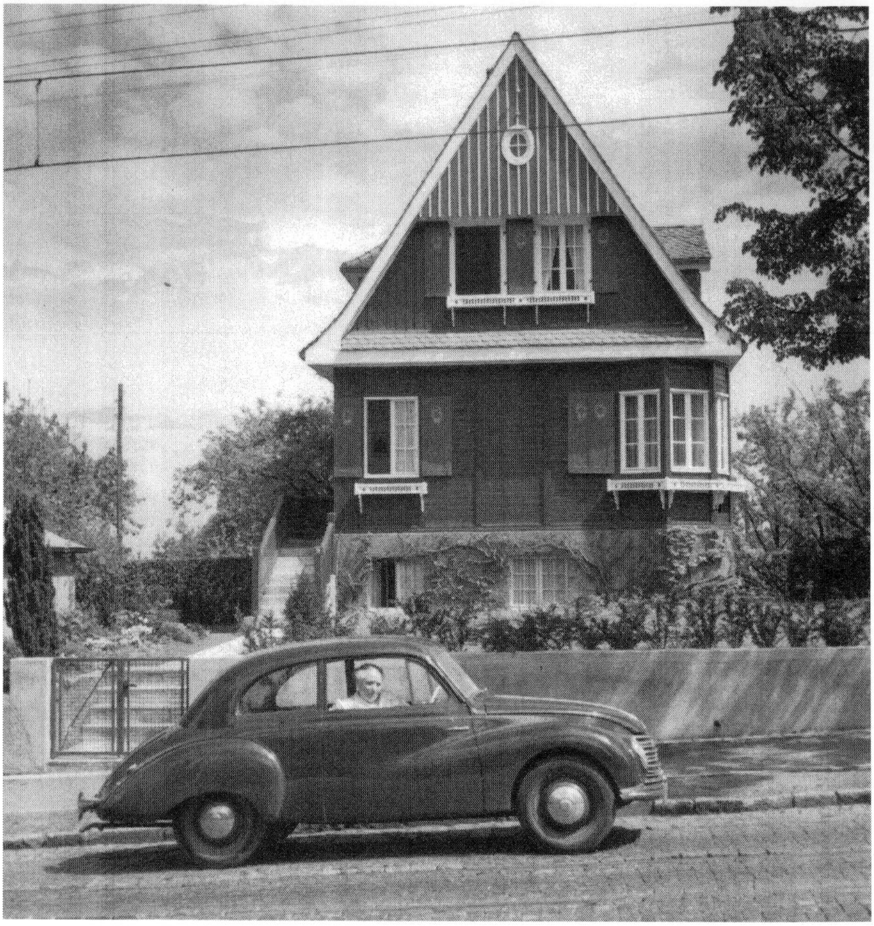

Sommerhaus der Familie Blumenfeld in der Fürstenstraße, 1950/55, Stadtmuseum Kassel, 94/0618.02

man zur Höhensonne in sein Büro gegangen. Er war ein gütiger und sehr wohltätiger Mann. Das ist der einzige Mensch, den ich je getroffen habe, der in Reimen reden konnte. Er konnte zu jedem Kind in poetischen Reimen sprechen. Er hat auch für alle großen Festlichkeiten von Kassel und der Familie Gedichte gemacht. Da war ein Gedicht, ‚Mein Junge', das über meinem Bett gehangen hat und ich glaube, über sehr vielen Betten Kasseler Jungen."[83] Loeser führte Blumenfelds Gedicht „Mein Junge" an, das im

83 StA Kassel, Bestand S 17, Nr. 50, Zitat S. 69, Interview mit Hans Loeser, durchgeführt von Dr. Ditfried Krause-Vilmar, Horst Kottke und Wolfgang Prinz.

Jahre 1915 sogar in der Heimatzeitschrift *Hessenland* abgedruckt worden war.[84] Er stellte Blumenfeld für dessen Arbeit als einfühlsamer Kinderarzt ein sehr gutes Zeugnis aus, das sich mit den Bemerkungen im Zusammenhang mit anderen Kinderärzten jüdischer Konfession vor 1933 deckt. „Ich kann Ihnen eigentlich nur von Herrn Blumenfeld sagen, daß er ein ausgezeichneter Arzt und bei allen seinen Kinderpatienten sehr beliebt war. Daß er die Milchküche damals gegründet hat, wissen Sie ja. Meine Mutter hat da einen [!] zeitlang gearbeitet, daher weiß ich ganz viel über die Milchküche."[85] In seiner 1993 niedergeschriebenen Lebensgeschichte erinnerte sich Hans Loeser erneut an Felix Blumenfeld, seine Fähigkeit in Reimen zu sprechen und seine Beliebtheit als Kinderarzt. Er sei „screamingly funny and usually was when he came to examine you". Er habe auch Hausbesuche, „house calls", vorgenommen. Loeser blieben die Bestrahlungen mit ultraviolettem Licht in Erinnerung, die als Rachitisvorsorge Ersatz für die jahreszeitlich geringe Sonneneinstrahlung boten. Er erinnerte sich an „regular weekly visits in the winter to join a group of other kids who walked around circles drawn on the floor of one of his rooms, naked, while enormous ultra-violet lights surrounding the circle at an even pace, in the beginning for just a few minutes and later for much longer, maybe twenty or thirty minutes. It was a strange ritual [...]."[86]

Blumenfeld war demnach technischen Neuerungen gegenüber recht aufgeschlossen und richtete in seiner Praxis eine Behandlung mit ultraviolettem Licht ein. Er förderte damit die Heilbehandlung von kranken und körperlich geschwächten Kindern mittels Lichtbestrahlung. Seine zweite Ehefrau Helene, die in der Praxis als Sprechstundenhilfe arbeitete, erinnerte sich in ihrem Antrag auf Entschädigung 1957, sie hätten 1925 „einen besonderen grossen Raum für Bestrahlungen eingerichtet mit 4 Höhensonnen und 2 Rot-Blau-Lichtlampen", deren Betreuung ihr oblag.[87]

Eine Verbandstätigkeit in der Ärztekammer der Provinz Hessen-Nassau ist für Felix Blumenfeld während der Weimarer Republik nicht nachweisbar.[88] Er war jedoch bis 1933 Mitglied in der renommierten Deutschen

84 Hessenland. Hessisches Heimatblatt Nr. 19, 29. Jahrgang, Oktober 1915, S. 298.

85 StA Kassel, Bestand S 17, Nr. 50, Zitat S. 72, Interview mit Hans Loeser, durchgeführt von Dr. Ditfried Krause-Vilmar, Horst Kottke und Wolfgang Prinz.

86 Hans F. Loeser, Hans's story, Part A, Cambridge 1998, S. 13.

87 HHStA Wiesbaden, Bestand 518, Nr. 63203, fol. 4.

88 Benno Hafeneger, Marcus Velke, Lucas Frings, Geschichte der hessischen Ärztekammern 1887–1956. Autonomie, Verantwortung, Interessen, Schwalbach 2016, S. 96–109.

Gesellschaft für Kinderheilkunde. Sie wurde 1883 gegründet und stritt für die Etablierung der Pädiatrie an deutschen Universitäten und als eigenständiges ärztliches Fach. Anders als sein Kasseler Fachkollege, der Kinderarzt Dr. Georg Alsberg, scheint Blumenfeld in der Gesellschaft keine Ämter übernommen zu haben, was mit seinen anderen beruflichen und ehrenamtlichen Tätigkeiten erklärt sein dürfte.[89]

Dr. Felix Blumenfeld blieb in Kassel nicht nur als einfühlsamer Arzt in Erinnerung, sondern machte sich auch weit über die Stadt hinaus und dauerhaft einen Namen aufgrund seiner ehrenamtlich betriebenen Fürsorge für Säuglinge und Kleinkinder sowie bei der Unterstützung junger Mütter. Er initiierte wesentlich die Einrichtung einer Milchküche in der Kasseler Altstadt und war an der Gründung des Kinderheims an der Frankfurter Straße, dem späteren Kinderkrankenhaus Park Schönfeld, beteiligt. Diese beiden Einrichtungen wurden im engen Zusammenwirken mit bürgerlichen Wohlfahrtsvereinigungen, den Kasseler Ortsverbänden des Vaterländischen Frauenvereins und dem Deutschen Evangelischen Frauenbund, betrieben und gerieten schnell für weitere Einrichtungen dieser Art in und außerhalb Kassels zum Vorbild. Sie zeugen bis heute für Blumenfelds Mitmenschlichkeit und für seine Bereitschaft, neben der beruflichen Tätigkeit seine fachlichen Kenntnisse mittels praktischer Bildungsarbeit mitzuteilen und wirksam werden zu lassen.

Die Gründung der Kasseler Milchküche

Um 1900 rief eine im Vergleich mit anderen industrialisierten Ländern Europas hohe Säuglings- und Kleinkindersterblichkeit in Deutschland eine intensive Diskussion um Gesundheitsvorsorge und -versorgung hervor. Ein wesentliches politisch-gesellschaftliches Augenmerk lag in diesen Jahren auf der Sterblichkeitsrate der Lebendgeborenen von 20,7 Prozent und sogar 33,9 Prozent bei den unehelich geborenen Säuglingen. Freilich stellte man regionale Unterschiede zwischen Stadt und Land und unter den Regionen innerhalb der deutschen Länder fest. So war die Sterblichkeit der Säuglinge in der Provinz Hessen-Nassau im Jahr 1907 mit 11,2 Prozent im Vergleich zu anderen Teilen Deutschlands sehr niedrig.[90]

---

89 Eduard Seidler, Verfolgte Kinderärzte 1933–1945, S. 267–268. Dr. Georg Alsberg arbeitete im Wirtschaftsausschuss bis zur Gleichschaltung 1933 und der Verdrängung ihrer jüdischen Mitglieder, s. ebenda, S. 33–34.

90 Alfons Fischer, Soziale Hygiene, S. 184 und Tab. 52, S. 183; Walter Ewald, Soziale Medizin. Ein Lehrbuch für Ärzte, Studierende, Medizinal- und Verwaltungsbeamte,

In der Zeit nach 1900 stellte sich zwar eine langsame Abnahme dieser hohen Mortalität ein, was allerdings nur zum Teil mit verbesserten medizinischen Hilfen und vermehrter Aufklärungsarbeit erklärt werden konnte. Vielmehr wirkte sich die sinkende Geburtenrate in Deutschland aus, was wiederum die Diskussion um ein staatliches Handeln verstärkte.[91] Hohe Sterblichkeit und abnehmendes Bevölkerungswachstum alarmierten Politik und Gesellschaft in Deutschland, und die Senkung der Säuglingssterblichkeit geriet zur nationalen Aufgabe. Die sinkende Bevölkerungszahl rief die Sorge um die wirtschaftliche Leistungsfähigkeit und die deutsche Wehrkraft in Europa hervor. Eine große und gesunde Bevölkerung, die „Volkskraft" Deutschlands, galt als Ausweis nationaler Stärke und Beleg für den Rang der Nation. Höhere Sterblichkeit unter Säuglingen bedeutete folglich eine geringere Zahl an „Militärtauglichen", eine wegen hoher Sterblichkeit und sinkender Geburtenzahl abnehmende Bevölkerung bewirke, „daß das Volk wie ein absterbendes Geschöpf anzusehen" sei. „Nur lebende Völker können den Anspruch erheben auf Licht und Luft."[92] Langfristig – und hier kündigten sich vor 1914 eugenische Argumentationsmuster an – wuchs bei Medizinern und in der Politik die Sorge vor einer degenerierenden Bevölkerung: „Aus vernachlässigten Säuglingen entwickeln sich unbefähigte Schulkinder, untaugliche Jünglinge und minderwertige Staatsbürger."[93]

Die Diskussion führte in den Jahren vor 1914 zu neuen Ansätzen in der weitgehend kommunal organisierten und vielfach ehrenamtlich betriebenen Gesundheitsfürsorge sowie zu neuen Konzepten bei Akteuren und ihren Aufgaben in der Wohlfahrtspflege. Angesichts prekärer hygienischer Lebensbedingungen, insbesondere in den sich verdichtenden städtischen Zentren, engagierten sich Mediziner mit Vorschlägen für die Einrichtung von Krankenhäusern, darunter spezielle Fürsorgemaßnahmen für Mütter, Kinder und Jugendliche, schulmedizinische Untersuchungen, Beratungs- und Informationsmöglichkeiten gegen Alkoholismus,

Sozialpolitiker, Behörden und Kommunen, 1. Bd., Berlin 1911, Tab. S. 442–443 und S. 452; Silke Butke, Astrid Kleine, Der Kampf um den gesunden Nachwuchs. Geburtenhilfe und Säuglingsfürsorge im Deutschen Kaiserreich (Forum Regionalgeschichte, 11), Münster 2004, S. 17–21.

91 Alfons Fischer, Soziale Hygiene, S. 185.

92 Walter Ewald, Soziale Medizin, S. 448.

93 Alfons Fischer, Soziale Hygiene, S. 195.

und für einen verstärkten Kampf gegen die Ursachen der Tuberkulose.[94] Das Augenmerk richtete sich auf Personenkreise, die durch Alter, soziale Lage oder berufliche Tätigkeit besonderen Gefährdungen ausgesetzt waren und die man gegenüber bestimmten Volkskrankheiten wie Tuberkulose, Geschlechtskrankheiten und Alkoholismus für anfällig hielt.[95] Eine Gesundheitsfürsorge sollte die auf kommunaler Ebene betriebene Daseinsvorsorge ergänzen, um die hygienischen und sozialen Lebensbedingungen – wie Wasser- und Energieversorgung, Kanalisation, Lebensmittelkontrolle – zu verbessern. Zugleich erkannte man die Grenzen des überlieferten, kommunal basierten Wohltätigkeitssystems. Man forderte die Einschaltung von Fachpersonal, medizinische Betreuung und behördliche Überwachung gefährdeter Personenkreise und Familien.

Das Konzept der Sozialen Hygiene drang dabei auf die Verbesserung der hygienischen und medizinischen Versorgungssituation für die städtische Bevölkerung. Soziale Hygiene war nach einer Definition von Alfons Fischer „die Wissenschaft von den Beziehungen zwischen den gesundheitlichen und den sozialen Verhältnissen der örtlich, zeitlich und gesellschaftlich zusammenhängenden oder sonst praktisch zusammenfaßbaren Individuen und deren Nachkommen; sie ist zugleich ein praktisches Betätigungsfeld, indem sie den jeweils gegebenen Umständen entsprechende Forderungen zur Erhaltung und Vermehrung der Gesundheit von den genannten Bevölkerungsgruppen aufstellt und zu verwirklichen sucht".[96] Ihr Ziel war es, gesundheitsschädliche soziale und ökonomische Einflüsse auf die Gesundheit von Bevölkerungsschichten zu regulieren: Ihre Wortführer forderten verbesserte Wohn- und Lebensverhältnisse, gesunde Ernährung, den Ausbau von Sport- und Erholungsmöglichkeiten, medizinische Überwachung durch Fachbehörden und Fachärzte mit ausgebildetem Personal. Es sollte eine umfassende Beratung und gesundheitliche

---

94 Jürgen Reulecke, Geschichte der Urbanisierung in Deutschland, Frankfurt am Main 1985, S. 118–131; Wolfgang R. Krabbe, Die deutsche Stadt im 19. und 20. Jahrhundert, Göttingen 1989, S. 104–107.

95 Alfons Labisch, Experimentelle Hygiene, Bakteriologie, soziale Hygiene: Konzeptionen, Interventionen, soziale Träger – eine idealtypische Übersicht, in: Jürgen Reulecke, Adelheid Gräfin zu Castell-Rüdenhausen (Hrsg.), Stadt und Gesundheit. Zum Wandel von „Volksgesundheit" und kommunaler Gesundheitspolitik im 19. und frühen 20. Jahrhundert (Nassauer Gespräche der Freiherr-vom-Stein-Gesellschaft, 3), Stuttgart 1991, S. 37–47, hier S. 41.

96 Alfons Fischer, Soziale Hygiene, S. 5.

Vorsorge etwa für Mütter vor und nach einer Geburt sowie eine ärztliche Überwachung von Kindern und Jugendlichen in Schulen, Kindergärten und -krippen aufgebaut werden. Die hohe Mortalität unter Säuglingen beflügelte auch hier das Konzept der Sozialen Hygiene. Daher zählten Milchküchen, in denen hygienisch kontrollierte Milch und Breie ausgegeben wurden, die Aufklärungsarbeit für das Stillen der Neugeborenen und eine Ernährungs- und Pflegeberatung zu ihren Forderungen.

Schon seit dem ausgehenden 19. Jahrhundert hatten sich führende Mediziner und Wissenschaftler in Deutschland des Problems angenommen und auf Ärzteversammlungen und in wissenschaftlichen Zeitschriften Lösungswege gegen die hohe Säuglingssterblichkeit diskutiert. Vielfach hatten private Initiativen und Vereine des städtischen gehobenen Bürgertums, teils von Kommunalverwaltungen unterstützt, Hilfseinrichtungen aufgebaut: Milchküchen, Beratungsstellen, Stillwerbung mit Handzetteln.[97]

Zu den wesentlichen Ursachen für die hohen Sterblichkeitszahlen gerade bei Säuglingen wurden unzureichende hygienische Lebens- und Wohnbedingungen – vor allem im Zusammenhang mit der fortschreitenden Erkenntnis über Bakterien und Viren als Krankheitsursachen – gezählt. Die materiellen Wohnbedingungen ärmerer Familien und

97 Die gesellschaftlich-politischen Debatten und Motivlagen mit ihren Akteuren sind etwa für Berlin, Mainz und Westfalen untersucht worden: Hedwig Brüchert-Schunk, Städtische Sozialpolitik vom wilhelminischen Reich bis zur Weltwirtschaftskrise. Eine sozial- und kommunalhistorische Untersuchung am Beispiel der Stadt Mainz 1890–1930 (Geschichtliche Landeskunde, 41), Stuttgart 1994, S. 181–186; dies., „Eine nicht zu unterschätzende Aufgabe der Wohlfahrtspflege…". Die kommunale Kinder- und Jugendfürsorge in Mainz von 1890 bis 1930, in: Andreas Wollasch (Hrsg.), Wohlfahrt und Region. Beiträge zur historischen Rekonstruktion des Wohlfahrtsstaates in westfälischer und vergleichender Perspektive (Forum Regionalgeschichte, 5), Münster 1995, S 15–39, bes. S. 18–20; Silke Butke, Astrid Kleine, Der Kampf um den gesunden Nachwuchs. Geburtenhilfe und Säuglingsfürsorge im Deutschen Kaiserreich, Münster 2004; Silke Fehlemann, Armutsrisiko Mutterschaft. Mütter- und Säuglingsfürsorge im rheinisch-westfälischen Industriegebiet 1890–1924 (Düsseldorfer Schriften für Neuere Landesgeschichte, 82), Essen 2009; Wolfgang Woelk, Von der Säuglingsfürsorge zur Wohlfahrtspflege: Gesundheitsfürsorge im rheinisch-westfälischen Industriegebiet am Beispiel des Vereins für Säuglingsfürsorge im Regierungsbezirk Düsseldorf, in: Jörg Vögele, Wolfgang Woelk (Hrsg.), Stadt, Krankheit und Tod. Geschichte der städtischen Gesundheitsverhältnisse während der Epidemiologischen Transition (vom 18. bis ins frühe 20. Jahrhundert) (Schriften zur Wirtschafts- und Sozialgeschichte, 62), Berlin 2000, S. 339–359.

alleinerziehender Mütter mit schlechter Durchlüftung und nicht regulierbarer, hoher Sommerhitze in engen, überbelegten Wohnungen ließ Milch und andere Ersatznahrung verderben. Hinzu kam nicht ausreichend sauberes Trinkwasser. Brechdurchfall und Magen-Darm-Katarrhe galten daher als überwiegende Ursache für den frühen Säuglingstod.[98] Eine abnehmende Bereitschaft, die Neugeborenen zu stillen, förderte die Verwendung von minderwertiger Ersatznahrung wie Kuhmilch, die jedoch für die Säuglinge meist ernährungsphysiologisch ungeeignet war und leicht durch Verunreinigung und fehlende Kühlung zum Träger von Keimen werden konnte.[99] Der in Dresden und später in Düsseldorf praktizierende Arzt Arthur Schloßmann forderte 1904 die Bereitstellung von hygienisch einwandfreier Milch, verbunden mit einer fachlichen Beratung der Mütter über Ernährung und Pflege ihrer Säuglinge und Kleinkinder.[100]

In der Kaiserzeit lief eine regelrechte Kampagne für das natürliche Stillen und es wurden Stillprämien als Anreiz ausgelobt. Einrichtungen wie die in Berlin gegründete Kaiserin-Victoria-Auguste-Stiftung dienten ausdrücklich der Verbreitung von Kenntnissen über Säuglingspflege und Ernährungsfragen. Führende pädiatrische Fachärzte wie Arthur Schloßmann und Adolf Baginsky am Berliner Kaiser-und-Kaiserin-Friedrich-Krankenhaus, an dem Blumenfeld volontierte und promovierte, richteten Institute ein, um nach geeigneten Wegen für eine hygienepolizeilich überwachte Milcherzeugung und -aufbereitung zu suchen.[101] Es

---

98 Walter Ewald, Soziale Medizin, S. 455–462; Alfons Fischer, Soziale Hygiene, S. 189 und Tab. 56; Jörg Vögele, Die Entwicklung der (groß-)städtischen Gesundheitsverhältnisse in der Epoche des demographischen und epidemiologischen Übergangs, in: Reulecke, Castell-Rüdenhausen, (Hrsg.), Stadt und Gesundheit, S. 21–36, hier S. 27–29; Walter Nützenadel, Des Kindes Ernährung – Ein Rückblick, in: Georg F. Hoffmann, Wolfgang U. Eckart, Philipp Osten (Hrsg.), Entwicklungen und Perspektiven der Kinder- und Jugendmedizin. 150 Jahre Pädiatrie in Heidelberg, Mainz 2012, S. 191–209, hier S. 191–202.

99 Arthur Schloßmann, Ueber einige bedeutungsvolle Unterschiede zwischen Kuh- und Frauenmilch in chemischer und physiologischer Beziehung mit besonderer Berücksichtigung der Säuglingsernährungsfrage, Habilitationsschrift an der Technischen Hochschule Dresden, Leipzig 1898; Walter Ewald, Soziale Medizin, S. 466; Gustav Tugendreich, Die Mutter- und Säuglingsfürsorge. Kurzgefasstes Handbuch, Stuttgart 1910, S. 62–71.

100 Zeitschrift für ärztliche Fortbildung, 1. Jahrgang, Nr. 24, 1904, S. 721.

101 Adolf Baginsky, Milchversorgung und Milchcontrolle, in: Archiv für Kinderheilkunde 23, 1897, S. 196–201; Monika Tontsch, Der Verein für Säuglingsfürsorge in Düssel-

wurde deutlich, dass eine nur gegen die Symptome gerichtete Hilfe wenig bewirken würde, um die Sterbezahlen zu senken. Daher wurde mit der Diskussion einer sozialhygienisch begründeten Wohlfahrt für die Säuglings- und Kleinkinderpflege ein Bündel an Maßnahmen gefordert: Stillbelehrung und Stillprämien, Beratung durch ausgebildete Fürsorgerinnen und Ärzte, behördlich kontrollierte Erzeugungs- und Verteilsysteme von einwandfreier Ernährung, Überwachung der werdenden Mütter und Wöchnerinnen durch kommunale Wohlfahrtsstellen.[102] Auf dem Gesetzeswege sollten Krippen und Stillräume in Fabriken eingerichtet werden,[103] Ausbildungsgänge für Säuglingspflegerinnen geschaffen und bereits in Mädchenschulen praktisch-theoretischer Unterricht in der Säuglings- und Kinderpflege gegeben werden.[104]

Milchküchen existierten um und nach 1900 schon in mehreren deutschen Städten. Bis 1912 hatten sich in Deutschland 57 solcher Milchküchen etabliert, die von Stadtverwaltungen, meist jedoch von privaten, bürgerschaftlich initiierten Wohltätigkeitsvereinen eingerichtet worden waren.[105] Eine frühe Initiative für lokale Milchküchen als Form der Gesundheitsfürsorge war bereits 1876 auf der Versammlung des Deutschen

dorf – eine historische Betrachtung, in: Historia Hospitalia. Zeitschrift der Deutschen Gesellschaft für Krankenhausgeschichte, Heft 18, 1989–1992, S. 253–264.

102 Sigrid Stöckel, Säuglingsfürsorge zwischen sozialer Hygiene und Eugenik (Veröffentlichungen der Historischen Kommission zu Berlin, 91), Berlin, New York 1996, S. 189–222.

103 Silke Fehlemann, Armutsrisiko Mutterschaft, S. 59–63.

104 Die Säuglingssterblichkeit, ihre Ursachen und Bekämpfung, Denkschrift bearbeitet in der Medizinalabteilung des Ministeriums der geistlichen, Unterrichts- und Medizinalangelegenheiten, Berlin 1905; Phil. Brugger, Die Bekämpfung der Säuglingssterblichkeit. Hauptbericht erstattet im Auftrage des deutschen Vereins für Armenpflege und Wohltätigkeit (Schriften des deutschen Vereins für Armenpflege und Wohltätigkeit, Heft 74), Leipzig 1905, S. 1–48; Walter Ewald, Soziale Medizin, S. 465–478; Alfons Fischer, Soziale Hygiene, 1912, S. 190–194; Silke Butke, Astrid Kleine, Der Kampf um den gesunden Nachwuchs. Geburtenhilfe und Säuglingsfürsorge im Deutschen Kaiserreich (Forum Regionalgeschichte, 11), Münster 2004, S. 37–41.

105 Alfons Fischer, Grundriß der sozialen Hygiene. Für Mediziner, Nationalökonomen, Verwaltungsbeamte und Sozialreformer, Karlsruhe 1912, S. 190; C. Lowin, Die Gesellschaft zur Bekämpfung der Säuglingssterblichkeit, in: Zeitschrift für ärztliche Fortbildung, 1. Jahrgang, Nr. 15, 1904, S. 441–442; vgl. die Beiträge in: Deutsche Vierteljahresschrift für öffentliche Gesundheitspflege, Braunschweig 1904, S. 91–102: Die gesundheitliche Überwachung des Verkehrs mit Milch.

Vereins für öffentliche Gesundheitspflege in Düsseldorf formuliert worden.[106]

Der Aufschwung der Milchküchen hatte schon früh in Frankreich begonnen. Seit dem späten 19. Jahrhundert gründete man dort gemeinnützige Milchküchen, die sog. *gouttes de lait*, die etwa sterilisierte Milch an Familien bzw. Mütter zu verbilligten Preisen verteilten. 1893 entstand in Fécamp eine erste Anstalt unter diesem Namen. Bald darauf richtete der Kinderarzt Gaston Variot in Paris eine weitere Milchabgabestelle ein. Für das Jahr 1910 nannte der Pädiater Gustav Tugendreich die Zahl von 100 Milchküchen in Frankreich. Allein in Paris existierten 15 solcher Stellen, die größte dort war 1898 gegründet worden und half mit der Ausgabe gezielt Arbeiterfamilien und ärmeren Bevölkerungsgruppen.[107] Vergleichbare Einrichtungen entstanden auch andernorts, so 1904 in Wien durch den Kinderarzt Siegfried Weiß, dann in Kopenhagen, New York, London und Liverpool.[108]

In Deutschland wurde in der Hamburger Gemeinde der Gertrudenkirche schon 1889 eine Milchküche betrieben, eine zweite Küche folgte 1901 im dortigen Elisenheim. Sie galten allerdings als schlecht ausgestattet, daher eröffnete die Patriotische Gesellschaft Hamburgs 1904 und 1905 zwei weitere Milchausgaben. Hier bot man pasteurisierte Milch in trinkfertigen Portionen an und richtete Beratungen ein.[109] Eine weitere derartige Anstalt existierte in Frankfurt am Main, wo der Armenverein seit 1903 sterilisierte Milch ausgab. In Stettin versorgte seit 1904 die Kommune Ortsarme mit Roh- und sterilisierter Milch aus der Stettiner Molkereigesellschaft und finanzierte die Spanne zwischen Produktions- und Ausgabepreis. Die privat initiierte Gesellschaft „Kindermilchküche" war seit 1904 in Stuttgart mit trinkfertigen Einzelportionen, deren Qualität vom Stadtarzt laufend chemisch und bakteriologisch überwacht wurde, tätig. Die Kinder wurden alle 14 Tage in der Anstalt untersucht und gewogen, Mütter erhielten eine Hygieneberatung und Stillwerbung. Seit 1902 erfolgten Versuche in Halle an der Saale mit der Abgabe von Halbliterflaschen

106 So Phil. Brugger, Hauptbericht 1905, S. 35–36.

107 Gustav Tugendreich, Die Mutter- und Säuglingsfürsorge. Kurzgefasstes Handbuch, Stuttgart 1910, S. 318.

108 Angaben nach Phil. Brugger, Hauptbericht 1905, S. 27–28; Alfons Fischer, Grundriß der sozialen Hygiene, S. 190.

109 Die Säuglings-Milchküchen der Patriotischen Gesellschaft in Hamburg. Erster Jahresbericht 1904/05 erstattet von Physikus Dr. Sieveking, Hamburg 1906, S. 11–14.

mit sterilisierter Milch, die von einer privaten Molkerei im Auftrag der Stadt nach Hause geliefert wurde. Der Verein für Armen- und Krankenpflege besuchte die Familien in ihren Wohnhäusern und überwachte auf diesem Wege die familiären Verhältnisse. Eine städtische Milchküche bestand seit Oktober 1904 in Mönchengladbach, ein städtisches Landgut lieferte die Milch, von der sterilisierte Portionen ausgegeben wurden. Die Stadt Köln bot unter ärztlicher Aufsicht altersgemäße Milchmischungen an. Aus mehreren Depots wurden täglich 400 Liter aus vertraglich gesicherter Lieferung aus dem Umland verteilt.[110]

Eine Umfrage des Deutschen Vereins für Armenpflege und Wohltätigkeit in 176 Städten ergab 1905, dass in zahlreichen Städten Milchküchen existierten, die verschieden verarbeitete Milch ausgaben, darunter Bielefeld, Breslau, Dortmund, Dresden, Eisleben, Elberfeld, Hörde, Königsberg, Konstanz, Lübeck, Neiße, Rathenow, Remscheid, Saarbrücken, Stettin, Stolp, dann Cottbus, Danzig, Düsseldorf, Halle, Potsdam, Straßburg, Trier und Leipzig.[111]

Engagierte Fachleute wie Gustav Tugendreich lobten eine bei den französischen Vorbildern vielfach mit der Milchausteilung verbundene Mütterberatung.[112] Das häufige Fehlen von Ernährungs- und Pflegeinformationen für die Mütter war in Deutschland ein Kritikpunkt an dem Betrieb der Milchküchen, die sich oft auf die Verteilung von Milch und Milchersatznahrung beschränkten. Nach einer Zusammenstellung von 1907 gab es in Deutschland 17 Milchküchen ohne solche Beratungsstellen und vielfach ohne ärztliche Kontrolle der versorgten Säuglinge und ihrer Mütter.[113] Trotz zahlreicher Einrichtungen zu Beginn des 20. Jahrhunderts fehlte dem System der Milchküchen noch ein systematischer Zug bei der Ausgabe von Milch – zum Teil ohne hygienepolizeiliche Kontrolle, nur teilweise mit fachärztlicher Betreuung, weitgehend ehrenamtlich betrieben sowie mit privaten Spenden und kommunalen Mitteln gemischt finanziert.

Ob sich diese lokalen Milchküchen, verbunden mit bloßen Werbekampagnen für das natürliche Stillen und nur mit beschränkter fachlicher Beratung, erfolgreich auf die Verbreitung von Wissen um geeignete

110 Angaben nach Phil. Brugger, Hauptbericht 1905, S. 29–34.
111 Phil. Brugger, Hauptbericht 1905, S. 28.
112 Gustav Tugendreich, Die Mutter- und Säuglingsfürsorge, S. 318.
113 Ebenda.

Pflege und Ernährung von Neugeborenen auswirken konnte, ist fraglich.[114] Vielmehr mussten mehrere sozialpolitische Maßnahmen greifen, um die Sterblichkeit unter Säuglingen dauerhaft zu senken. Ein Erfolg der Einrichtungen lag in der fachärztlichen Beratung der Mütter und praktischen Hilfe, die mit der Milchausgabe Hand in Hand ging.[115]

Vor 1914 ruhten Wohlfahrt und fürsorgerische Hilfe wesentlich auf kirchlichen, vor allem bürgerschaftlich organisierten, ehrenamtlich getragenen Angeboten, ergänzt durch kommunale Gremien. So gab es seit 1881 13 Armenbezirke in der Kasseler Armenordnung, die von 161 ehrenamtlich aktiven Armenpflegern unter Leitung der städtischen Armendirektion mit Stadtratsmitgliedern, Bürgerausschuss und Armenräten ausgeführt wurde.[116] Die nach Hilfen anfragenden Kasseler Bürger und Bürgerinnen wurden in aufsuchender Weise betreut, ihre Lebensverhältnisse begutachtet und auf Hilfswürdigkeit entschieden. Der Gesetzgeber richtete vor 1914 städtische Kommissionen für Wohlfahrtsaufgaben ein. In Kassel trat 1901 die Gesundheits- und 1908 eine Wohnungsinspektion ins Leben. Diese kommunalen Stellen markierten den zumindest schrittweisen Wandel zu einer stärkeren Bürokratisierung und Professionalisierung der Wohlfahrt auf städtischer Ebene.

Daneben boten in Krankheits- und Notfällen bürgerliche Wohltätigkeits- und Hilfsvereine Unterstützung an. Zahllose karitative Vereine rekrutierten finanzielle Unterstützung und personelle Mitarbeit aus dem gehobenen Bürgertum. Hilfeleistungen und Beratungen gab es für materiell Bedürftige und Kranke, Arbeitslose, Alkoholiker, dazu jugendfürsorgerische Hilfen. Dies galt in Kassel auch für Mütter und deren

---

114 Silke Fehlemann, Armutsrisiko Mutterschaft, S. 84–85; kritisch gegenüber den Milchküchen als reinen Verteilungsstellen auch Walter Ewald, Soziale Medizin, S. 499.

115 Die Forderung nach kommunal beaufsichtigter Säuglingsfürsorge von Adolf Gottstein, Aufgaben der Gemeinde- und der privaten Fürsorge, in: Max Mosse, Gustav Tugendreich (Hrsg.), Krankheit und Soziale Lage, München 1913, ND Göttingen 1977, S. 745–755; vgl. Wolfgang Woelk, Von der Säuglingsfürsorge zur Wohlfahrtspflege, S. 359.

116 Florian Tennstedt, Von der ehrenamtlichen Armenpflege zum städtischen Wohlfahrtsamt. Die Entwicklung der Fürsorge und der städtischen Fachämter zwischen 1880 und 1933, in: Jens Flemming, Dietfrid Krause-Vilmar (Hrsg.), Kassel in der Moderne. Studien und Forschungen zur Stadtgeschichte, Marburg 2013, S. 259–286, hier S. 261–262; Die Verwaltung der Residenzstadt Cassel in den Jahren 1908 bis 1911, im Auftrag des Magistrats herausgegeben vom Statistischen Amte der Residenzstadt, Kassel 1913, S. 406–408.

neugeborene Kinder, die materielle und beratende Hilfen in Anspruch nehmen konnten. So widmete sich der Ortsverband Kassel des Vaterländischen Frauenvereins mit einer seit 1881 bestehenden III. Sektion der „Fürsorge für Wöchnerinnen und Säuglinge".

Ihren beredten Ausdruck fand die enge Zusammenarbeit zwischen kommunalen Stellen und den zum Teil sehr spezialisierten ehrenamtlichen Hilfsvereinen Kassels in der im April 1909 als Dach für immerhin 68 Hilfs- und Unterstützungsvereine gegründeten Gesellschaft für Gemeinwohl. Sie war vom Wunsch getragen, zur „Anbahnung des sozialen Friedens" beizutragen und angesichts wachsender sozialer Probleme „die freiwillige Wohlfahrtspflege bei der zunehmenden Mannigfaltigkeit der zu befriedigenden Bedürfnisse" auszubauen. Der leitende Verwaltungsrat setzte sich aus Vertretern der beteiligten 68 Vereine zusammen und verstand sich als „gleichsam [...] örtliches Wohlfahrtsparlament".[117] Ausdrücklich sah man die Aufgabe darin, „zur Abstellung oder Besserung sozialer Schäden da helfend einzugreifen, wo durch Maßnahmen der Gesetzgebung oder Verwaltung überhaupt oder zur Zeit noch nicht geholfen werden" könne, und darauf hinzuwirken, „die Einstellung berufsmäßig tätiger Beamten in den Dienst der öffentlichen Wohlfahrtspflege" zu fördern.[118] Man müsse erkennen, dass diese Arbeit „nicht im Ehrenamte wahrgenommen werden kann, sondern die ganze Kraft eines hauptamtlich tätigen, tunlichst akademisch vorgebildeten Verwaltungsbeamten erfordert". Damit sprachen sich die Kasseler Wohltätigkeitsvereine angesichts vielfältiger fürsorgerischer Aufgaben für die Beteiligung fachlich ausgebildeten Personals und der Kommune selbst aus. Von dort erwartete man „eine Reihe theoretischer Kenntnisse juristischer und nationalökonomischer, zum Teil auch sozialhygienischer und =pädagogischer Natur".[119]

Der auch in Kassel übliche ehrenamtliche Zuschnitt der Wohlfahrtspflege erklärt, warum die Gründungen und der Betrieb von Milchküche und Kinderheim, das später durch das Kinderkrankenhaus erweitert wurde, wesentlich durch die aktive Teilnahme von karitativen Vereinen erfolgte, in denen sich vor allem Kasseler Bürgerinnen engagierten. Die Milchküche war 1904 und das Kinderheim an der Frankfurter Straße

117 Bericht der Gesellschaft für Gemeinwohl in Cassel für 1909/10, Kassel 1910, Zitat S. 13.

118 Ebenda, Zitate S. 5 und S. 6.

119 Ebenda, Zitate S. 7.

1909, so weit erkennbar, wesentlich durch die Mitarbeit Felix Blumenfelds aufgebaut worden. Sein Motiv war der Kampf gegen die hohe Mortalität unter Säuglingen aufgrund schlechter Ernährung und mangelnder Verbreitung von Kenntnissen in der Säuglings- und Kleinkinderpflege. Er schloss von Beginn an eine Mütterberatung an und erreichte die theoretische und praktische Ausbildung von Schwesternpersonal. Hier liegen die bis heute anerkannten persönlichen Verdienste des Kinderarztes Dr. Felix Blumenfeld.[120]

Felix Blumenfeld richtete im Mai 1904 und unterstützt durch den 1844 gegründeten Verein „Suppenanstalt“ in Kassel diese Milchküche ein. Der Verein verteilte in den Wintermonaten in Räumen im Haus Obere Fuldagasse 9 gegen geringes Entgelt an die bedürftige Bevölkerung „billiges und nahrhaftes Essen“.[121] Da die von der Suppenanstalt genutzten Räume in den Sommermonaten leer standen, konnte die Milchküche dort im Frühsommer 1904 einziehen. Als die „Suppenanstalt“ zum Winter wieder tätig wurde, konnte man eigene Räumlichkeiten im Erdgeschoss des Hauses Untere Fuldagasse 3 anmieten.

In seinem Vereinsbericht für 1905 informierte Blumenfeld über die Arbeit der Einrichtung. Eingangs resümierte er die Beweggründe für die Gründung. Von den zwei Millionen in Deutschland lebend geborenen Säuglingen verstürben immerhin 400000 vor dem ersten Lebensjahr – vor allem wegen „Erkrankungen der Verdauungsorgane“, insbesondere in sommerlich heißen Jahreszeiten. Die Verdauungsprobleme rührten von falscher oder unzweckmäßiger Ernährung her, die Blumenfeld für ärmere Schichten feststellte. In diesen Kreisen fehle eine „genügende und richtige Nahrung“.[122] Aufgabe der Milchküche sei die „Herstellung von trinkfertiger Säuglingsnahrung in einer dem jeweiligen Alter des Kindes entsprechenden Form und Menge“, um sie „zu Vorzugspreisen an minderbemittelte und unbemittelte Kreise“ abzugeben. Hinzu trete die „Herstellung jeder beliebigen Nahrung für kranke Säuglinge nach ärztlicher Verordnung“. Mit der Stadt war vertraglich geregelt, Kindern,

---

120 Zur Milchküche s. Dieter Lüders, Dr. Felix Blumenfeld, S. 247–248; Vera Bachmann, Kasseler Wohlfahrtseinrichtungen. Fotografien 1900–1930 (Schriften des Stadtmuseums, 4), Kassel 1993, S. 43–44.

121 Handbuch der Wohlfahrtseinrichtungen Cassels, herausgegeben von der Gesellschaft für Gemeinwohl, Kassel 1910, S. 11–12.

122 Felix Blumenfeld, Erster Bericht der Milchküche für Säuglinge zu Cassel für die Zeit von Mai 1904 bis Oktober 1905, S. 3.

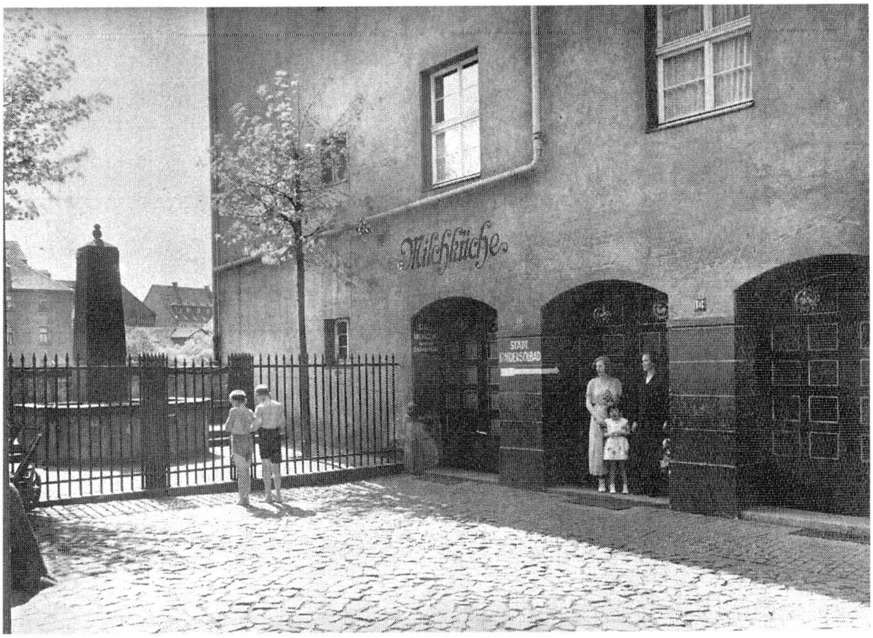

Städtische Milchküche in der Oberen Fuldagasse mit dem nach dort versetzten Zaitenstock (links), Aufnahme Carl Eberth, um 1930, Stadtarchiv Kassel E 5, 0.552.981

die auf ärztliche Anweisung Milch erhalten sollten, diese auf Kosten der städtischen Armendirektion auszugeben. In Absprache mit der Armendirektion wurde daher Milch gegebenenfalls gratis an Bedürftige verteilt. Blumenfelds Ziel war es gleichzeitig, Mütter zum Stillen ihrer Neugeborenen zu motivieren. Da er zugestand, dass dies aus verschiedenen Gründen nicht immer möglich sei, müsse solche Kuhmilch als Alternative dienen, die hygienisch einwandfrei und in ihrer Aufbereitung dem Alter des Kindes angepasst sein müsse. Es sollte daher möglich sein, „weiteste Kreise mit einer vollkommen trinkfertigen, in Einzelportionen abgeteilten Säuglingsnahrung zu versorgen", damit es „den ärmeren Bevölkerungsklassen ermöglicht wird, sich eine solche trinkfertige Säuglingsnahrung bequem und billig zu beschaffen".[123]

Blumenfelds zentrale Vorstellung für den erfolgreichen Küchenbetrieb war von Beginn an die in der zeitgenössischen Fachliteratur immer wieder geforderte Anbindung einer „Beratungsstelle". Dort sollten die

123 Felix Blumenfeld, Erster Bericht 1904 bis 1905, S. 4.

Mütter durch „regelmäßige ärztliche Sprechstunden durch die Kinderärzte Dr. Alsberg, Dr. Blumenfeld, Dr. Vogt" direkte Hilfe erfahren, da ihre Kinder „gewogen und untersucht [werden], und den Müttern [...] unentgeltlich Rat in allen Ernährungsfragen erteilt" werde.[124]

Die Milchküche hatte die Ausgabe von Milch und Milchbreien zum 1. Mai 1904 begonnen. Sie bot neben Vollmilch vier Sorten von zubereiteter Milch bzw. Milchmischungen an. Spezielle Flaschenkost wurde nach jeweiliger ärztlicher Vorgabe gereicht. Im Sommer erweiterte man das Angebot durch Milch mit zugesetztem Hafer- und Gerstenschleim. Die Flasche Milch kostete je Sorte drei bis sechs Pfennig. Blumenfeld konnte von einer hohen Nachfrage schon in den ersten fünf Monaten des Küchenbetriebs berichten, als 83 000 Flaschen ausgegeben wurden. Der Raumbedarf der „Suppenanstalt" hatte ab Oktober 1904 den neuen Standort in der Unteren Fuldagasse nötig gemacht. Dort konnte nun sogar ein Eisraum für die wichtige Kühlung der Milch eingerichtet werden, zudem ein Sterilisationsraum mit Herd für das Kochen der Breie und ein Becken zur Schnellkühlung der heiß sterilisierten Flaschen. Blumenfeld orientierte sich an der empfohlenen Sterilisierung der Milch, also der Erhitzung über 99 Grad Celsius. Zudem sollte eine dauerhafte Kühlung von kleineren Milchportionen gewährleistet werden, die nach ihrer Ausgabe zu Hause rasch zu verderben drohten.[125]

Blumenfeld schilderte zudem die Betriebsabläufe in der Milchküche. Jeden Morgen wurde demnach frische, gekühlte Milch mit drei Prozent Fettgehalt von einem vor Kassel liegenden Gut angeliefert und regelmäßig durch das städtische Untersuchungsamt geprüft.[126] In Kassel unterstand die hygienepolizeiliche Kontrolle der Molkereien der preußischen Regierung. In einer Milchkuranstalt mit tierärztlich überprüftem Viehbestand wurde reine Säuglingsmilch hergestellt. Seit 1905 bestand in Harleshausen bei Kassel eine landwirtschaftliche Versuchsstelle für Nahrungsmittel.[127] Welches Gut die Milch an die Milchküche in der Kasseler Altstadt lie-

124 Handbuch der Wohlfahrtseinrichtungen Cassels, herausgegeben von der Gesellschaft für Gemeinwohl, Kassel 1910, S. 48.

125 Walter Ewald, Soziale Medizin, S. 489–490.

126 Felix Blumenfeld, Erster Bericht 1904 bis 1905, S. 7–8.

127 Kurt Dülfer, Die Regierung in Kassel vornehmlich im 19. und 20. Jahrhundert. Grundzüge ihrer Arbeit und Organisation. Geschichte ihrer Bauten, Kassel 1960, S. 132–133; Die Verwaltung der Residenzstadt Cassel in den Jahren 1908 bis 1911, hrsg. im Auftrag des Magistrats von Cassel, Kassel 1913, S. 348–352.

ferte, nannte Blumenfeld nicht. Es könnte sich um die ehemalige Domäne Kragenhof, in einer Fuldaschleife nördlich von Kassel gelegen, gehandelt haben. Das Gut war 1901 von Friedrich Thomée (1835–1901) mit der Auflage an die Stadt geschenkt worden, dort ein Genesungsheim für die Bevölkerung Kassels einzurichten. 1935 erwähnte eine Kasseler Zeitung, von dort würden zum Zweck der „Kinderspeisung" und durch Vermittlung des städtischen Jugendamtes Nahrungsmittel nach Kassel geliefert.[128]

Die Flaschen wurden je nach erforderlicher Menge befüllt und mit Wasser und Milchzucker vermischt. In einem Gerät wurden sie bis zu zehn Minuten lang in heißem Dampf sterilisiert, in einem Wassersprühbad abgekühlt und im Eisraum aufbewahrt. Die Ausgabe der Milchflaschen erfolgte vormittags zwischen 8 und 12 Uhr, andere Empfänger erhielten ihre Flaschen mit einem städtischen Transportfahrzeug nach Hause zugestellt. Im Berichtsjahr 1904/05 konnten 134 Kinder mit insgesamt 73 160 Flaschen und einer Milchmenge von ca. 61 000 Liter und 1100 kg Milchzucker versorgt werden. Leere Flaschen wurden automatisch gereinigt, 800 bis 1000 Flaschen konnten in zwei Stunden wiederverwendbar gemacht werden.

Im Berichtsjahr 1904/05 beliefen sich die laufenden Ausgaben auf 21 312 Mark. Insgesamt hatte sich früh schon ein Defizit angehäuft, das durch Spenden aus der Bürgerschaft und mit dem jährlichen Zuschuss der Stadt von 1000 Mark ausgeglichen werden konnte. Im Frühjahr 1905 war zur weiteren Finanzierung des Betriebs am 26. und 27. Mai 1905 ein Wohltätigkeitsfest in Wilhelmshöhe beschlossen worden, das unter dem Motto „Frühlingsfest der Casseler Bürgerschaft vor 100 Jahren" ausgerichtet wurde und einen Reingewinn von 15 000 Mark erlöste.[129]

Im Vorstand des Vereins Milchküche fanden sich zahlreiche Mitglieder der Kasseler bürgerlichen Oberschicht aus Wirtschaft, städtischer und Landesbeamtenschaft sowie dem Militär wieder: die Ehefrau des Dr. Adolf Alsberg, jüdischer Facharzt in Kassel für Orthopädie und ebenfalls philanthropisch als Mitgründer des Fachkrankenhauses Lindenberg aktiv, Kommerzienrat Rosenzweig, der sich an der Einrichtung der neuen Räume beteiligte, Freifrau von Dörnberg, die Ehefrauen des Generals Linde, des Oberbürgermeisters Müller, des Kommerzienrats Plaut und des Regierungspräsidenten von Trott zu Solz. Die auch selbst tatkräftig mithelfenden Damen unterstützten das Hilfspersonal des sich in den

128 StA Kassel, Bestand S 5 A, Nr. 439.
129 Felix Blumenfeld, Erster Bericht 1904 bis 1905, S. 9.

folgenden Jahren ausdehnenden Betriebs. Bei dem üblicherweise am Vormittag erfolgenden Abfüllen der Flaschen beteiligten sich zwei Frauen aus dem Evangelischen Fröbelseminar, als bezahlte Kräfte fungierten eine Buchhalterin, zwei Wirtschafterinnen und zwei Spülfrauen. Blumenfeld konnte gleich in seinem ersten Bericht von interessierten Besuchern der Milchküche berichten, etwa „von auswärtigen Aerzten und städtischen Behörden", und am 21. August 1905 sei sogar Kaiserin Victoria erschienen, was ihm Beleg für die öffentliche Anerkennung der Einrichtung schien.

In den Folgejahren entwickelte sich die Milchküche weiter und steigerte ihre Milchausgabe. Im Jahr 1911 teilte sie 194558 Flaschen aus, mit denen in diesem Zeitraum 59016 Kinder, das entspricht 161 Kindern am Tag, versorgt werden konnten. Für 1913 ist immerhin die Menge von etwa 300000 Flaschen und 60000 Liter Milch vermerkt.[130]

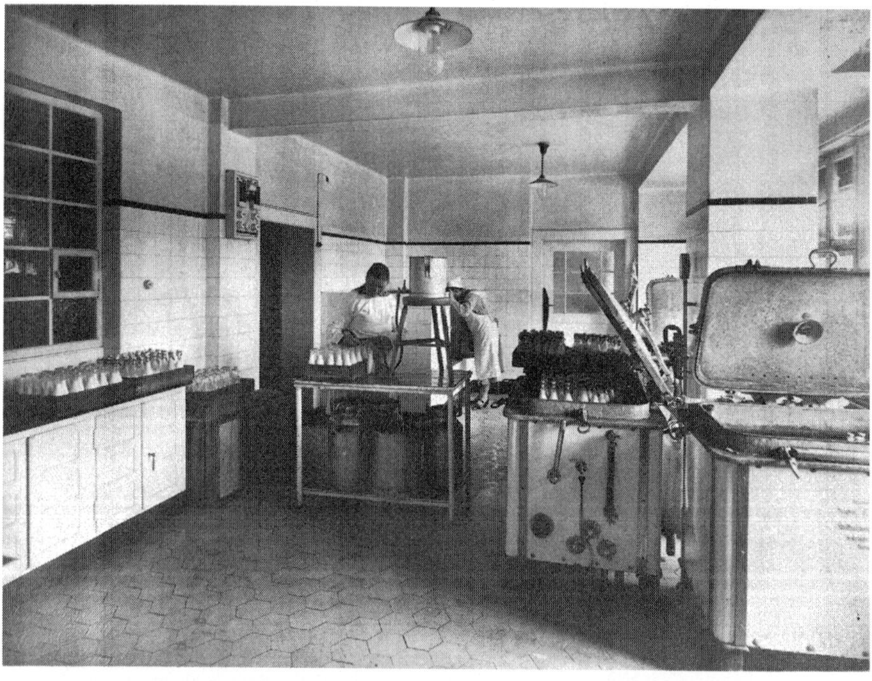

Innenaufnahme der Städtischen Milchküche, Aufnahme Carl Eberth, um 1925/30, Stadtarchiv Kassel E 5, 0.552.982

130 Bericht der Gesellschaft für Gemeinwohl in Cassel für 1911. Nebst kurzen Tätigkeitsberichten der im Verwaltungsrat der Gesellschaft vertretenen Wohlfahrtsvereine Cassels, Kassel o. J., S. 32.

Die Zuweisung von körperlich schwachen oder gesundheitlich bedrohten Kindern an die Milchküche erfolgte 1905 nach Angaben Blumenfelds in 306 Fällen durch die behandelnden Ärzte und in 1239 Fällen durch die städtische Armendirektion. Weitere 53 Kinder empfahl die zuständige Sektion des Kasseler Vaterländischen Frauenvereins und noch einmal 27 Kinder kamen durch andere wohltätige Vereine zur Milchküche. Schließlich meldeten Hebammen 75 Säuglinge an und 108 Kleinstkinder wurden auf Bitte ihrer Eltern in der Küche versorgt. Diese Zahlen aus dem ersten Jahr der Milchküche unterstreichen deren Bedeutung, insbesondere für die ärmere Bevölkerung der Altstadt Kassels, die seitens der Kommune keine solche gesundheitsfördernde und zuweilen lebensrettende Milchgabe erwarten konnte. Die Stadt Kassel konnte bis in den Ersten Weltkrieg hinein keine vergleichbare Hilfe anbieten. Erst in den Notjahren des Weltkrieges und dann infolge der wohlfahrtsstaatlichen Modernisierung nach 1918, als die Weimarer Republik den Kommunen fürsorgerische Aufgaben gesetzlich übertrug und Gesundheits- und Wohlfahrtsämter einrichten ließ, sollte sich dies ändern. Daher verwundert das relativ geringe finanzielle Engagement der Stadt für den Küchenbetrieb. Der mit 1000 Mark im Jahr recht kleine Zuschuss der Stadt blieb lange Zeit in dieser Höhe. In den Monaten von Mai 1904 bis Oktober 1905 brachten hingegen einmalige Spenden über 4775 Mark und jährliche Beiträge über weitere 926,50 Mark ein Mehrfaches der städtischen Unterstützung ein.

In einem Bericht von 1913 berichtete Felix Blumenfeld von der der Milchküche angegliederten Mütterberatungsstelle. Danach vermittelte sie an Mütter vor und nach der Niederkunft Informationen über das Stillen und die gesunde und vollwertige Ernährung ihrer Neugeborenen. Zudem bezweckte Blumenfeld, mit gezielter Beratung auch die Ernährungsgewohnheiten der stillenden Mutter zu verbessern.[131]

Während des Ersten Weltkriegs verschlechterte sich durch die alliierte Blockade die Versorgungssituation der Menschen, besonders mit Nahrungsmitteln. Damit steigerte sich noch einmal die soziale Bedeutung der Milchküche. Angesichts der Versorgungsprobleme, unter anderem mit Milch und Milchprodukten, wurde die Milchküche zu einer vorbildlichen Verteilstation, und die Stadtverwaltung richtete 1915 im Stadtgebiet 14 Milchabgabestellen ein, aus denen Milch an Kleinkinder bis zu zwei

131 Erwin Stein (Hrsg.), Monographien deutscher Städte, Kassel 1913, S. 105–111, hier S. 108.

Jahren verteilt wurden.[132] Die Stadt Kassel übertrug schließlich die Aufgabe der Milchversorgung unbemittelter kranker Säuglinge und Kleinstkinder an die Küche. Nach 1918 erfolgte der Umzug der Küche in das städtische Wimmelhaus in der Oberen Fuldagasse 16/18.

In dieser Zeit der schwierigen Versorgungslage für immer größere Bevölkerungsteile nutzte Felix Blumenfeld die Gelegenheit, seine Überzeugungen und Erwartungen gegenüber der Stadt und der Öffentlichkeit darzulegen. Am 11. Mai 1917 sprach er vor der Mitgliederversammlung der Vaterländischen Frauenvereine in Kassel und machte seine patriotische Haltung ebenso erkennbar wie seine klare Sicht auf soziale und wirtschaftliche Verwerfungen, die seiner Meinung nach das Überleben vieler Neugeborener und deren gesundes Aufwachsen bedrohten. Blumenfeld erinnerte eingangs an die in Deutschland fortdauernd hohe Säuglingssterblichkeit und griff die Sorge vor stagnierenden Bevölkerungszahlen auf. Er sprach von der „Gefahr [...], die eine große Säuglingssterblichkeit und hohe Krankheitsziffer im Kindesalter für die Zukunft unseres Vaterlandes" in sich berge. Er teilte die Überzeugung, dass „von einer gesunden und zahlreichen Nachkommenschaft die ganze Zukunft unseres Volkes" abhänge. Dies war angesichts des fast im vierten Jahr wütenden, opferreichen Krieges für den Patrioten Blumenfeld ein gewichtiges Argument für den Ausbau einer öffentlichen Wohlfahrtspflege. Blumenfeld demonstrierte die sinkende Zahlenentwicklung Deutschlands bis 1913 und die seit 1914 ins Negative gerutschten Geburtenziffern sowie eine kriegsbedingte Übersterblichkeit im Vortragssaal markant durch vier Schautafeln. Er erwartete für Deutschlands Position in Europa Nachteile, schließlich wisse man „heute mehr als je, denn darüber kann kein Zweifel sein, daß im kriegerischen wie im friedlichen Wettkampfe der Völker, es letzten Endes doch darauf ankommt, eine wie viel größere Volkszahl eine Nation in sich vereinigt". Die negative Bevölkerungsentwicklung werde sich aufgrund der hohen Sterblichkeit der Säuglinge beschleunigen. Es seien Anstrengungen nötig, um die Mortalitätsrate der Kleinkinder von 17 Prozent zu senken, denn, so führte Blumenfeld aus, andere europäische Länder wie Frankreich, Dänemark und Italien hätten eine Sterberate von 11 Prozent, Holland und Irland von 9 Prozent, Schweden und Norwegen sogar nur 6 bis 7 Prozent. Gelänge in Deutschland eine Halbierung der Sterblichkeit,

132 Bericht über die Verwaltung und den Stand der Gemeindeangelegenheiten der Residenzstadt Cassel im Rechnungsjahr 1915, Kassel 1917, S. 49.

ergebe sich ein Zuwachs von 200 000 überlebenden Neugeborenen im Jahr, auf 20 Jahre gerechnet vier Millionen Menschen, was bedeute, es blieben „fast 2 Millionen kriegstaugliche Männer unserem Lande erhalten".[133]

Blumenfeld widersprach, dass Säuglingssterblichkeit eine eugenische Auslese befördere, indem nur die gesünderen und kräftigeren Säuglinge und Kleinkinder die frühe Lebensphase überlebten. Tatsächlich zeigte sich in medizinischer Fachliteratur und auf Tagungen die Tendenz, hygienische Maßnahmen als Leben schützende Fürsorge infrage zu stellen. Mediziner vertraten mittlerweile die Ansicht, dieser Schutz führe zu einer Degeneration in den nachfolgenden Generationen, indem Auslese unterbunden würde. Man diskutierte, eine Säuglingssterblichkeit betreffe nur die körperlich schwachen Neugeborenen und damit vermeintlich biologisch Minderwertige. Zudem warnten Befürworter eugenischer Modelle vor nicht zu rechtfertigenden volkswirtschaftlichen Kosten für die medizinische Pflege notorisch Kranker.[134] Blumenfeld kritisierte die Meinung, dass die „Schwächlichen und Kränklichen zugrunde gehen zugunsten der Stärkeren und Widerstandsfähigen, die dann mehr Raum und Platz hätten, sich zu entwickeln. Keine Ansicht ist falscher als die." Vielmehr würden Säuglinge „wahllos" und allein durch „die Ungunst der Verhältnisse krank, elend und siech". Damit benannte er soziale und ökonomische Ursachen für eine hohe Sterblichkeit, der wiederum durch gesetzliche Maßnahmen und fürsorgerische Hilfen zu begegnen sei.

Blumenfeld unterstrich in seiner Rede, richtige „Pflege und Ernährung des Kindes" sichere dessen Überleben, richtete das Augenmerk auch auf jene Ursachen für ein erhöhtes Sterberisiko, die durch „die sozialen Verhältnisse bedingt" seien, also die wirtschaftlichen und materiellen Lebensbedingungen von Familien. Diese verschlechterten sich etwa wegen prekären Wohnumständen der sozial benachteiligten Schichten, was sich

133 Felix Blumenfeld in: Bericht über die am 11. Mai 1917 abgehaltene Mitgliederversammlung der Vaterländischen Frauenvereine im Regierungsbezirk Cassel, Kassel 1917, S. 27–40, Zitate S. 27, S. 29 und S. 30.

134 Max Mosse, Gustav Tugendreich, Einleitung, in: dies., (Hrsg.), Krankheit und Soziale Lage, München 1913, ND Göttingen 1977, S. 3–23, hier S. 19–21; Sigrid Stöckel, Säuglingsfürsorge zwischen sozialer Hygiene und Eugenik, S. 98–104; Silke Fehlemann, Armutsrisiko Mutterschaft, S. 63–66; Gerhard Baader, Rassenhygiene und Eugenik – Vorbedingungen für die Vernichtungsstrategie gegen so genannte „Minderwertige" im Nationalsozialismus, in: ders., Jürgen Peter (Hrsg.), Public Health, Eugenik und Rassenhygiene in der Weimarer Republik und im Nationalsozialismus, Frankfurt am Main 2018, S. 119–129.

in bestimmten Wohngegenden einer jeden Stadt offenbare. Gerade Kinder litten „in den Wohnungen, die zu dicht bevölkert sind, die häufig im Keller oder Dachgeschoß liegen, in engen Höfen, in Hintergebäuden ohne Luft und Licht, hier finden sich die Brutstätten von [...] Infektionskrankheiten, und der gefürchtete Feind der Kinder, der Brechdurchfall". Er betonte, „daß es keinerlei soziale Fürsorge gibt, die nicht letzten Endes von dem Gesichtspunkt der Wohnungsfrage aus betrachtet werden müßte".[135]

Blumenfeld sprach damit die miserablen Wohnverhältnisse in der Kasseler Altstadt an. Diese Wohnbedingungen waren ein seit Jahrzehnten wachsendes, längst erkanntes Problem. Zwar kursierten Sanierungsideen und -programme, die aber nicht vor 1914 und erst recht nicht im Weltkrieg umgesetzt, sondern erst in der Weimarer Zeit angegangen werden sollten.[136]

Daneben sah Blumenfeld in praktischen und materiellen Hilfen für arbeitende Schwangere eine Aufgabe: „Schwere Arbeit bis in die letzten Tage vor der Niederkunft und ungenügende Nahrung üben einen schwächenden Einfluß auf das Kind aus und bedrohen seine Gesundheit schon vor der Geburt." Er bezeichnete die sogenannte Reichswochenhilfe als sinnvoll, sie sollte aber durch weitere Krankenkassenleistungen wie eine in die Friedenszeit fortzuführende „Mutterschaftsversicherung" ausgebaut werden. Junge Mütter sollten Unterstützung an ihrem Arbeitsplatz durch „Stillkrippen in oder nahe bei den Fabriken" und Aufnahme in Mütter- und Säuglingsheimen beanspruchen können. Ersatz für nicht ausreichende oder aus gesundheitlichen oder anderen naheliegenden Gründen nicht verfügbare Muttermilch könnten Milchküchen leisten, „deren erste in Cassel gegründet wurde und die so vielen anderen Städten zum Vorbild dienen konnte". Sie seien sinnvoll durch „Mutterberatungs- oder Fürsorgestellen" zu erweitern. Er redete dazu einer Anweisung das Wort, da er glaube, es werde „ohne einen behördlichen Zwang, wie ihn z. B. die Stadt für gewisse Kategorien von Säuglingen ausüben kann, kaum gehen". Blumenfeld fächerte noch weitere Maßnahmen auf, wie eine Förderung der Hebammenarbeit und die Einrichtung beratender „Hauspflegevereine". Er empfahl „Massenbelehrung" mittels Lehrkursen, Vorträgen,

135 Felix Blumenfeld, in: Bericht über die am 11. Mai 1917 abgehaltene Mitgliederversammlung, S. 33.

136 Walter Mühlhausen, „Das große Ganze im Auge behalten". Philipp Scheidemann, Oberbürgermeister von Kassel (1920–1925) (Schriften der Historischen Kommission für Hessen, 46), Marburg 2011, S. 81–88.

Wanderausstellungen und Mütterabenden, und schon in den Schulen sollte mit der Einführung eines „Unterrichts für Säuglingspflege in jeder Schulgattung für Mädchen ohne Ausnahme“ begonnen werden. Schließlich forderte er ein „in sich geschlossenes System, das schon vor der Geburt des Kindes mit der Fürsorge einsetzt, die Geburt schützend begleitet und nach ihr für den gesunden wie für den erkrankten Säugling mit verstärkter Fürsorge eingreift“. Dieses System müsse altersgemäß in eine Kleinkinderfürsorge überleiten.[137]

Mit seinen Vorstellungen komplexer Hilfsangebote, gesetzlicher Regelungen, behördlicher Aktivitäten und einer kommunalen Verantwortung erwies sich Blumenfeld als Verfechter jener sozialhygienischen Forderungen, wie sie seit vielen Jahren vorgetragen wurden. Er forderte jedoch politische Maßnahmen im Kampf gegen ungesunde Lebensumstände – vor allem in heruntergekommenen Wohnungen der städtischen Bevölkerung.

Die von ihm eingerichtete und geleitete Milchküche zeichnete sich durch ein zukunftsweisendes Konzept für altersgerecht erstellte Milch- und Breisorten, eine pädiatrische Fachberatung, regelmäßige Untersuchung von Säuglingen und Kleinkindern sowie die Schulung von Säuglingsschwestern verbunden mit öffentlicher Werbung für das Stillen und der Verbreitung von Kenntnissen in der Pflege aus. Das 1909 im Süden Kassels von Blumenfeld mit gegründete Kinderheim kann als die Weiterführung seiner sozialhygienischen Überlegungen gelten. Dort wurde seit 1909 eine medizinische Versorgung für erkrankte Säuglinge und Kleinkinder angeboten, die 1928 mit der neu erbauten Klinikabteilung ein eigentliches Kinderkrankenhaus darstellte. Dort wurde zudem eine fachliche Ausbildung von Säuglingsschwestern eingerichtet, die seit 1917 als staatlich anerkannte Ausbildungsstätte bestätigt wurde.

Milchküche und Kinderheim konnten nach 1918 im Zuge des Ausbaus der kommunal organisierten Gesundheits- und Wohlfahrtspflege für Kassels Bevölkerung zu Kernen pädiatrischer Behandlung und medizinischer Versorgung werden. Diese ausbaufähigen Institutionen halfen der Stadt, jene sozialfürsorgerische Hilfe und Beratung auszuführen, die der Reichsgesetzgeber seit Beginn der Weimarer Republik den Kommunen aufgegeben hatte. Das nach 1918 aufgebaute Gesundheitsamt wurde zu

137 Felix Blumenfeld in: Bericht über die am 11. Mai 1917 abgehaltene Mitgliederversammlung, Zitate S. 37 und S. 40.

einer zentralen Behörde für die gesundheitliche Versorgung und Überwachung und kooperierte dabei zunächst mit der Milchküche und dem Kinderheim. Das städtische Amt konnte damit nicht nur an die erfolgreiche Arbeit der Milchküche mit ihrem Beratungs- und Hilfsangebot anknüpfen, sondern die Stadt sollte diese Einrichtungen schließlich 1927 in ihre eigene Verantwortung übernehmen.

Nach Blumenfelds eigener oben zitierter Aussage sei die Kasseler Milchküche die erste dieser Art in Deutschland gewesen. Freilich gab es schon in den Jahren zuvor in deutschen Städten ähnliche Einrichtungen, wenn auch das Kasseler Beispiel die fachärztliche Beratung und gesundheitliche Überwachung der versorgten Säuglinge und ihrer Mütter von Beginn an fortschrittlich mit der Milchausgabe verband. Woher hatte Felix Blumenfeld die Idee bzw. den Anstoß erhalten, eine solche Milchausgabe in Kassel ins Leben zu rufen? Möglicherweise hatte er während seines Studiums in Marburg eine solche kontrollierte Milchversorgung mit Beratung und Lehrbetrieb für Neugeborene erleben können. In Marburg bestand eine Milchküche bereits in der 1888 eingerichteten Medizinischen Poliklinik der Universität. Sie sollte die Ernährungssituation von Säuglingen und Kleinkindern in Marburg verbessern und wurde von einem Milchverein unter Leitung einer Diakonisse getragen. Eine Säuglingspoliklinik in der Universitätsklinik wurde 1904 eingerichtet, die die Milchküche – personell und räumlich vermehrt und etatisiert – fortsetzte. Der universitäre Lehrbetrieb erfolgte dort durch einen Internisten und wurde 1909 durch eine Mütterberatungsstelle ergänzt. Ab 1917 versahen Professoren der Kinderheilkunde den Lehrbetrieb in der Kinderabteilung der Poliklinik.[138]

Spätestens jedoch in seiner Zeit als Assistenzarzt am Berliner Kaiser-und-Kaiserin-Friedrich-Krankenhaus dürfte Blumenfeld das Vorbildhafte einer eigenständigen Kinderklinik sowie des Vertriebs hygienisch einwandfreier Säuglingsnahrung gepaart mit fachärztlicher Unterstützung erkannt haben. In Berlin arbeitete und forschte Blumenfeld fraglos an einem zentralen Ort früher pädiatrischer Tätigkeit. Seine dortigen Lehrer, wie der langjährige Klinikleiter Prof. Dr. Adolf Baginsky, zählten

138 H. Hermelink, S. A. Kaehler (Hrsg.), Die Philipps-Universität zu Marburg 1527–1927. Die Universität Marburg seit 1866 in Einzeldarstellungen, Marburg 1927, ND 1977, S. 665–666, und S. 678–680.

zu den führenden Vertretern des Konzepts der Sozialen Hygiene.[139] Eduard Seidler wies zudem darauf hin, dass noch weitere, insbesondere deutsch-jüdische Kinderärzte und -ärztinnen ihre berufliche Ausbildung in diesem Kreis begonnen oder fortgesetzt hatten, darunter Eugen Neter, Mannheim, Ludwig Mendelsohn, Berlin, und eben Felix Blumenfeld.[140] Überhaupt zählte Berlin mit den Lehr- und Forschungseinrichtungen und seinem Personal zu einem Zentrum der medizinischen Wissenschaft in Deutschland. Dort verfochten Wissenschaftler und Ärzte schon vor 1900 die praktische Umsetzung einer schützenden Säuglingsernährung, -pflege und einer Stillaufklärung. Als beispielhaft kann das „Kaiserin-Auguste-Victoria-Haus zur Bekämpfung der Säuglingssterblichkeit im Deutschen Reich" gelten, das 1907 mit Unterstützung des Reiches, Preußens und der Stadt Charlottenburg bei Berlin eröffnet wurde. Es war zugleich Forschungsinstitut, sodass dort Ärzte praktische Erfahrungen sammelten und in Publikationen und mit Vorträgen aufklärten.[141]

In Berlin organisierten sich daneben zahlreiche Initiativen für eine bessere Versorgung und den Schutz von Säuglingen und Kleinkindern sowie deren Müttern. Es entstanden seit etwa 1870 Einrichtungen, die in zunehmender Zahl Betreuung und Beratung der Mütter gegen eine geringe Kostenbeteiligung anboten sowie Pflegestellen für verwaiste oder uneheliche Kinder organisierten.[142] Beispielhaft kann der Kinderarzt Hugo Neumann angeführt werden, der an seine Poliklinik 1897 eine Säuglings- und Wöchnerinnenpflege, eine Milchküche und Fürsorgestellen, ergänzt um Unterrichtsstätten für Pflegerinnen, angliederte.[143] Blumenfeld dürfte

139 Archiv für Kinderheilkunde 23. Bd, VI. Heft 1897, S. 196–202, zu den Arbeiten am Kaiser-und-Kaiserin-Friedrich-Krankenhaus.

140 So ausdrücklich Eduard Seidler, Verfolgte Kinderärzte 1933–1945: Entrechtet – geflohen – ermordet, Bonn 2000, S. 27; ders., Über den Anteil jüdischer Kinderärzte an der Entwicklung einer Sozialen Pädiatrie, in: Albrecht Scholz, Caris-Petra Heidel (Hrsg.), Sozialpolitik und Judentum, Medizin und Judentum 5, Dresden 2000, S. 76–84.

141 Zeitschrift für ärztliche Fortbildung, 3. Jahrgang, Nr. 3, 1906, S. 65–75 zu den weitgespannten Zielen und Erwartungen dieser umfassenden Einrichtung; Dr. Dietrich, Das Kaiserin-Auguste-Victoria-Haus zur Bekämpfung der Säuglingssterblichkeit im Deutschen Reich, in: Preußisches Ministerium der geistlichen, Unterrichts- und Medizinal-Angelegenheiten (Hrsg.), Medizinische Anstalten auf dem Gebiete der Volksgesundheitspflege in Preußen, Festschrift zum 14. Internationalen Kongress für Hygiene und Demographie in Berlin, Jena 1907, S. 183–208.

142 Sigrid Stöckel, Säuglingsfürsorge zwischen sozialer Hygiene und Eugenik, S. 170–189.

143 Ebenda, S. 180–181.

diese zunehmend medizinisch-wissenschaftliche Diskussion verfolgt und während seiner Zeit in Berlin wichtige Eindrücke für solche praktische Hilfe mitgenommen haben.

Felix Blumenfelds öffentliche Bildungsarbeit

In seinem vielseitigen, ehrenamtlichen Engagement bewies Blumenfeld, wie wichtig für ihn die Vermittlung pflegerisch-gesundheitlicher Kenntnisse an die Bevölkerung war. Er gehörte in Kassel zu den Fachärzten, die für Beratungsangebote warben oder diese selbst anboten. Blumenfeld hielt in den Jahren bis zu seinem durch die Nationalsozialisten 1933 erzwungenen Ausschluss aus Gesellschaften und Vereinen Vortragsveranstaltungen und praktische Lehrkurse, in denen er sein fachmedizinisches Wissen zu Gesundheit und Pflege verbreitete. So unterstützte er die Ausbildung von Frauen im Fröbelseminar, Ausbildungsort für junge Frauen als Erzieherinnen und Mütter, Pflegerinnen und Kindergärtnerinnen, indem er Lehrkurse anbot, und hielt Kurse und Vorträge im Rahmen der Gesellschaft für Gemeinwohl, der Dachorganisation Kasseler Wohlfahrtsvereine. Er nutzte als externes Mitglied des Lehrpersonals des Fröbelseminars mindestens seit 1909 die Möglichkeit, junge Frauen über die praktische Pflege und gesundheitliche Überwachung von Säuglingen und Kleinkindern und insbesondere deren altersgerechte Ernährung zu unterrichten. Währenddessen bot Schwester Helene Freydank im sogenannten Säuglingshort die „Gelegenheit, das im Unterricht Dr. Blumenfelds theoretisch Aufgenommene praktisch zu üben“. Zum Unterrichtsstoff Blumenfelds wiederum gehörte: „Allgemeines über Säuglings- und Kinderfürsorge. Körperbau, Funktionen und Entwickelung des Säuglings. Pflege des gesunden Säuglings (Bad, Körperpflege, Kleidung, Bett, Zimmer und Inventar). Natürliche Ernährung. Zweimilchernährung. Künstliche Ernährung. Herstellung der Nahrungssorten. Pflege des kranken Säuglings. Das ältere Kind, seine Ernährung und Pflege in gesunden und kranken Tagen.“ Seine Vorlesungen wurden durch „praktische Arbeiten im Säuglingshort des Seminars, sowie durch Besichtigung von Anstalten (Säuglingsheim, Milchküche, Krippe usw.)“ ergänzt.[144] Diese Lehrangebote fanden deutschlandweit Aufmerksamkeit, wie der Fröbelkurs von Juli und August 1911 im Kasseler Seminar. Blumenfeld bot in diesen Wochen das Thema „Schule und Arzt“ an sowie Erläuterungen zu den in

144 HStA Marburg, Bestand 152, Acc. 1938/9, Nr. 2089.

Kassel existierenden Wohlfahrtseinrichtungen für Kinderschutz und Kinderpflege.[145]

Diese Veranstaltungen des Fröbelseminars waren als vierzehntägige Ferienkurse in den Sommermonaten Juli und August konzipiert und wurden auch von ausländischen Teilnehmern besucht. Beim sechsten Kurs von 22. Juli bis 4. August 1909 trafen sich Fachleute aus Russland, Belgien, der Schweiz, aus England und Dänemark. Neben einer grundsätzlichen Einführung in die Arbeitslehren und -ziele Fröbels wurde der praktische Unterricht am Seminar vorgestellt. Die Vorträge des Seminars deckten dabei ein breites pädagogisches bis gesellschaftliches und soziales Spektrum ab und boten internationale Referenten aus England, Holland und Österreich auf. So wurden Themen wie eine Bodenreform behandelt und selbst Fragen der „schlechten Wohnungsverhältnisse fanden auch in den Vorträgen über ‚Säuglingsfürsorge' des Herrn Dr. Blumenfeld weitgehendste Berücksichtigung: Im Zusammenhang mit diesen Vorträgen stand der Besuch hiesiger Wohlfahrtsanstalten, wie Säuglingsheim, Milchküche usw. Diese Besichtigungen gaben ein Bild moderner Fürsorge, ebenso auch der Besuch der Walderholungsstätte, wo Herr Dr. v. Wild lehrreiche Erklärungen über Volkshygiene gab."[146]

Zu den ersten Kasseler Wohlfahrtsvereinen, die der Gesellschaft für Gemeinwohl beigetreten waren, zählte der Trägerverein der Milchküche. Als Vertreter des Vereins im Verwaltungsrat der Gesellschaft berief der Vereinsvorstand Felix Blumenfeld. Im Programm der Gesellschaft von 1911 wurden Kurse im Sanitätsdienst zur medizinischen Erstversorgung angeboten und von Blumenfeld durchgeführt. Sie hatten die künstliche Beatmung, das Stillen von Blutungen, Hilfen bei Vergiftung und den Transport von Verletzten zum Inhalt. In diesem Kurs waren 42 Leiter und Helfer von angeschlossenen Vereinen zur Teilnahme gemeldet.[147]

Zudem hielt Blumenfeld für den Kasseler Volksbildungsverein aufklärende Vorträge vor breitem Publikum, die ebenfalls die Gesellschaft

145 Hinweis auf den Kurs im Sommer 1911 in: Zeitschrift für Kinderforschung mit besonderer Berücksichtigung der pädagogischen Pathologie, 16, 1911, S. 360.

146 Hanna Mecke, Die Arbeit im „Evangel. Fröbel-Seminar" und in der „Sozialen Frauen-Schule" (staatlich konzessioniert) e. V., Kassel 1909, S. 38–39, in: HStA Marburg, Bestand 152, Acc. 1938/9, Nr. 2089.

147 Bericht der Gesellschaft für Gemeinwohl in Cassel für 1911. Nebst kurzen Tätigkeitsberichten der im Verwaltungsrat der Gesellschaft vertretenen Wohlfahrtsvereine Cassels, Kassel, o. J., S. 11 und S. 16–17.

für Gemeinwohl organisierte. Im Winterhalbjahr 1911/12 referierte Blumenfeld dort über die „Seele des Kindes".[148] Ebenso dürfte er sich an Publikationen der Gesellschaft für Gemeinwohl beteiligt haben. Im Ersten Weltkrieg erschien in unregelmäßiger Folge die in Kassel von 1914 wohl bis 1916 gedruckte Schrift *Daheim auf der Wacht. Blätter für die Frauen unserer Krieger*, unter anderem mit Hinweisen auf gesunde Zubereitung und Ernährung in Zeiten einer mangelhaften Nahrungsversorgung. Speziell an Mütter richtete sich die 1919 in zweiter Auflage erschienene Informationsschrift *Das A B C der Mütter* zur Ernährung und Pflege von Säuglingen. Zwar fehlt ein Hinweis auf die Autorenschaft, es darf aber angesichts seiner Tätigkeiten mindestens von einer Mitverfasserschaft Blumenfelds bei diesen Veröffentlichungen ausgegangen werden.

Auch in der Zeit der Weimarer Republik setzte Blumenfeld seine Aufklärungsarbeit über Hygiene und Gesundheitsfragen für Säuglinge und Mütter fort. 1919 war er sofort nach der Gründung der Kasseler Volkshochschule bereit, sich auch dort mit Vorträgen zur Säuglingsfürsorge zu engagieren. Die Kasseler Volkshochschule war 1919 im Zuge der deutschlandweiten Bewegung zur Wissensvermittlung und der beruflichen Weiterbildung für die breite Bevölkerung gegründet worden.[149] Demokratisch und republikanisch gesinnte Referenten wie Hermann Schafft, Robert Laugs, Georg Häring, Dr. Paul Keding, Erich Rocholl und Dr. Frieda Gotthelft-Sichel lehrten dort. Die Themen der Lehrangebote sollten Kenntnisse im Kommunal- und Staatsrecht, der neuen Reichsverfassung und der internationalen Politik wie dem Völkerbund vermitteln. Zudem standen Gewerbeordnung und Volkswirtschaft sowie Bodenreform und Siedlungsfragen auf dem Kursprogramm, ebenso englische und französische Sprache wie zeitweise Esperanto. Religiöse und ethische Themen sowie Kultur und schließlich Museums- und Altstadtführungen rundeten das Angebot ab. Einen eigenen Kursus an der Volkshochschule stellte die Betriebsräteschule für Angestellte und Arbeiter dar, in dem Themen der Betriebsverfassung nach 1919, modernes Tarif- und Schlichtungswesen sowie Buchführung und Bilanzkunde vermittelt wurden. Stadtarzt

148 Ebenda.

149 Thomas Ewald, Konzept und Realität der Volksbildung: Zur Geschichte der Kasseler Volkshochschule, in: Krause-Vilmar, Flemming (Hrsg.), Kassels Weg in die Moderne, Kassel 2013, S. 679–693; Peter Wieden, „Dem Volke gilts!" Über die Anfänge der Kasseler Volkshochschule, in: Gesamtvolkshochschule der Stadt Kassel (Hrsg.), Bildung hat Zukunft. Ein Lese- und Bilderbuch, Kassel 1987, S. 14–27.

Dr. Paul Keding unterrichtete zu persönlichen Gesundheitsfragen und über das Konzept der Sozialen Hygiene. In erhaltenen Programmen der Kasseler Volkshochschule für 1920 und 1921 ist Felix Blumenfelds Lehrtätigkeit zu seinem Spezialthema „Säuglingspflege und Säuglingsfürsorge" aufgeführt. Hierin bot er wochenweise Abendkurse an. In Begleitung zu theoretischen Lehrveranstaltungen folgten zuweilen noch „praktische Unterweisungen u. Führungen", so im Arbeitsplan der Volkshochschule für Blumenfelds Kurs vom 12. Januar bis 20. März 1921. In den folgenden Jahren verschwanden die Lehrangebote Blumenfelds aus dem Programm der Volkshochschule, was sich mit einem grundsätzlichen Verzicht auf hygienisch-medizinische Kurse und Vorträge im Programm der Volkshochschule begründet.[150]

Blumenfeld beteiligte sich jedoch in den 1920er Jahren weiter an Aufklärungs- und Informationsbemühungen der staatlichen und kommunalen Stellen. In Zusammenarbeit mit dem städtischen Gesundheitsamt unter Leitung von Dr. Paul Keding gehörte Blumenfeld zum Kreis der lokalen Fach- und Allgemeinärzte, die anlässlich von Hygieneausstellungen und Werbewochen Vorträge hielten, um aus ihren medizinischen Fachgebieten zu berichten, neben Blumenfeld etwa der Tuberkulosearzt Dr. Lewin, die Kinderärztin Dr. Frida Schäfer, der Orthopäde Dr. Möhring und der Praktische und Schularzt Dr. Oppenheim.[151]

Anlässlich der sogenannten Reichsgesundheitswoche im Jahr 1926 zog Keding erneut Blumenfeld zum ehrenamtlichen Einsatz heran. Es war Kommunen reichsweit aufgetragen worden, über Vorträge, Ausstellungen und Filmvorführungen die medizinisch-hygienische Aufklärung zu fördern. Das Reichsinnenministerium hatte im Juli 1925 bei den Ländern angeregt, über jeweilige Landesausschüsse Veranstaltungen zur hygienischen Volksbildung zu organisieren. Ziel war, die individuelle Gesundheitsförderung auszubauen, um so die „gesundheitlichen Grundlagen" für eine „zukunftsfrohe Ehe und ein[en] hoffnungsvolle[n] Nachwuchs" zu legen und den Schutz vor Erkrankungen und gesundheitlichen Schäden zu verbessern. So organisierte die Stadt Marburg im April 1926 Vorträge und Filmdarbietungen zur Körperpflege und „Volksgesundheit", an denen

150 UB LMB Kassel, Handschriftenabteilung, 2° Ms Hass, Nr. 678; s. das Material im Archiv HKH, Hessisches Landesmuseum, Bestand 7.0., A 119.

151 Bericht des Stadtarztes Dr. Keding, Gesundheitsamt der Stadt Kassel, an das Regierungspräsidium Kassel über Maßnahmen „für hygienische Volksbelehrung", HStA Marburg, Bestand 165, Nr. 5958, fol. 82r-v, Schreiben vom 28.3.1924.

die Universitätsklinik Marburg beteiligt war.[152] In Kassel hatte unter anderem Felix Blumenfeld diese Bemühungen unterstützt. Stadtarzt Dr. Paul Keding dankte ihm am 3. Mai 1926 brieflich für seine tatkräftige Hilfe: „Die peripheren Veranstaltungen, die wir nach Verlauf und Besucherzahl als sehr gut gelungen und als einen der wichtigsten Erfolge der Reichsgesundheitswoche ansehen müssen, entsprangen einem Gedanken von Ihnen und wurden nur dadurch möglich, dass Sie sich Abend für Abend in selbstlosester Weise als Leiter und Redner den Bezirksversammlungen zur Verfügung stellten. Ohne Ihre Hilfe wäre es nicht gelungen, den Veranstaltungen das Mass von Interesse und Volkstümlichkeit zu verschaffen, das sie tatsächlich gefunden haben."[153]

Die Säuglings- und Kleinkinderfürsorge in Kassel nach 1918

Unterernährung weiter Bevölkerungsteile, schlechte Versorgung mit Grundnahrungsmitteln, Mangel an Kohle als zentraler Heizenergie und eine in den Städten desolate Wohnungssituation, die sich in der Kriegszeit noch verschärft hatte, prägten das Leben zahlreicher Menschen in Deutschland nach 1918. Dadurch erhöhte sich die Anfälligkeit bestimmter sozialer Gruppen für Tuberkulose, Rachitis, Ruhr und Typhus. Nicht ausreichende gesunde Ernährung zog eine steigende Mortalität etwa bei Säuglingen und Kleinkindern wegen Magen-Darm-Krankheiten und bei älteren Menschen nach sich.[154] Die Weimarer Republik hatte sich in ihrer Verfassung 1919 zu sozialstaatlichen Leistungen verpflichtet und Ländern und Kommunen den Aufbau einer entsprechenden Leistungsverwaltung aufgetragen. Dies schloss den Schutz der allgemeinen Gesundheit mit einem fast grundrechtlichen Charakter ein. Grundlage für diesen Anspruch waren Art. 7 (Zuständigkeit des Reiches bei der Bevölkerungspolitik, der Kinder- und Jugendfürsorge und dem Mutterschutz), Art. 9 (Gesetzgebungskompetenz über die Wohlfahrtspflege) und Art. 119 (Gesundung und soziale Förderung der Familie) der Weimarer Reichsverfassung.[155]

---

152 Zitate im „Aufruf zur Reichsgesundheitswoche", in: HStA Marburg, Bestand 165, Nr. 5958, fol. 249r-v.

153 HHStA Wiesbaden, Bestand 518, Nr. 63136, I, fol. 54.

154 Das Reichsgesundheitsamt 1876–1926. Festschrift herausgegeben vom Reichsgesundheitsamt aus Anlaß seines fünfzigjährigen Bestehens, Berlin 1926, S. 19–20.

155 Werner Abelshauser, Die Weimarer Republik – ein Wohlfahrtsstaat?, in: ders. (Hrsg.), Die Weimarer Republik als Wohlfahrtsstaat. Zum Verhältnis von Wirtschafts- und Sozial-

Die staatlichen Ziele forderten von Kommunen den Aufbau von Fachämtern und die Beschäftigung von entsprechendem Personal für den Betrieb von Arbeits- und Wohnungsämtern, Jugendbehörden, Wohlfahrts- und Gesundheitsämtern.[156] Ergänzende reichsgesetzliche Regelungen folgten nach 1922 durch das Reichsjugendwohlfahrtsgesetz, das mit Änderungen seit dem 1. April 1924 in Kraft war und kommunale Jugendämter in Funktion setzte. Ihnen waren die Aufgaben des Mutterschutzes und der Säuglings- und Kleinkinderpflege übertragen, Aufgaben, die auch städtische Gesundheitsämter wahrnehmen konnten. Es unterblieben jedoch konkrete Anweisungen des Reichs und der Länder, sodass reichsweit ein verschiedenartiges Bild bei den Einrichtungen und landesgesetzlichen Vorgaben etwa im Bereich der Säuglings- und Kleinkinderpflege sowie in der Mütterfürsorge entstand. Einzelne Städte setzten bestehende Wohlfahrts- und Krankenpflegeeinrichtungen fort und bauten diese in den Jahren nach 1919 aus, andere, wie Marburg, nahmen etwa Forderungen von Kinderfachärzten für einen professionellen Betrieb der Krankenpflege für Säuglinge und Kleinkinder auf und weiteten die Angebote der Medizinischen Universitätsfakultäten aus.[157] Vielfach blieb es bei einem Miteinander von privaten und Vereinsinitiativen und der nun allerdings deutlich verstärkten Verantwortung von öffentlich-kommunalen Einrichtungen in der Gesundheitsfürsorge.[158]

Im Gefolge der reichsgesetzlichen Vorgaben wandelten sich die kommunale Wohlfahrtspolitik in Kassel und ihre Institutionen grundlegend. Zuständige Ämter übernahmen in der Fürsorge, bei der Wohnungsvermittlung, der Erwerbslosen- und der Jugendhilfe und in der Familienpflege zentrale Aufsichts- und Unterstützungsaufgaben. Bisher engagierte und ehrenamtliche Zusammenschlüsse wie die Gesellschaft für Gemeinwohl oder die III. Sektion des Vaterländischen Frauenvereins übertrugen

politik in der Industriegesellschaft (VSWG, Beih. 81), Stuttgart 1987, S. 9–31, bes. S. 17–18; Michael Stolleis, Die soziale Programmatik der Weimarer Reichsverfassung, in: Horst Dreier, Christian Waldhoff (Hrsg.), Das Wagnis der Demokratie. Eine Anatomie der Weimarer Reichsverfassung, 2. Auflage München 2018, S. 195–218.

156 Hermann Luppe, Die soziale Fürsorge, in: Die Zukunftsaufgaben der deutschen Städte, Berlin 1922, S. 576–596, bes. S. 581–590.

157 Esther Krähwinkel, Volksgesundheit und Universitätsmedizin. Kommunale Gesundheitsfürsorge in Marburg als Handlungsfeld von Stadt und Hochschule 1918 bis 1935 (Quellen und Forschungen zur hessischen Geschichte, 142), Darmstadt, Marburg 2004, S. 81–90.

158 Ebenda, S. 21–27.

ihre Tätigkeit auf kommunale Stellen. Im Dezember 1919 beschloss die Kasseler Stadtverordnetenversammlung die Bildung der sogenannten Sozialen Kommission als ein dem Magistrat beigeordnetes, beratendes Gremium. Der Sozialen Kommission unterstand neben dem Arbeits- und Wohnungsamt auch das Gesundheits- und Wohlfahrtsamt. In der Kommission saßen hauptamtliche und gewählte Mitglieder des Magistrats und des Stadtparlaments sowie Vertreter aus Berufs- und Fachvereinigungen. Für die DDP gehörten in den frühen 1920er Jahren deren Fraktionsmitglieder Elisabeth Ganslandt, Johanna Waescher und Felix Blumenfeld der Kommission an.[159]

Das Wohlfahrtsamt erhielt am 12. Februar 1920 ein Ortsstatut und leistete wirtschaftliche Fürsorge für Bedürftige und Menschen in materieller Not. Dem Jugendamt waren im April 1920 unter anderem Vormundschaftsangelegenheiten, die Pflegekinderfürsorge und die gesundheitliche Überwachung von Kindern und Jugendlichen aufgegeben worden. Gemeinsam mit dem Gesundheitsamt übernahm es die Säuglingspflege und Kleinkinderfürsorge. Die Stadt richtete acht Säuglingsberatungsstellen im Stadtgebiet ein und sorgte mit der Beauftragung von Fachärzten als beratende Kräfte für eine Professionalisierung dieser bislang weitgehend ehrenamtlich betriebenen Aufgaben. Erster Stadtarzt und Leiter des Gesundheitsamtes wurde Dr. Paul Keding.[160] Zum 1. November 1926 erfuhr der Zuschnitt der kommunalen Wohlfahrtsämter noch einmal eine größere Umorganisation, als das Jugend- und Wohlfahrtsamt zu einem Wohlfahrtsamt der Stadt zusammengelegt wurden, während Wohnungs- und

159 Angela Pitzschke, Geschichte der Jugendhilfe in Kassel, Kassel 1996, S. 79.

160 Zu Paul Keding s. Joachim Heinrich Balde, Dreizehn biographische Skizzen, in: ders., Wilhelm Schmiking (Hrsg.), Festschrift zum 86. Ärztetag in Kassel 1983, Kassel 1983, S. 51–87, hier S. 59–64; Jochen Lengemann, Bürgerrepräsentation und Stadtregierung in Kassel 1835–2006 (Veröffentlichungen der Historischen Kommission für Hessen, 60,2), Bd. 2, Marburg 2009, S. 470–471: Ausbau und Modernisierung der Kasseler gesundheitlichen Fürsorgeeinrichtungen unter Paul Keding (1877–1943); seit 1910 Arzt in Kassel; 1920 bis 1925 Leiter des Gesundheitsamtes der Stadt Kassel, seitdem bis 30. April 1933 Stadtmedizinalrat und hauptamtliches Mitglied des Kasseler Magistrats; ehrenamtliche Tätigkeiten als Vertrauensarzt der Orts-, Betriebs- und Innungskrankenkassen, Vorsitzender des Kasseler Ärztevereins, Mitglied in der Ärztekammer der Provinz Hessen-Nassau sowie in der DDP, bis 1930 als deren Vorsitzender in Kassel und 1930–1932 für die DDP Mitglied im Kommunallandtag des Bezirksverbands Kassel; sein Gesuch um Entlassung aus den Diensten der Stadt Kassel zum 1. Mai 1933, dann Wegzug von Kassel.

Gesundheitsamt selbständig blieben.[161] Das Gesundheitsamt führte weiterhin die Säuglings- und Kleinkinderfürsorge durch. Ihr waren neben medizinischen Schuluntersuchungen und der Erholungsfürsorge auch die Milchküchen und die Mütterberatungsstellen in Kassel unterstellt.[162] Hierzu zählte auch die Blumenfeld'sche Milchküche von 1904. Sie wurde als Sonderküche für Kleinkinderkost mit ihrer Beratungsstelle zum 1. April 1927 in städtischer Leitung übernommen und der fachärztlichen Kompetenz eines jetzt kommunal berufenen Kinderarztes unterstellt.

Bürgermeister Lahmeyer brachte am 15. Februar 1927 den Dank der Stadt und eine nach Dauerhaftigkeit klingende Anerkennung zum Ausdruck. Er nahm Bezug auf ein von Blumenfeld am 25. November 1926 ergangenes Schreiben, in dem es wohl um die Zukunft der Milchküche gegangen war. Der Oberbürgermeister teilte Blumenfeld mit, dass der Magistrat beschlossen habe, „die Milchküche vom 1. April ds. Js. ab als städtische Anstalt zu übernehmen und sie fortzuführen mit dem Ziele, sozialbedürftigen Säuglingen und Kleinkindern eine hygienisch einwandfreie Milch sicherzustellen. Die Herstellung von Heilnahrung soll in dem bisherigen wenn erforderlich in erweitertem Umfange und ohne Prüfung der sozialen Bedürftigkeit der Besteller fortgesetzt werden." Mit der Übernahme der Einrichtung sei das Stadtgesundheitsamt betraut. Für die vom „Vorstande der Milchküche und ganz besonders von Ihnen, sehr geehrter Herr Dr. Blumenfeld, geleistete langjährige und grosse sozialfürsorgerische Arbeit spricht der Magistrat Ihnen auch bei dieser Gelegenheit seinen aufrichtigen Dank aus."[163]

Mit diesem Übergang in städtische Leitung trug der Kinderarzt Dr. Richard Benzing die fachliche Verantwortung für die Milchküche. Benzing (1892–1947) hatte sich im August 1923 in Kassel als Kinderarzt niedergelassen und war von Juli 1927 bis März 1933 als nebenamtlicher Fürsorgearzt beim Stadtgesundheitsamt tätig. In dieser Funktion betreute er die nun städtische Milchküche. Zudem arbeitete er seit dem 1. August 1930 als leitender Arzt in der Kinderabteilung der Städtischen Kliniken.[164] Die Beratung insbesondere stillender Mütter und die ernährungsphysiologische

161 Hierzu Angela Pitzschke, Geschichte der Jugendhilfe, S. 76–95.

162 Rat und Hilfe Wo? Wohlfahrtseinrichtungen der Stadt Kassel. Ein Führer, herausgegeben vom Städtischen Wohlfahrtsamt, Kassel o. J. [um 1927], S. 96–97, S. 123.

163 Kopie des Schreibens in: HHStA Wiesbaden, Bestand 518, Nr. 63136, I, fol. 55.

164 Inge Auerbach, Catalogus professorum academiae Marburgensis. Die akademischen Lehrer an der Philipps-Universität Marburg 1911 bis 1971 (Veröffentlichungen der

Versorgung ihrer Kinder blieb weiterhin eine zentrale Aufgabe für die Milchküche. So berichtete Benzing 1930 in einer Fachzeitschrift über die Hilfsangebote der Einrichtung. Mütter würden gewichtskontrolliert, erhielten Rezepte und Hinweise für die gesunde Ernährung ihrer Familie. Er beschrieb eine Beratungsarbeit, in die moderne diätetische Erkenntnisse einflossen. Die Angliederung der Milchküche an die städtische Säuglingsfürsorgestelle stellte nach seinen Worten sicher, dass eine individuell abgestimmte Kost, zu der auch Gemüsebreie zählten, festgelegt und an bezugsberechtigte Personen verteilt werden könne.[165]

Die nicht in kommunaler Trägerschaft stehenden Krankenhäuser blieben in ihrer hergebrachten Verwaltung bestehen, wie das Kinderheim an der Frankfurter Straße in Trägerschaft des Deutschen Evangelischen Frauenbundes.[166]

Das Kinderheim und Kinderkrankenhaus an der Frankfurter Straße

Der Deutsche Evangelische Frauenbund war 1899 in Kassel zur Förderung der beruflichen und wirtschaftlichen Ausbildung von Frauen und für verschiedene soziale Hilfstätigkeiten gegründet worden. Die aus der evangelischen Kirche angestoßene Verbandsgründung knüpfte damit ganz an die gegenwärtige Diskussion in der Frauenbewegung an. Schon im selben Jahr war die Kasseler Ortsgruppe des Frauenbundes gebildet worden. 1902 richteten deren weibliche Mitglieder aus dem Kasseler Honoratiorentum ein Wohnheim für Fabrikarbeiterinnen (Marienheim) und 1906 das Kinderheim ein.[167] Der Deutsche Evangelische Frauenbund richtete in dieser Zeit lokale fürsorgerische Hilfen für Mütter und ihre Säuglinge und Kleinkinder ein.[168] Die Schwerpunktsetzung dürfte vor dem Hintergrund

Historischen Kommission für Hessen, 15, 2), Marburg 1979, S. 198–199; Hafenegger, Velke, Frings, Geschichte der Hessischen Ärztekammer, S. 427–428.

165 Richard Benzing, Über Ernährungsfragen in der Säuglings- und Kleinkinderfürsorge unter besonderer Berücksichtigung der Kasseler Einrichtungen, in: Zeitschrift für Gesundheitsverwaltung und Gesundheitsfürsorge, 1, 1930, Heft 9, S. 225–234.

166 Florian Tennstedt, S. 278–279; Angela Pitzschke, Geschichte der Jugendhilfe, S. 80–81.

167 Dieter Lüders, in: 75 Jahre Kinderkrankenhaus Park Schönfeld Kassel des Deutschen Evangelischen Frauenbundes, Kassel 1984, S. 5–6, S. 10–12; Vera Bachmann, Kasseler Wohlfahrtseinrichtungen. Fotografien 1900–1930 (Schriften des Stadtmuseums, 4), Kassel 1993, S. 11; Dieter Lüders, Dr. Felix Blumenfeld, S. 248; 100 Jahre Deutscher Evangelischer Frauenbund Ortsverband Kassel e. V., Kassel 1999, S. 8–11 und S. 17–18.

168 So entstanden um 1900 Einrichtungen zur Verbesserung der Säuglingspflege in Hannover, Köln, Magdeburg, Lüdenscheid, Hamburg und Kassel, s. Handbuch zur

der seinerzeit laufenden Diskussion um die hohe Säuglingssterblichkeit in Deutschland zu erklären sein. Es wurde als nationale Aufgabe gesehen, sich in der Aufklärungsarbeit und in praktischen Hilfseinrichtungen zu engagieren. Die Kasseler Ortsverbandsvorsitzende Elisabeth Consbruch schilderte ihrer Bundesvorsitzenden von Beck im März 1909 den kurz vor dem Abschluss stehenden Aufbau des Kinderheims. Im Oktober 1909 konnte das Kinderheim einen eigenen Neubau vor den südlichen Toren der Stadt Kassel beziehen. Consbruch setzte diese erfolgreichen Bemühungen ihrer Ortsgruppe mit vergleichbaren Aktivitäten anderer Ortsgruppen, wie in Hannover, gleich, wo die Damen zum Schutz von Müttern und deren Neugeborenen aktiv seien: „Jetzt arbeiten ja viele Ortsgruppen in Waisen- und Ziehkinderpflege, Mütterberatungsstellen u.s.w."[169]

Die 1899 gegründete Ortsgruppe Kassel im Deutschen Evangelischen Frauenbund richtete 1906 unter Leitung der Frau des Regierungspräsidenten von Bernstorff eine Hilfseinrichtung für mittellose Frauen in der Spohrstraße in der Kasseler Altstadt ein. Dort wurden Säuglinge und Kleinkinder aufgenommen und es wurde den unterstützungsbedürftigen Müttern Hilfe angeboten. Die Räumlichkeiten boten Platz für zehn Kinder, wurden jedoch bald erweitert, um 30 Kinder aufnehmen zu können. Beherbergung und Versorgung übernahm eine Säuglingsschwester mit einer Haushaltshilfe.

Offenkundig war diese Einrichtung der Nachfrage nicht gewachsen. Nach Gesprächen mit der Stadt stiftete diese an der nach Süden aus der Stadt führenden Frankfurter Straße und außerhalb der Stadtgrenze ein Grundstück, um dort einen entsprechenden Neubau für ein Kinderheim zu errichten. Es folgten Zeitungsaufrufe, um Spenden einzuwerben, und am 16. September 1906 konnte der Spatenstich für den Bau erfolgen. Insgesamt waren 180 327 Mark Baukosten erforderlich, von denen die Ortsgruppe des Frauenbundes 61 000 Mark beitrug. Die Einweihung des vom Kasseler Architekten Fritz Catta entworfenen Gebäudes fand am 24. September 1909 statt. Vom christlichen Selbstverständnis des Frauenbundes kündete im Giebel der Fassade der Bibelvers „Wer ein Kind aufnimmt in Meinem Namen, der nimmt mich auf".

Frauenfrage. Der Deutsch-Evangelische Frauenbund in seiner geschichtlichen Entwickelung, seine Ziele und seine Arbeit, Berlin 1908, S. 128.

169 Archiv der Deutschen Frauenbewegung, Kassel, NL-K-16, J 323.

Von Beginn an arbeitete Felix Blumenfeld als ärztlicher Leiter für die Versorgung und medizinische Überwachung der kranken und geschwächten Säuglinge und Kleinkinder. Daneben teilte er sich mit einer Oberschwester den theoretischen sowie praktischen Unterricht bei der Ausbildung der Pflegekräfte. Die Vorsitzende des Ortsverbands des Deutschen Evangelischen Frauenbundes, Elisabeth Consbruch, betonte Blumenfelds intensiven Arbeitseinsatz in ihrer Ansprache zur Eröffnung des Neubaus 1909. Man bilde seit 1907 Pflegerinnen selbst aus, „praktisch geschult durch unsere sehr tüchtige, von Professor Schloßmann ausgebildete Oberschwester Frl. Becker und theoretisch durch unseren Arzt, Herrn Dr. Blumenfeld". Consbruch lobte Blumenfelds dauernden Einsatz für das Kinderheim, der sicherlich bis 1933 kaum nachgelassen haben dürfte. „Als ich damals vor vier Jahren Herrn Dr. Blumenfeld bat, uns in dem neueinzurichtenden Heim zu helfen, hatte ich nicht daran gedacht, daß ich ihm damit eine so große Arbeitslast zumuten würde, wie es in Wirklichkeit geschehen ist. Herr Dr. Blumenfeld ist täglich im Heim gewesen, hat mit unermüdlicher Sorgfalt sich aller kleinen Insassen angenommen und hat durch Beobachtung aller modernen Hygiene unser Heim wesentlich befördert. Herr Dr. Blumenfeld weiß, daß der Vorstand des Kinderheims ihm für alle seine Mühe und Arbeit sehr, sehr dankbar ist. Wir hoffen auf weiteres, gedeihliches Zusammenwirken."[170]

Das Heim nahm Kleinkinder und Säuglinge auf, die in ihren familiären Zusammenhängen schlecht oder nicht versorgt werden konnten, für die aber ärztliche Betreuung und aufbauende Ernährung erforderlich war. Die Aufnahme der Säuglinge und von Kleinkindern bis zum zweiten Lebensjahr sollte ohne Rücksicht auf eheliche Geburt oder Konfession möglich sein.[171] Zur Anmeldung war die Geburtsurkunde durch die Mutter oder einen anderen Angehörigen vorzulegen. Findelkinder wurden ebenso wenig wie anonym abgelegte Neugeborene aufgenommen. Es galt auch die Regel, dass einer ledigen Mutter „nur einmal die Wohlfahrt des Heims für ein Kind gewährt" wurde. Dies folgte zeitbedingten Überzeugungen moralischer Lebensführung. Damit sollte vorgebaut werden, dass sich das Heim zum Aufnahmeort für ungewollt geborene oder uneheliche Kinder entwickelte. Dazu passten die Einschränkungen, Kinder ohne

170 Bericht in einer ungenannten, nicht datierten Zeitung in: Archiv der Deutschen Frauenbewegung, Kassel, NL K-16, J 329.

171 Erwin Stein (Hrsg.), Monographien deutscher Städte, Kassel 1913, S. 109.

deren Mütter nicht zuzulassen und die Aufnahme von Kindern „erstmalig gefallener Mädchen“ – also unverheirateter Schwangerer – nur in „Ausnahmefällen“ zu erlauben. Zudem war das Stillen der Säuglinge für deren Aufnahme vorgeschrieben: Mütter mussten sich in „der Regel [...] verpflichten, ihr Kind so lange zu stillen, als der Arzt und die Anstaltsleitung es für erforderlich halten“, mindestens bis zu vier Wochen nach der Geburt. Dies bedeutete, dass natürliche Ernährung bevorzugt wurde, was auch Felix Blumenfeld verfocht, freilich unter der Voraussetzung, die Mutter sei hierzu selbst in der Lage. Die Kosten für Aufnahme, ärztliche Betreuung und Versorgung lagen bei einem Mindestsatz von monatlich 20 Mark für Säuglinge. Ältere Kinder bis zwei Jahre, die an „Ernährungsstörungen und anderen nicht ansteckenden Krankheiten“ litten, wurden in der Kinderabteilung des Heims gegen Kosten von 1,50 Mark bis 5 Mark pro Tag aufgenommen.[172]

Das Kinderheim war für die längerfristige Aufnahme von 80 Kindern ausgelegt, jedoch scheint die Belegung meist höher gewesen zu sein. Die Zahl der im Heim verpflegten Kinder erhöhte sich in den ersten Jahren relativ schnell. Im Jahr 1906 wurden 52, 1912 schon 282 Kinder versorgt.[173] Im Jahr 1913 erfuhren 292 Kinder Unterstützung, darunter waren in diesem Jahr 209 Neuaufnahmen. Ein erheblicher Teil von ihnen – 143 Kleinkinder – war wegen akuter Erkrankungen eingewiesen, und bei „einem großen Teil dieser Kinder war der Krankheitsprozeß schon so weit fortgeschritten, daß jede ärztliche Hilfe und die umfassendste Pflege umsonst waren“. In seinem Jahresbericht nannte Blumenfeld als häufigste Krankheits- und Todesursachen Brechdurchfall und Darmkatarrh, zudem litten die ungenügend ernährten und medizinisch schlecht versorgten Kinder unter Ekzemen und Abszessen. Blumenfeld betonte, auch die nicht erkrankten Kleinkinder seien oftmals nicht als gesund zu bezeichnen, sondern mangelhaft ernährt, da sie mit ihrer „Entwicklung, ihrem Körpergewicht durchschnittlich unter der Norm“ stünden.[174]

Das Kinderheim bot seit Beginn eine sowohl praktische als auch theoretische Ausbildung für Kinder- und Säuglingspflegerinnen an. Nach den

---

172 Handbuch der Wohlfahrtseinrichtungen Cassels, herausgegeben von der Gesellschaft für Gemeinwohl, Kassel 1910, S. 47.

173 Vgl. den Bericht Felix Blumenfelds in: Erwin Stein, Monographien deutscher Städte, Kassel 1913, S. 109.

174 Dr. Felix Blumenfeld, Ärztlicher Bericht, in: Jahresbericht der Ortsgruppe Cassel des Deutsch-Evangelischen Frauenbundes, Kassel 1914, S. 10–13.

konfessionellen Grundsätzen des Trägervereins, des Deutschen Evangelischen Frauenbundes, bildete man „theoretisch und praktisch junge evangelische Mädchen aus guter Familie zur Kinder= und Säuglingspflegerin heran". Hierzu konnte die „Erlernung des Milchküchenbetriebes und auf Wunsch auch der Hauswirtschaft" angestrebt werden. Bedingungen waren ein Mindestalter von 20 Jahren, körperliche Gesundheit, ein höherer Schulbildungsstand und Empfehlungen von Persönlichkeiten wie des Geistlichen oder Schuldirektors aus dem Heimatort der Bewerberin. Nach einer vierwöchigen Probezeit blieben die jungen Frauen ein Jahr zur Ausbildung. Mit einer Kaution von 150 Mark und einem monatlichen Ausbildungsentgelt je nach Dauer und Unterbringung von 50 bis 70 Mark erhielten sie freie Wohnung und Verpflegung im Haus sowie Wäsche.[175] Mit diesen Regelungen für den Ausbildungsbetrieb griff der Trägerverein jenen Bestimmungen voraus, die 1923 in Preußen durch das Ministerium für Volkswohlfahrt für das Prüfungsverfahren für Säuglingspflegerinnen vorgeschrieben werden sollten: ein Mindestalter von 20 Jahren, Vorlage von Leumundsnachweisen und ein Führungszeugnis der Ortspolizei, Belege über geistige und körperliche Tauglichkeit für den Beruf, mit einer zweijährigen Ausbildung mit abschließender Prüfung an einer staatlichen oder staatlich anerkannten Pflegerinnenschule.[176]

Schon 1916 hatte die Stadt Kassel Lehrkurse für Säuglingsfürsorge an städtischen Schulen eingeführt. Die Kommune argumentierte mit den negativen Auswirkungen des Ersten Weltkriegs auf die Bevölkerungsentwicklung. Die durch den Krieg „herbeigeführten Menschenverluste" würden dazu „zwingen [...], alle Maßnahmen zu ergreifen, um die Stärkung unserer Volkskraft herbeizuführen". Es wurden daher Säuglingspflegekurse für Lehrerinnen der Kasseler Mädchenmittel- und Bürgerschulen angeboten. Die sollten in der Folge „älteren schulpflichtigen Mädchen Unterricht in der Säuglingspflege" erteilen, um so Krankheiten und Sterbefälle verhüten zu helfen. Der preußische Minister für geistliche und Unterrichtsangelegenheiten führte solche Kurse an Kasseler Schulen am 6. November 1916 obligatorisch ein. Kassel rühmte sich damit, die erste

175 Handbuch der Wohlfahrtseinrichtungen Cassels, herausgegeben von der Gesellschaft für Gemeinwohl, Kassel 1910, S. 88–89; Bericht Blumenfelds in: Erwin Stein (Hrsg.), Monographien deutscher Städte, Kassel 1913, S. 110.

176 Ernst Pütter, Einrichtung, Verwaltung und Betrieb der Krankenhäuser, Leipzig 1926, S. 87; Walter Lustig, Gesetz und Recht im Krankenhaus (Handbücherei für das gesamte Krankenhauswesen, VII), Berlin 1930, S. 161–162.

Stadt in Preußen mit Lehrveranstaltungen dieser Art zu sein.[177] Im März 1917 erfolgte schließlich die ministerielle Entscheidung, das Kinderheim als staatliche Krankenpflegeschule anzuerkennen, die ab dem 27. Juli 1917 offiziell als Säuglingspflegeschule für Säuglings- und Kinderschwestern geführt wurde. Dies bedeutete einen enormen Entwicklungsschritt für das Kinderheim als Fortbildungsstätte. Neben der Universitätsklinik in Marburg durfte fortan allein das Kasseler Kinderheim an der Frankfurter Straße für den gesamten Regierungsbezirk Kassel Säuglingspflegekräfte ausbilden und diplomierte Abschlüsse erteilen.[178]

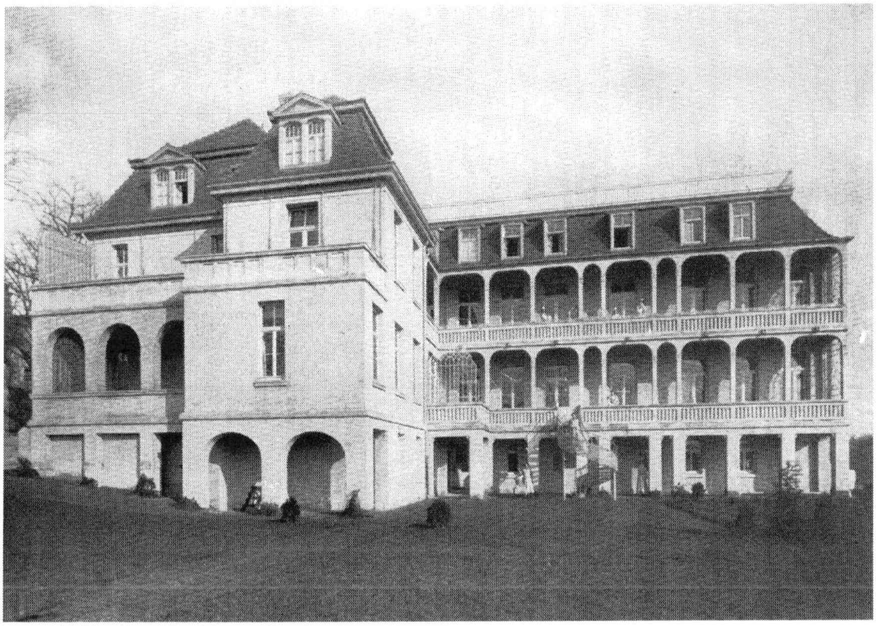

Kinderheim an der Frankfurter Straße, Hauptfassade zur Frankfurter Straße, um 1920, Stadtmuseum Kassel 03/0411.03-11

177 Bericht über die Verwaltung und den Stand der Gemeindeangelegenheiten der Residenzstadt Cassel im Rechnungsjahr 1916, Kassel 1918, S. 31.
178 Amtsblatt des Ministeriums für Volkswohlfahrt, 7. Jahrgang, 1926, Nr. 2, Sp. 72.

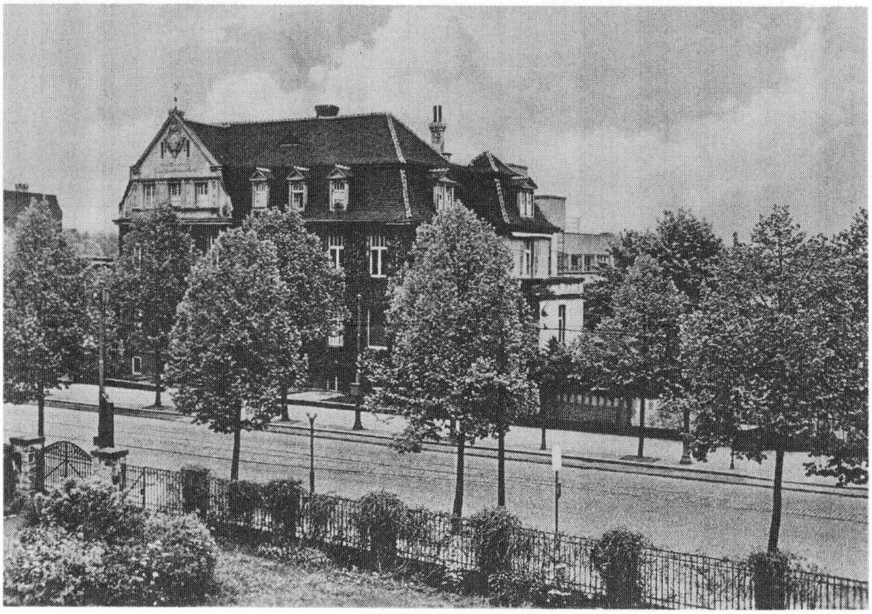

Kinderheim an der Frankfurter Straße, Ansicht von Süden, um 1920, Stadtmuseum Kassel 03/0411.03-11

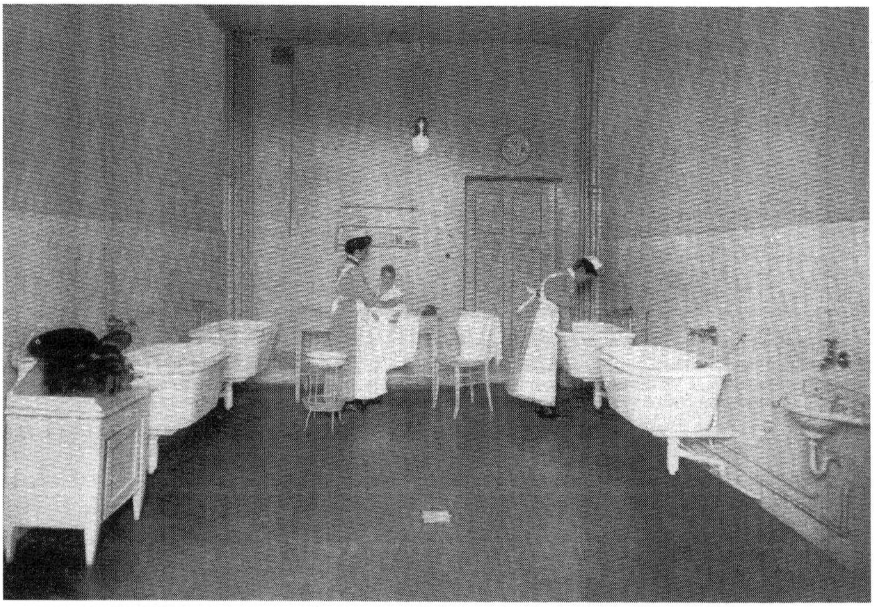

Kinderheim an der Frankfurter Straße, Baderaum, um 1920, Stadtmuseum Kassel 03/0411.03-11

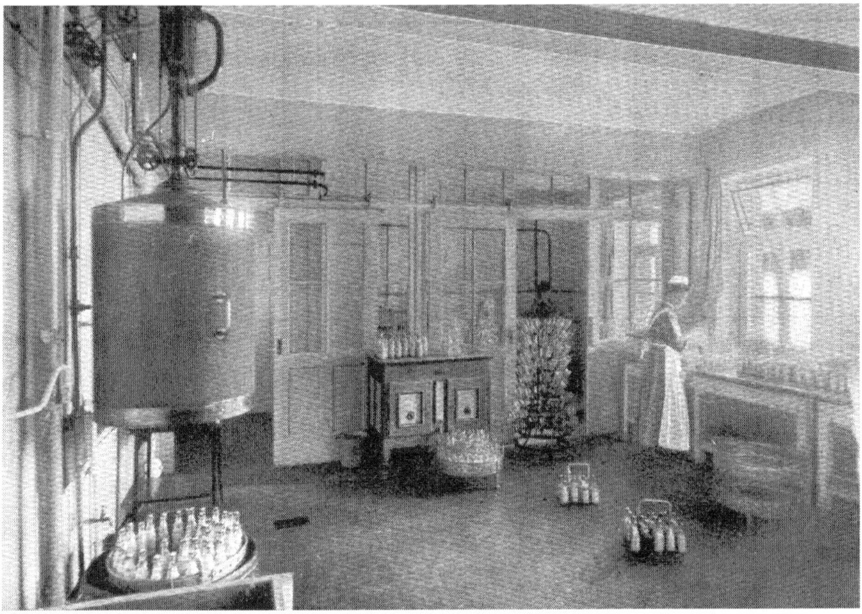

Kinderheim an der Frankfurter Straße, Spülraum der Milchflaschen, um 1920, Stadtmuseum Kassel 03/0411.03-11

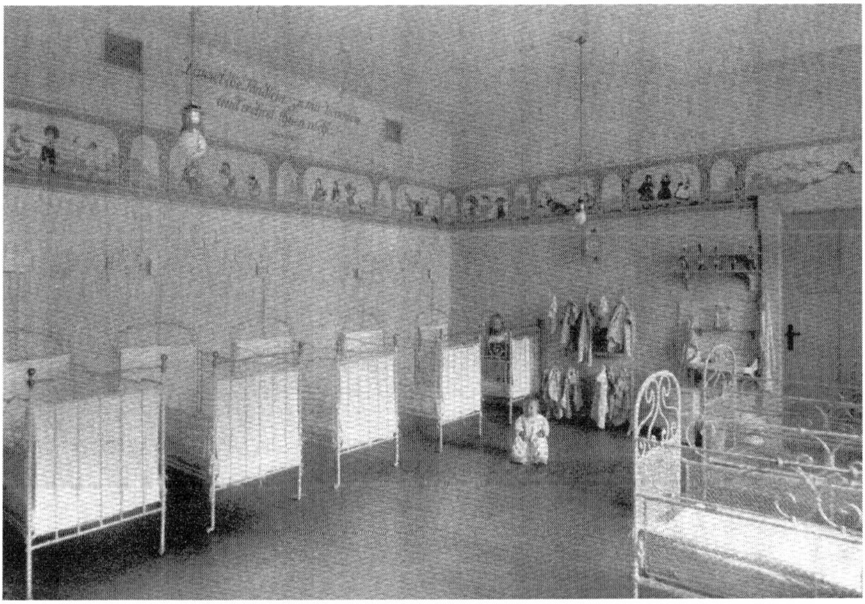

Kinderheim an der Frankfurter Straße, Schlafraum, um 1920, Stadtmuseum Kassel 03/0411.03-11

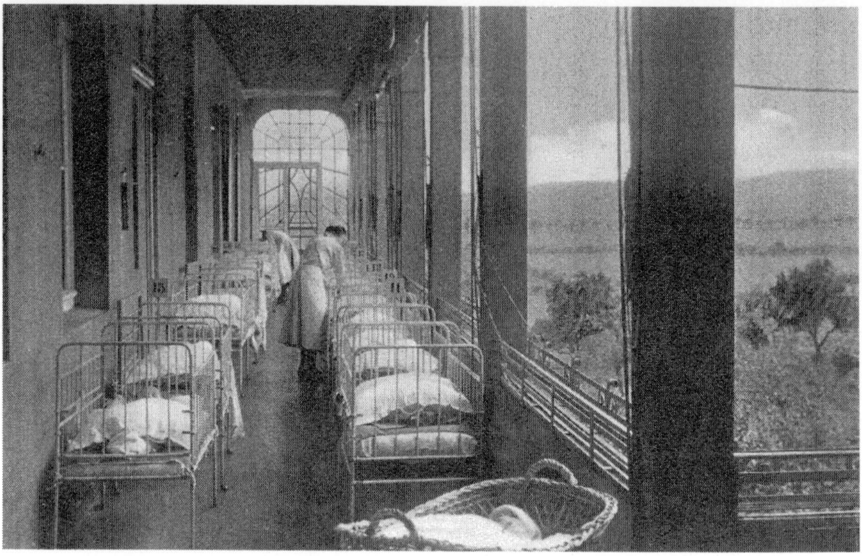

Kinderheim an der Frankfurter Straße, Freiluftbereich, um 1920, Stadtmuseum Kassel 03/0411.03-11

In den 1920er Jahren hielten im Kinder- und Säuglingsheim mit seinen 90 Krankenbetten sechs Schwestern sowie neun weitere Personen in der Büroverwaltung als technisches und Hauspersonal den Betrieb aufrecht.[179] In der Säuglingspflegeschule mit 22 Betten arbeiteten sieben Personen.[180] Oberin Margarete Wiebeck war verantwortlich für den gesamten Heim- und Klinikbetrieb.[181] Sie war bereits 1912 in der Einrichtung für ein Jahr als Stationsschwester tätig gewesen, ging danach nach Danzig, wo sie 1918 ihre Abschlussprüfung als Säuglings- und Kinderschwester ablegte. 1918 eröffnete sie in ihrer Heimatstadt Langensalza eine Kinderkrippe. Ab Juli 1918 war sie jedoch wieder im Kinderheim an der Frankfurter Straße tätig. Dort übernahm sie 1920 bis zu ihrer Pensionierung 1955 die Gesamtleitung.[182]

179 Handbuch der Inneren Mission, 2. Bd.: Statistik der evangelischen Liebestätigkeit, hrsg. vom Central-Ausschuss für die Innere Mission der Deutschen Evangelischen Kirche, Berlin 1925, S. 234–235.

180 Ebenda, S. 124–125.

181 Angaben nach „Kasseler Neueste Nachrichten" vom 7.10.1937, in: StA Kassel, Bestand S 5 F, Nr. 19.

182 Adressbuch der Kranken-, Pflege- und Wohlfahrtsanstalten Deutschlands, Leipzig 1926, S. 86.

Das zwischen 1906 und 1909 errichtete Gebäude des Kinderheims zeichnete sich in mehrfacher Hinsicht durch seine durchdachte Lage und moderne Bauplanung aus. Es versorgte mit Säuglingen und Kleinkindern bis zum zweiten Lebensjahr jene Altersgruppe, für die bis dahin meist eigenständige Kinderkrankenhäuser nur gefordert, aber kaum errichtet worden waren. Erst in den Jahren nach 1918 entstanden vermehrt eigenständige Kinderkliniken oder zumindest abgetrennte Kinderabteilungen in Allgemeinkliniken und unter Leitung von Pädiatern.[183] Die geographische Lage des Kinderheims in Randlage zur Stadt Kassel nahm schon 1909 die Empfehlungen für durchgeplante Kinderkrankenhäuser in den 1920er Jahren vorweg. In dieser Zeit forderten Mediziner eigenständige Kinderkliniken mit einer Bettenzahl für höchstens 250 Erkrankte, ausreichende Expansionsmöglichkeit und eine grüne, durchlüftete Umgebung. Die in Kassel eingebauten Loggien, die laut späterer Mitteilung im Zuge des Erweiterungsbaus 1928 auf Felix Blumenfelds Anregung entstanden, dienten als Freiluftbereiche zur Erholung der Kinder und ermöglichten isolierbare Wege in Quarantänefällen. Die innere Einteilung sah die Unterbringung in gemeinschaftlichen und im Infektionsfall abtrennbaren Räumen vor, deren Glaswände zugleich einen freien Durchblick gewährten. Die Aufnahme der Säuglinge zusammen mit ihren Müttern sollte Hospitalismus, also seelischen oder körperlichen Schäden aufgrund länger fehlender menschlicher Zuwendung, vorbeugen. Die im Rahmen des Klinikbetriebs erfolgende Ausbildung von Säuglings- und Kinderkrankenschwestern war von Beginn an bedacht.[184] 1928 gelang es, das Kinderheim um eine Erweiterung zu ergänzen, die mit einer chirurgischen Abteilung ausgestattet war. Im Jahresbericht des Kinderheims für 1931/32 wurde die Bedeutung dieses Anbaus und der dort untergebrachten Abteilungen hervorgehoben. Sie hätten demnach die Aufwertung des Kinderheims als eigentliches Kinderkrankenhaus mit sich gebracht. Erst durch diesen Neubau habe man 1928 „unserem Heim eine regelrechte

183 Schilling, Kinderkrankenhäuser, in: Zeitschrift für das gesamte Krankenhauswesen, 22, 1926, Heft 14, S. 417–424, hier S. 419.

184 Ebenda, S. 421; ausführlich W. Gottstein, in: Biesalski, H. Eckhardt, W. Gottstein u. a. (Hrsg.), Fachkrankenhäuser (Handbücherei für das gesamte Krankenhauswesen, II), Berlin 1930, S. 92–110 und S. 114–123.

Kinderkrankenabteilung angliedern, Kinder bis zu 14 Jahren aufnehmen" und ab da „auch chirurgische Fälle" behandeln können.[185]

Der Betrieb und die Leistungsfähigkeit des Kinderheims und des Kinderkrankenhauses hingen sehr von Pflegegeldern ab, die Krankenkassen, Eltern oder die Stadt Kassel für die dort eingewiesenen Krankheitsfälle entrichteten. Um jedoch Ausgaben des städtischen Haushalts zu senken, war die Stadt im Verlauf der 1920er Jahre dazu übergegangen, Säuglinge und Kleinkinder in städtische Klinikeinrichtungen zu überweisen, damit Pflegegelder den kommunalen Stätten zugutekamen. Der Jahresbericht des Kinderheims für 1927 musste daher gesunkene Pflegetage im Berichtsjahr und damit geringere Einnahmen vermerken. Kranke Kinder verblieben nicht lange im Heim, „weil die Stadt in erhöhtem Masse Kinder im eigenen Betrieb unterbringt".[186] Diese Entwicklung wurde unter dem Diktat drückender Sparzwänge während der Weltwirtschaftskrise mehr und mehr zur Praxis. Hinzu kamen die Wünsche von mittellosen Eltern, ihre im Kinderheim befindlichen Kinder nach Hause zurückzuholen, wenn ihre finanziellen Verhältnisse sie dazu zwangen. Im Jahresbericht für 1931/32 klagte die Verfasserin, die Belegung des Heims sei 1931 mittlerweile auf einen Durchschnitt von 54 Säuglingen gesunken, während 1930/31 dort noch durchschnittlich 71 Kleinkinder aufgenommen worden waren.[187]

Bis 1933 scheint sich diese Entwicklung aufgrund der dramatischen Verhältnisse fortgesetzt zu haben, und die Einrichtung, die sich wesentlich aus Pflegegeldern trug, dürfte zudem unter gesunkenen Spendenaufkommen gelitten haben. Im Bericht über das Kinderheim für das Rechnungsjahr 1933/34 wurde diese Entwicklung als Grund für die wirtschaftlichen Probleme benannt. Die Anzahl der Pflegetage gehe weiter zurück, da zahlreiche körperlich gesunde Pflegekinder zügig in ihre Familien zurückkehrten. Die Zahl der kranken Kinder, die in die Klinik überwiesen würden, sei ebenfalls gesunken.[188] Die wirtschaftlich schlechte Lage drohte sich auf den Personalstand auszuwirken. Mit Anerkennung bemerkte deshalb die Verfasserin des Jahresberichts für 1931/32 die Bereitschaft des Personals, wechselseitig Urlaub zu nehmen und auf Gehalt zu verzichten,

185 Archiv der Deutschen Frauenbewegung, Kassel, NK-L-16, J 324 Teil 2, Bericht für 1931/32.

186 Archiv der Deutschen Frauenbewegung, Kassel, NK-L-16, J 323.

187 Archiv der Deutschen Frauenbewegung, Kassel, NK-L-16, J 324, Teil 2.

188 Ebenda.

um Entlassungen zu vermeiden. Möglicherweise waren diese prekären Existenzbedingungen des Krankenhauses das Motiv für den Vorstand des Ortsverbands, das 25. Gründungsjubiläum am 17. Januar 1931 nur „in aller Stille" zu begehen. Eine größere Runde feierte später „abends im Schwestern- und Schülerinnenkreis mit Herr Dr. Blumenfeld",[189] was man indirekt als Beleg für dessen Ansehen unter den Angestellten und Lernkräften deuten könnte.

Seit 1906 war Dr. Felix Blumenfeld als leitender Arzt im Kinderheim beschäftigt und hatte die fachmedizinische Betreuung der Kleinkinder und ihrer hilfesuchenden Mütter mit einer ernährungsphysiologischen Beratung übernommen. Wie es genau zur Zusammenarbeit mit der Ortsgruppe des Frauenbundes und seiner Berufung zum leitenden Arzt gekommen war, bleibt unklar. Fraglos dürfte Blumenfelds aktive Rolle bei der Einrichtung der Milchküche, die sich gleichen Zielen verschrieben hatte, und seine Erfahrung bei deren erfolgreicher Leitung wesentlichen Ausschlag für diese Zusammenarbeit gegeben haben. Blumenfeld versah seine verantwortungsvolle Aufgabe tatsächlich bis zu der durch den Vorstand im März 1933 herbeigeführten Trennung von ihrem jüdischen ärztlichen Leiter. Wie weit Felix Blumenfeld in diesem Zeitraum den medizinischen Betrieb und die Verwaltung beeinflusst hat, ist aufgrund der Quellenlage nur unzureichend einzuschätzen. Jedoch darf man davon ausgehen, dass er die Einrichtung in seiner mehr als 25 Jahre andauernden leitenden Mitarbeit bedeutend vorangebracht und den Ausbau zu einer eigentlichen Kinderklinik wesentlich begleitet haben dürfte.

Diese Leistungen für die Menschen in Kassel wurden bis 1933 zweifellos anerkannt und gewürdigt. Zu verschiedenen Gelegenheiten, wie anlässlich der Übernahme der Milchküche in städtische Regie, hatte man Felix Blumenfeld offiziell gedankt. Diese Anerkennung schloss natürlich seine Leistungen bei der Gründung und dem erfolgreichen Betrieb des Kinderheims sowie dem Ausbau zur Kinderklinik ein. Beide Einrichtungen hatten für viele Jahre segensreich der Gesundheitspflege und Fürsorge des schutzbedürftigsten Teils der Bevölkerung ungeachtet ihres Standes, Herkommens und der Konfession gedient. Zur Würdigung des 25. Gründungsjubiläums der Milchküche erhielt Felix Blumenfeld am 1. Mai 1929 eine schmuckblattähnliche Urkunde der Stadt Kassel,

189 Archiv der Deutschen Frauenbewegung, Kassel, NK-L-16, J 324, Teil 2, Bericht für 1931/32.

unterzeichnet vom Vertreter des Oberbürgermeisters, Bürgermeister Gustaf Lahmeyer, sowie vom Stadtmedizinalrat Dr. Paul Keding: „Ihres langjährigen, verdienstvollen sozialhygienischen Wirkens zum Wohle der Stadt Kassel zu gedenken, ist heute ganz besonderer Anlaß. 25 Jahre besteht die Milchküche, die eine Ihrer wertvollsten Schöpfungen darstellt und nach Organisation und technischer Einrichtung eine Musteranstalt geworden ist." Die Küche habe in Friedens- und Kriegszeiten erinnerungswürdige Leistungen für die „Volksgesundheit" gebracht. Man wolle ihm daher „den herzlichsten Dank der städt. Verwaltung für all Ihre bedeutungsvolle Arbeit zum Wohle der Kasseler Kinder" aussprechen.[190] Oberbürgermeister Herbert Stadler sah sich veranlasst, am Tag darauf an Blumenfeld noch einen persönlichen brieflichen Glückwunsch zu übersenden. Es sei „gerade die städtische Milchküche in der Fuldagasse, die ja die erste ihrer Art in Deutschland war und die dank Ihrer Initiative und Ihrer Hingabe mit geringen Mitteln in den schwierigsten Jahren wertvolle Arbeit im Dienste der Volksgesundheit geleistet" habe. Sie habe „wesentlich dazu beigetragen", dass die „Säuglingssterblichkeit in Kassel verhältnismäßig gering" sei. Auch der Oberbürgermeister versicherte, die Stadt werde auf Blumenfelds fortgesetzte Hilfe und mit seinem Rat rechnen.[191]

Keine vier Jahre später hatten diese lobenden Worte ihren Wert verloren und die Leistungen Felix Blumenfelds um Gesundheit und Wohlergehen seiner Mitmenschen in Kassel wurden Anfang 1933 innerhalb von wenigen Wochen beiseitegewischt.

190 Kopie des Schreibens in: HHStA Wiesbaden, Bestand 518, Nr. 63136, I, fol. 56–57.
191 Kopie des Schreibens in: HHStA Wiesbaden, Bestand 518, Nr. 63136, I, fol. 58–59.

Zugehörigkeit und Geselligkeit – Felix Blumenfeld im gesellschaftlichen Leben Kassels

„Und, ob sie gleich dem Süd' dem Nord' entstammen,
Hier auf dem Schiff sind sie e i n Bruderbund,
Die sich zu gleichem Tun die Hände reichen,
Um für des Schiffes Wohlfahrt einzustehen!"

Die Intensität und Motivation, mit der Felix Blumenfeld am gesellschaftlichen Leben in Kassel teilnahm, ist angesichts fehlender Zeugnisse nur schwer einzuschätzen. Tatsächlich aber ist seine Mitgliedschaft in mehreren stadtbürgerlichen Vereinigungen belegt. Neben dem inhaltlichen Interesse an diesen Vereinen dürfte er dort einen größeren sozialen Umgang gesucht haben, der über jenen Kreis aus Beruf und Familie hinausging und ihm einen erweiterten Anschluss und eine engere Einbindung in stadtgesellschaftliche Zusammenhänge eröffnete. Eine mutmaßliche Verbindung von Vereinsziel und zwischenmenschlichem Kontakt darf für seine Mitgliedschaft im Kasseler Kunstverein, in der „Schlaraffia Chasalla", in der Freimaurerloge „Einigkeit und Treue", im Central-Verein deutscher Staatsbürger jüdischen Glaubens und in der Deutschen Demokratischen Partei vermutet werden. Dort bot sich die Aussicht, kulturelle Neigungen zu befriedigen, geselligen Anschluss zu finden, einem ethisch-humanitären Streben nachzukommen und im Kampf gegen antirepublikanische und antisemitische Agitation politische Verantwortung zu übernehmen.

Infolge der Mitgliedschaft Felix Blumenfelds in der Vereinigung „Schlaraffia" und der Kasseler Freimaurerloge waren er und seine Frau immer wieder in festliche Gelegenheiten eingebunden. Blumenfelds Großneffe Hans Loeser erinnerte sich an eine Feier in der Kasseler Stadthalle, vermutlich zu Fasching 1931, die von den Ehepaaren Blumenfeld und Löser mit künstlerisch aufwendig gestalteten Kostümen organisiert worden war. Die Einladungskarten seien von einem bekannten Berliner Künstler modern gestaltet worden, „in a very contemporary multicolored style", vierseitig und „on parchment-like paper" gedruckt. Die Festgemeinde setzte sich aus Personen zusammen „far beyond the close circle of Kassel families that we later associated with". Freunde aus Berlin waren zugegen und sehr bekannte Künstler: „as well as a wide circle of acquaintances in Kassel.“[192] Blumenfeld nahm darüber hinaus an Feiern der jüdischen Gemeinschaft Kassels teil. So berichtete die *Jüdische Wochen-Zeitung* am 4. April 1924 von einer Purimfeier der Mitglieder der jüdischen Sinai-Loge des B'nai-B'rith-Orden, U. O. B. B., im Blauen Saal der Stadthalle, die auch dank „der herzhaften Rede des Herrn Dr. Blumenfeld“ ein Erfolg wurde.[193]

Der Beitritt des Ehepaares Blumenfeld in den Kasseler Kunstverein war fraglos mit einem grundsätzlichen künstlerisch-intellektuellen Interesse begründet. Das Vereinsverzeichnis von Januar 1933 weist beide Blumenfelds als ordentliche Mitglieder aus.[194] Der vom städtischen Bürgertum getragene, 1835 gegründete Verein sollte Kunst fördern und für die Kasseler Bürgerschaft Kontakte mit zeitgenössischen Künstlern eröffnen. Der Verein baute durch Ankäufe schrittweise eine eigene Sammlung auf. Vor 1914 organisierte er Ausstellungen mit Arbeiten zeitgenössischer Künstler.[195] Vor allem in den 1920er Jahren stand der Kunstverein einem modernen Kunstschaffen aufgeschlossen gegenüber und veranstaltete regelmäßige Präsentationen von Gemälden, Graphiken und Plastiken regionaler und überregionaler Künstler und Künstlerinnen.[196] Nach Mitteilung von Lüders[197] habe Blumenfeld sowohl Kenntnis als auch Geschmack für zeitgenössische Kunst gehabt und insbesondere Kontakt mit zwei Kasseler Professoren, dem Bildhauer Prof. Alfred Vocke, 1923 bis 1932 Professor an der Kunstakademie Kassel, und dem Graphiker Prof. Hermann Virl von der Kunstgewerbeschule Kassel, gepflegt.[198] Vocke entwarf

192 Hans Loeser, Hans's Story, S. 22–23.

193 Jüdische Wochen-Zeitung, Nr. 1, 1. Jg. vom 4.4.1924.

194 Archiv Hessen Kassel Heritage, Hessisches Landesmuseum Kassel, Bestand 7.0., Nr. A 127, Mitgliederverzeichnis des Kasseler Kunstvereins e.V., Stand: 1.1.1933.

195 Sabine Herms, Der Kunstverein Kassel in der Zeit von 1933 bis 1945, Magisterarbeit Gesamthochschule Kassel, Kassel 1990, S. 6–11; Manfred Marx, 150 Jahre Kasseler Kunstverein. Eine Chronik, Kassel 1985, S. 69–87.

196 Sabine Herms, Kunstverein Kassel, S. 15–34, S. 42–52.

197 Dieter Lüders, Dr. Felix Blumenfeld, S. 249, ohne Nachweis.

198 Alfred Vocke (1886–1944), Bildhauer und Medailleur, 1923–1932 Professor an der Kunstakademie in Kassel, ab 1934 in Berlin, dort aus politischen Gründen entlassen, seine Schwägerin wurde in Auschwitz ermordet, so Hans Vogel, Alfred Vocke. Gedächtnis-Ausstellung im Hessischen Landesmuseum Kassel April-Mai 1948, o. Ort, o. Jahr; Hermann Virl (1903–1958), 1926–1931 Leiter der Graphischen Abteilung der Staatlichen Kunstgewerbeschule in Kassel, ab 1931 in München; zu beiden s. Paul Schmaling,

Gedenkmedaillen, unter anderem anlässlich der Verabschiedung des Oberpräsidenten Schwander, zum Verfassungstag 1927 und für das Jubiläum des Reichsverwaltungsgerichts in Leipzig. Zudem gehörten beide Künstler wie Blumenfeld der Loge „Zur Einigkeit und Treue" an. Persönliche Bekanntschaften aus dem Kunstverein und der Loge überschnitten sich.

Die Schlaraffen hatten ihren Ursprung in einer Künstlervereinigung, die sich 1859 in Prag zusammenfand, um in regelmäßigen Sitzungen in satirischen Formen eines Rituals künstlerische und humoristische Darbietungen ihrer Mitglieder zu feiern. Verbindendes Element waren Ritterspiele und Beiträge, die sich um Kunst, Humor und Freundschaft drehten.[199] Die seit 1883 in Kassel bestehende „Schlaraffia" nahm Felix Blumenfeld am 21. April 1904 als Knappe Nr. 126 auf, ernannte ihn am 19. April 1912 zum Junker und am 25. April 1914 zum Ritter. Er trug den sprechenden Schlaraffennamen „Gibich von Jöhrenheim", wahrscheinlich eine Anspielung auf seine Arbeit als Kinderarzt im Kinderheim an der Frankfurter Straße. Als Paten für Blumenfelds Aufnahme fungierten der Sanitätsrat Dr. Ludwig Heldmann und der Zahnarzt Dr. Paul Geiger.[200] Blumenfeld scheint sich in diesem Zusammenschluss gleichgesinnter, dem Frohsinn und Ulk gleichermaßen zugeneigter Männer wohlgefühlt zu haben. Seine überlieferte Fähigkeit, in Reimform zu sprechen und launige Gedichte zu schreiben, dürfte ihm dabei sehr entgegengekommen sein. Es ist von ihm ein Gedicht überliefert, das 1912 in der *Schlaraffen-Zeitung*[201] abgedruckt wurde und in dem Blumenfeld seinen Verein, dessen Werte und Gemeinschaft feierte. Ohne die Zeilen überzuinterpretieren, mag das Gedicht Blumenfelds Absicht für seine Mitgliedschaft erkennen lassen: Zugehörigkeit zu einem Freundschaftsbund und Suche nach gleichgesinnten Menschen.

Künstler-Lexikon Hessen-Kassel 1777–2000. Mit den Künstlerkolonien Willingshausen und Kleinsassen, Kassel 2001, S. 599; zu Aktivitäten Vockes und Virls im Kunstverein Sabine Herms, Kunstverein Kassel, S. 25–26.

199 Edwin A. Biedermann, Logen, Clubs und Bruderschaften, 2. Aufl. Düsseldorf 2007, S. 337–339.

200 Schlaraffia Chasalla, Hundert Jahrungen Chasalla 1883–1983, Kassel 1983, das Mitgliederverzeichnis S. 81, Nr. 179.

201 Schlaraffen-Zeitung, Nr. 394, 38. Jg., vom 1. Januar 1912; lt. Angabe stammte das Gedicht von Knappe 126, Chasalla, also von Blumenfeld; das Material wurde recherchiert von Dr. Ortrud Wörner-Heil und Eckhard Wörner.

Blumenfeld verglich die Schlaraffen mit einem Schiff, das mit den schlaraffischen Werten beladen ist und Menschen gleichen Willens zusammenführt:

„Und überall ist dieses Schiff willkommen,
Ist gern gesehn in aller Menschen Land,
Des Guten viel hat man von ihm vernommen,
Viel Rühmenswertes ward von ihm bekannt.
Auch seine Mannschaft hält gar treu zusammen,
Einander hilfsbereit zu jeder Stund',
Und, ob sie gleich dem Süd' dem Nord' entstammen,
Hier auf dem Schiff sind sie ein Bruderbund,
Die sich zu gleichem Tun die Hände reichen,
Um für des Schiffes Wohlfahrt einzustehen!
[...]"

„Und wenn die Welt dich um ein Glück belogen,
Wenn an dem Firmament dein Stern erblaßt,
Und wenn ein Freund voll Tücke dich betrogen,
So daß Verzweiflung dir das Herz erfaßt,
Dann komm' zu uns, von neuem zu erkennen,
Daß Freundschaft auch noch heut' kein leerer Wahn!
Wir wollen fürderhin dich Bruder nennen.
Wohlan, so folg' dem Schiff auf seiner Bahn!"

Bruder Felix Blumenfeld

„... in treuer Erfüllung aller menschlichen Pflichten ein Beispiel geben."[202]

Mehr noch als die Zugehörigkeit zu den Kasseler Schlaraffen dürfte der Beitritt Blumenfelds in den Freimaurerbund seinem Wunsch nach Teilhabe an einer Vereinigung von Menschen gleicher geistiger Orientierung und der Suche nach ethischen Wertmaßstäben entsprungen sein.

Freimaurerei ist ein seit über drei Jahrhunderten existierender ethischer Lebensbund, in dem Männer – und heute in einer wachsenden Zahl

202 Verfassung des Eklektischen Freimaurerbundes. Nach dem Beschluß der Jahresversammlung der Großen Mutterloge vom 14. Mai 1911, Frankfurt am Main 1927, § 124, S. 45.

auch Frauen – in institutioneller Form zusammenkommen. Im Kern geht es bei der Freimaurerei um die geistig-habituelle Entwicklung des einzelnen Menschen, der seine Persönlichkeit nach den Prinzipien von Humanität und Toleranz formen will. Der Mensch soll sich in seiner sozialen Existenz zu seinem Mitmenschen gleich welcher Herkunft, Konfession und gesellschaftlich-politischer Orientierung in Toleranz und Achtung verhalten und sich die Fähigkeit zur selbstkritischen Reflexion erwerben. Zu dieser Arbeit an sich selbst dienen aus der Arbeitswelt der Steinmetze übernommene Symbole, die der interpretativen Aneignung humanitärer Werte und einer empathischen Lebensweise dienen. In der Symbolwelt der Bauwerkleute drücken sich bildhaft und interpretierbar die Kernaussagen der Freimaurerei aus. In einem ritualisierten Umgang mit deren Symbolen soll ein ethisches Verhalten im Alltag eingeübt werden, um freimaurerische Werte – Empathie, Hilfsbereitschaft, toleranter Umgang mit allen Menschen – als gelebte Praxis wirksam werden zu lassen.[203]

Die Freimaurerei ist nach Hans-Hermann Höhmann ein weltweiter Freundschaftsbund und stellt eine „spezifische symbolisch-rituelle Lehr- und Erfahrungsmethode“ dar, die auf die „Einübung einer ethisch fundierten Art und Weise der Lebensführung angelegt“ ist.[204]

Seit dem frühen 18. Jahrhundert ist die Freimaurerei erstmals in England und Schottland in einer schriftlichen Überlieferung nachweisbar. Dort entstand sie als überkonfessioneller Zusammenschluss und integrierte gesellschaftlich und konfessionell divergente Gruppen. Ihre Ursprünge und Traditionen vor 1700 liegen freilich im Dunkeln, aber ihre *Alten Pflichten*, 1723 in London erstmals gedruckt, formulieren seitdem ein freimaurerisches Grundgesetz. Die erste Pflicht nimmt Gedanken der Aufklärung auf und sieht in der Religion die Grundlage für persönliche Tugenden wie Treue, Freundschaft und Anstand, jedoch nicht göttliche Verhaltensnormen. Die zweite Pflicht betont Friedegebot, Treue zu einer gerechten Obrigkeit und brüderliche Freundschaft.

Auf dem Kontinent zunächst in Frankreich vertreten, gelangte die Freimaurerei 1737 über eine erste Logengründung in Hamburg nach Deutschland, wo sie im adelig-bürgerlichen Umfeld von Reichs- und Residenzstädten bald Fuß fasste. Einen starken Aufschwung erlebte sie vor

203 Helmut Reinalter, Die Freimaurer, München 2006, S. 7.

204 Hans-Hermann Höhmann, Freimaurerei. Analysen, Überlegungen, Perspektiven, 2. Auflage Bremen 2013, S. 12.

1800 im aufgeklärt-frühliberalen Stadtbürgertum im Zuge der sich verbreitenden geselligen Vereins- und kulturellen Zirkel. Dort ermöglichte das betonte Gleichheitspostulat ihren Mitgliedern einen ständisch übergreifenden Austausch von frühliberalen und freiheitlichen Ideen und schuf in mehrfacher Hinsicht Räume für persönlich erlebbare Egalität.[205]

In Kassel kam es schon 1766 zu einer ersten schriftlich nachweisbaren Logengründung, Sicheres über das Bestehen von Freimaurerlogen in der landgräflichen Residenzstadt ist erst ab den 1780er Jahren überliefert. Deren Existenz geriet nach der Französischen Revolution 1789 in das Blickfeld behördlicher Überwachung und absolutistischer Zensur und wurde 1794 verboten.[206] Während der Reformzeit des Königreichs Westphalen 1808 bis 1813 wurden freimaurerische Tätigkeiten auch in Kassel wieder zugelassen, und es fanden sich nun Logen mit einer konfessionell und sozial stärker durchmischten Mitgliedschaft aus französischen, deutschen und erstmals auch jüdischen Brüdern zusammen. Diese liberalen Verhältnisse änderten sich jedoch in den Jahren der Reaktion im kurhessischen Staat, und 1824 erging in den repressiven Jahren unter Kurfürst Wilhelm II. das erneute Verbot der Freimaurerei. Erst der Anfall des Kurstaats an Preußen ermöglichte ab 1866 eine dauerhafte Gründung von Logen, sodass bis 1914 in Kassel fünf Logen verschiedener Lehrarten und Ausrichtung bestanden.

Diese Logen in Kassel spiegelten die inhaltlich ausgesprochen inhomogene Großlogenlandschaft in Deutschland wider – eine Situation, die die deutsche Freimaurerei bis weit ins 20. Jahrhundert kennzeichnete. Trotz des Zusammenschlusses zum Deutschen Großlogenbund seit 1872 sorgte vor allem das Verständnis eines christlich-religiösen bzw. ethisch-humanitären Charakters der deutschen Freimaurerei für Diskussion und Streit zwischen den Großlogen. Die Betonung eines christlichen Gehalts erschwerte vor allem die Aufnahme von Juden in solche Logen und wurde vielfach in einer exkludierenden Weise genutzt, um gezielt jüdische Aufnahmewillige abzuweisen.[207]

---

205 Helmut Reinalter, Der freimaurerische Diskurs der Moderne. Vorlesungen, Vorträge, Studien und Essays, Innsbruck, Wien 2022.

206 Ortrud Wörner-Heil, „Extreme Familiarität und Gleichheit". Freimaurerlogen in Kassel 1766 bis 1794, in: Heide Wunder, Christina Vanja, Karl-Hermann Wegner (Hrsg.), Kassel im 18. Jahrhundert. Residenz und Stadt, Kassel 2000, S. 229–261.

207 Vgl. das 1932 in Wien erschienene Standardwerk von Eugen Lennhoff, Oskar Posener, Internationales Freimaurer-Lexikon, ND Wien 1975, Sp. 358–359; Stefan-Ludwig

Dabei können die deutschen Freimaurerlogen bezüglich ihrer sozialen Zusammensetzung als dem oberen Bürgertum zugehörig angesehen werden, sie galten politisch als national und monarchisch orientiert. Eine Anknüpfung an mittel- und kleinbürgerliche Schichten wie in Spanien und Frankreich gab es kaum. Auch zur politischen Linken hatte man kaum Verbindungen. Man stellte sich auf den Standpunkt eines betont unpolitischen deutschen Idealismus.[208]

In Preußen waren bis 1893 lediglich drei Großlogen offiziell zugelassen. Dies waren die „Große Nationalmutterloge zu den Drei Weltkugeln", die „Große Landesloge der Freimaurer von Deutschland" und die „Großloge Royal York von Preußen, genannt Zur Freundschaft", die sich nach Kriegsbeginn 1914 in „Großloge von Preußen, genannt zur Freundschaft" umbenannte. Diese konservativen, christlich ausgerichteten Großlogen dominierten zahlenmäßig die deutsche Freimaurerei. Zusammen umfassten diese in Berlin ansässigen Großlogen noch in den 1920er Jahren etwa 75 Prozent der deutschen Freimaurer.[209] Auf der anderen Seite standen die humanitär ausgerichteten Großlogen – die Landesloge von Sachsen, der Eklektische Bund in Frankfurt, die Große Loge von Hamburg, die „Großloge Zur Sonne" in Bayreuth und die „Großloge Zur Eintracht" in Darmstadt, die weniger als ein Drittel der deutschen Freimaurer repräsentierten. 1907 trat noch der „Freimaurerbund Zur aufgehenden Sonne" hinzu. Er war in seinen rituellen Arbeiten betont monistisch, also nicht religiös, sondern rein weltlich ausgerichtet, und stand für eine weltweite, brüderliche Freimaurerei als Grundlage für friedliche Verständigung und nationalen Ausgleich. Kurz vor der Verbotszeit 1933/35 wurde 1930 mit der Symbolischen Großloge eine weitere Großloge gegründet, die internationale Kontakte pflegte und auf Völkerverständigung abzielte. Zwar waren dort prominente linksliberale und sozialistische Mitglieder vertreten,

Hoffmann, Die Politik der Geselligkeit. Freimaurerlogen in der deutschen Bürgergesellschaft 1840–1918 (Kritische Studien zur Geschichtswissenschaft, 141), Göttingen 2000, S. 176–202; Guntram B. Seidler, Die Juden in den deutschen Logen, Leipzig 2016, S. 259–279.

208 Ralf Melzer, Konflikt und Anpassung. Freimaurerei in der Weimarer Republik und im „Dritten Reich" (Vergleichende Gesellschaftsgeschichte und Politische Ideengeschichte, 13), Wien 1999, S. 17–31; Manuel Pauli, Die deutsche Freimaurerei in der langen Jahrhundertwende (1860–1935) (Zivilisationen und Geschichte, 76), Berlin 2022, S. 234–257.

209 Angaben nach Lennhoff, Posener, Internationales Freimaurer-Lexikon, Sp. 340.

wie Carl Ossietzky und Kurt Tucholsky, allerdings blieb sie genauso wie der „Freimaurerbund Zur aufgehenden Sonne" wegen der ausbleibenden offiziellen Anerkennung auch von außerhalb Deutschlands irregulär und drohte, sich wegen Mitgliederschwunds aufzulösen.[210]

Erst eine verwaltungsrechtliche Klage beendete die abgesicherte Position der christlichen, sogenannten altpreußischen Großlogen. Die humanitären Großlogen konnten nun vereinsrechtlich gesichert auch in Preußen eigene Tochterlogen gründen bzw. bestehende Logen sich unterstellen oder Vereine als reguläre Logen anerkennen lassen.

Felix Blumenfelds Loge „Zur Einigkeit und Treue" war in Kassel aus einer solchen Winkelloge hervorgegangen, die 1906 als „Licht und Wahrheit" gegründet wurde. Nach einem später verfassten Bericht über ihre Gründung wollten sich die Mitglieder des Logenvereins jedoch bald regularisieren und baten deshalb im September 1908 in Frankfurt am Main bei der Großloge des Eklektischen Bundes um Aufnahme. Dieses Aufnahmegesuch an die Frankfurter Großloge war wohl bedacht und erging sicherlich wegen deren liberaler Grundhaltung. Der Bund verfolgte mit seinen im Jahr 1911 deutschlandweit 22 Logen eine betont überkonfessionelle Richtung und sah sich den Werten einer nationenübergreifenden Freimaurerei verpflichtet. Er berief sich in seiner Verfassung von 1783 auf die ersten Grundsätze in den *Alten Pflichten* von 1723, die Friedensliebe und Rechtschaffenheit voranstellte und ein religiöses Bekenntnis vornehmlich als Fundament für eine ethisch-moralische Denkweise voraussetzte. Wurde in Logen, die zu den altpreußischen Großlogen gehörten, oft eine christliche Mitgliedschaft erwartet, so betonte die Verfassung des Eklektischen Bundes eine Offenheit für „ehrbare Männer, ohne Rücksicht auf Unterschiede der Nationalität, der Hautfarbe, des Vaterlandes, des bürgerlichen Standes, der Religion und der politischen Meinung".[211] Den Tochterlogen war damit aufgegeben, einer Mitgliedschaft nicht das christliche Bekenntnis vorauszusetzen, also in der Umkehrung Männer jüdischen Glaubens keinesfalls auszuschließen und für eine Aufnahme lediglich auf die ethische Grundhaltung und charakterliche Eignung zu achten. Nach

210 Karsten Oelckers, Großmeister Leo Müffelmann. Richtungskämpfe innerhalb der deutschen Freimaurerei in den Jahren 1923–1934, Leipzig 2014; Hans-Detlef Mebes, Kurt Tucholsky als „Frère Compagnon" in Frankreich. Zeugnisse seiner freimaurerischen Gesellenarbeit, in: Zeitschrift für Internationale Freimaurer-Forschung 10, 2003, S. 65–96.

211 Verfassung des Eklektischen Freimaurerbundes, § 3, S. 12.

Guntram Seidler war der Eklektische Bund die erste deutsche Großloge, die sich in der Frage der Aufnahme von jüdischen Brüdern an das humanitäre Prinzip und an die *Alten Pflichten* von 1723 hielt. Er sah die Frankfurter Großloge eng mit der großen, reformbereiten jüdischen Gemeinde der Stadt verwoben – eine Haltung, die auf ihre Tochterlogen, wie die in Kassel, ausgestrahlt habe.[212]

Am 8. April 1909 gründeten 43 Brüder die neue Kasseler Loge „Zur Einigkeit und Treue", die daraufhin mit Beschluss ihrer Großloge am 13. Juni eingesetzt wurde. Laut des bereits zitierten Berichts über die Gründung der Loge war es erklärtes Ziel der Brüder, unter dem Dach des Eklektischen Bundes „eine neue Bauhütte der liberalen Humanitätsmaurerei in Cassel aufzurichten". Diese Aussage unterstreicht noch einmal den Wunsch der Mitglieder, im Eklektischen Bund reformorientierte, weltgewandte Freimaurerei zu verfolgen. Der Bericht verschweigt nicht die Auseinandersetzungen mit altpreußischen Großlogen über den Anschluss der jungen Loge an die Frankfurter Großloge. Man könne, so hielten die Brüder bedauernd fest, „zur Steuer der Wahrheit hier nicht unterdrücken", dass „auch die deutsche Freimaurerei am Anfang des 20. Jahrhunderts sich von menschlichen Schwächen und Leidenschaften noch nicht befreit" habe.[213]

Felix Blumenfeld wurde am 21. Juni 1914 anlässlich des Johannisfestes, dem Höhepunkt und Abschluss eines Freimaurerjahres, in die Loge aufgenommen, am 16. Oktober 1915 in den zweiten Grad des Gesellen befördert und am 28. April 1917 zum Meister erhoben.[214] Wer sein Bürge war, ist leider nicht überliefert, daher lässt sich über den Weg seiner Annäherung an die Freimaurerei und über die Frage, durch welche persönliche Bekanntschaft er sich der Loge genähert haben könnte, nichts feststellen. Zudem haben sich aus seinen Jahren als Freimaurer nur Nachrichtensplitter erhalten, sodass sich die Motive für einen Beitritt in den freimaurerischen Bund und in die Loge „Zur Einigkeit und Treue" lediglich vermuten lassen.

212 Guntram B. Seidler, Die Juden in den deutschen Logen, Leipzig 2016, S. 96–97.

213 Archiv der Freimauerloge Goethe zur Bruderliebe, Kassel, VI-40; Klaus Weigel, Die Tochterlogen des Eklektischen Bundes in Niederhessen, Privatdruck 2019, hier S. 17–30, Zitate S. 19.

214 Archiv der Freimauerloge Goethe zur Bruderliebe, Kassel, VI-40, 04; vgl. die Angaben im Protokollbuch der „Einigkeit und Treue", ebenda, VI-40, 03, zur Aufnahme S. 243, Beförderung S. 289 und Erhebung S. 323.

Zweifellos wird er sich von den allgemeinen Zielen der Freimaurerei – Menschlichkeit, Toleranz und persönliche Fortentwicklung – angesprochen gefühlt haben. Der Arzt Blumenfeld sah sich empathischer Hilfe für Mitmenschen in Not ebenso verpflichtet, wie er gesellschaftlich-politische Meinungen innerhalb des demokratischen Spektrums akzeptierte. Als Jude dürfte ihm die Zugehörigkeit zu einer Vereinigung, die ausdrücklich das Ziel verfolgte, gesellschaftliche und konfessionelle Grenzen zu überwinden, besonders willkommen erschienen haben – zumal in einer Zeit dauerhafter und sicherlich auch für Blumenfeld immer wieder bemerkbarer antisemitischer Ausgrenzung. Sein Antrag zur Aufnahme mag sich also bewusst an eine Loge des Eklektischen Bundes gerichtet haben.

Seine Beweggründe, sich Werten und Zielen der Freimaurerei anzuschließen, erhellt daneben auch die im Druck erhaltene Ansprache, die Felix Blumenfeld am 30. August 1921 bei der Beisetzung seines Logenbruders Paul Hornthal, einem in Kassel geborenen Kaufmann, hielt. Blumenfeld sprach den Nekrolog, eine ehrende Trauerrede, als der Bürge Hornthals, den er der Loge zur Aufnahme empfohlen hatte.[215] Diese Aufgabe, zur Ehrung eines verstorbenen Mitbruders eine Ansprache zu halten, unterstreicht das wiederholte Zutrauen in Blumenfelds rhetorisches Talent und seine ausgeprägte Fähigkeit, Sprache als Ausdrucksmittel für Emotionalität einzusetzen.[216]

Blumenfeld betonte Hornthals Menschlichkeit, seine Sorge für die Familie wie für seine Mitbürger: „Deine Menschenliebe war es, die es Dir von Anfang an ermöglichte, den idealen Bestrebungen unseres Kreises nachzugehen und nachzuforschen. Deine strenge Aufrichtigkeit, Deine feine stille Eigenart. Dein sozialer Sinn und nicht zuletzt Deine glückliche Veranlagung, Ernst und Scherz harmonisch miteinander zu vereinen, das alles schuf Dir schnell unsere brüderliche Freundschaft und Zuneigung." Blumenfeld erkannte in Hornthals Wesensart den Schlüssel für den Zugang zum Mitmenschen: „Deine Liebe war es endlich, die die Brücke schlug von Dir zu allen anderen Menschen, von denen so viele Dein

215 Paul Hornthal, geboren am 26. April 1868, gestorben am 24. Aug. 1921, Worte der Liebe, Treue und Verehrung gesprochen am Grabe Dienstag, den 30. August 1921 von Dr. Felix Blumenfeld, Kassel o. J. [1921].

216 So hielt Blumenfeld 1917 den Nekrolog auf den Br. Warwa, s. Protokollbuch der „Einigkeit und Treue", Archiv der Freimauerloge Goethe zur Bruderliebe, Kassel, VI-40, 03, S. 345.

großmütiges Wohltun kennen lernten." Treue als Wesenszug Hornthals hob er hervor, denn er sei „treu und bieder in Deinem geschäftlichen Leben. Treu gegen die Deinen und gegen die Allgemeinheit! Treu hast Du Dich bewährt als Sohn und Bürger dieser Stadt. Für sie ehrenamtlich tätig zu sein, erschien dir niemals ein Opfer, sondern eine selbstverständliche, gern übernommene Pflicht [...]." „Du warst niemals ein schwankendes Rohr, sondern glichst dem ehernen Felsen, auf den man bauen, auf den man sich verlassen [konnte]." Schließlich betonte er den aufrichtigen Charakter als Beleg für die hohe Reputation eines Menschen: „Lieb und Treue schufen dir die herrlichste Krone des Lebens, die Krone des guten Namens." Blumenfeld benannte in der Trauerrede wohl jene Charaktereigenschaften, die einen ehrlichen und aufrichtigen Menschen auszeichneten. Er sprach jene Wertschätzung des Bruders aus, die auch er für sich in Anspruch nehmen zu können glaubte: die Anerkennung des für seine Umwelt engagierten, vertrauenswürdigen Menschen.

Der Charakter seiner Loge „Zur Einigkeit und Treue"

Die deutsche Freimaurerei war im 19. und 20. Jahrhundert stark durch den gesellschaftlichen Zuschnitt ihrer überwiegend bürgerlich-konservativen Mitglieder geprägt. Dies führte zu einer relativ homogenen sozialen Gruppe mit meist ähnlichen politischen Standpunkten und einer Herkunft aus der bürgerlichen Oberschicht. Die Mitglieder von Blumenfelds Loge waren über die Jahre jedoch immer wieder bereit, Männer in ihren Kreis aufzunehmen, die politisch liberal oder sozialdemokratisch eingestellt waren. Gerade vor dem Hintergrund der sich radikalisierenden Stimmungslage in der deutschen Freimaurerei während der Weimarer Republik erscheint Blumenfelds Loge daher als bemerkenswert offen und demokratisch gesinnt. Diese Feststellung gilt für Blumenfeld wie auch für den Rechtsanwalt Dr. Erich Rocholl, der ebenfalls Mitglied der Kasseler DDP war und im Reichsbanner Schwarz-Rot-Gold, einem überparteilichen Verband zum Schutz der Republik, leitend tätig war.[217] Er sollte nach 1945 Felix Blumenfelds Witwe Helene in ihren Entschädigungsforderungen wegen politischer Verfolgung gegenüber dem Land Hessen vertreten. Im Jahr 1952 hielt Rocholl zum 80. Geburtstag Blumenfelds an dessen

217 Johannes Ebel, „Republikaner werde hart!". Das Reichsbanner Schwarz-Rot-Gold in Kassel, in: Jens Flemming, Dietfrid Krause-Vilmar, Kassel in der Moderne, S. 417–436, hier S. 419, S. 421, Anm. 25.

Grab im Kreis von Mitgliedern der Loge „Goethe zur Bruderliebe" eine leider nicht mehr erhaltene Trauerrede. Zudem waren die Künstler Alfred Vocke und Hermann Virl, Mitglieder der Loge, sowie der Lehrer Valentin Traudt, der als Stadtverordneter für die SPD-Fraktion im Kasseler Rathaus saß, zugegen. Deutlich belegt die Reaktion des Logenvorstandes auf den Wunsch des Bruders Traudt nach Deckung, also Aufhebung seiner Logenzugehörigkeit, eine fast freisinnige Position gegenüber der politischen Haltung ihrer Mitglieder. Traudt hatte aufgrund seiner kommunalpolitischen Aktivitäten für die Kasseler SPD im Februar 1919 die Loge verlassen wollen, wohl um angesichts der politisch unruhigen Zeit seine Loge zu schützen. Denn die SPD wurde nach der Novemberrevolution 1918 und im Aufbau der demokratisch-republikanischen Ordnung in Deutschland auch in Kassel angefeindet. Der Beamtenrat, der Vorstand der Loge, aber entschied 1919 einstimmig, den politisch aktiven Bruder zum Verbleib in der Loge aufzufordern. Der Logenvorstand war der Ansicht, „Br. Traudt wegen seiner politischen Stellungnahmen keineswegs in der Loge missen" zu wollen, da dieser „völlig Herr seines politischen Handelns" sei, und die „Zugehörigkeit zur Sozialdemokratie durchaus keine Aufgabe freimaurerischer Ideale bedeutet".[218]

In der Frage nach der Aufnahme von Juden verfuhr die Loge „Zur Einigkeit und Treue" trotz der immer stärker werdenden antisemitischen Strömungen in der deutschen Gesellschaft und in der Freimaurerei mit einer klaren Haltung. Den Vorgaben ihrer Großloge folgend sind, wie die erhaltenen Mitgliederverzeichnisse belegen, vor 1933 mehrere Juden Mitglieder der Loge geworden. Im Jahr 1931 waren nachweislich mindestens acht von 71 ordentlichen Mitgliedern, also mehr als 10 Prozent, jüdischen Glaubens. Hierzu zählten Aaron und Moritz Bachrach und Isidor Blumenthal, in den 1920er Jahren neben Blumenfelds Söhnen Edgar und Gerd sowie seinen Verwandten Kurt Grünbaum und Karl Erlanger auch die jüdischen Kasseler Hermann Bamberg und Dr. Leon Rossmann.[219]

In den wenigen erhaltenen Reden und freimaurerischen Ansprachen zu diversen Anlässen in der Loge lässt sich im Zuge der intellektuell-geistigen Beschäftigung in Blumenfelds Loge eine differenzierte Wahr-

218 Protokollbuch der „Einigkeit und Treue", Archiv der Freimauerloge Goethe zur Bruderliebe, Kassel, VI-40, 03, S. 395, Eintrag vom 25.2.1919; vgl. Klaus Weigel, Die Tochterlogen des Eklektischen Bundes, S. 20.

219 Allerdings fehlt bislang eine Mitgliederanalyse der Kasseler Logen, Archiv der Freimauerloge Goethe zur Bruderliebe, Kassel, VI-40, 04.

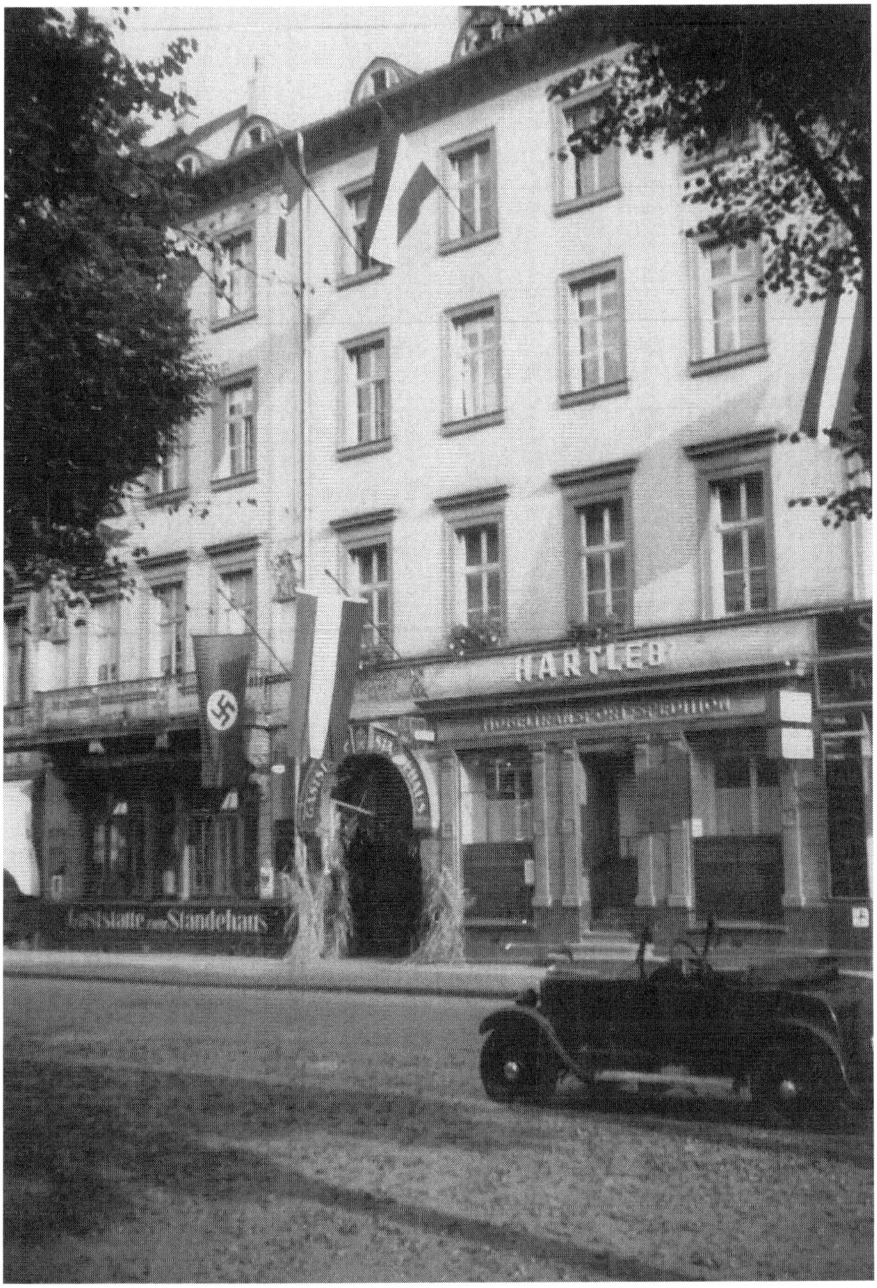

Logenhaus am Ständeplatz in Kassel, um 1935,
Archiv Goethe zur Bruderliebe, Kassel

nehmung und zuweilen kritische Sprache – auch in den Zeiten einer allgemeinen nationalen Emphase im Ersten Weltkrieg – erkennen. Der Logenvorsitzende (Stuhlmeister) Bonhoff sprach am 27. September 1914 über die „Vaterlandsliebe des Freimaurers", kurz nach Ausbruch des Weltkrieges eine sicherlich bewusste Themenwahl. Vaterlandsliebe bedeute ihm eine natürliche Anhänglichkeit an Heimat, Sprache, Kultur und Geschichte seines Volkes. Er unterstrich durchaus seinen Stolz auf sein Vaterland als „der fortgeschrittenste, organisch lebendigste Kulturstaat". Trotz dieser nationalen Rhetorik schränkte Bonhoff ein: „Abzugrenzen ist unsere Vaterlandsliebe [...] gegen eine chauvinistische Nationalreligion, die ein Volk mit der Menschheit verwechselt, eine Volksart ungerecht auf Kosten aller anderen verherrlicht."[220]

Zum Johannisfest am 24. Juni 1916 hatte sich Bruder Schade des Themas „Zusammenbruch der Weltfreimaurerei u. die Zukunft der deutschen Freimaurerei" angenommen. Er wollte eine isolierte Stellung der deutschen Freimaurerei deutlich machen, wie viele deutsche Freimaurer sie nach dem verlorenen Krieg 1918 sehen wollten. Das Protokoll hielt zugleich seine überspannten Vorstellungen von einem deutschen Idealismus und dessen Sendungsauftrag fest: „Nach geschichtlichen Rückblicken, bei denen Br. Schade die nationalen Gegensätze, aus der Wesensart der Völker geboren, als die schlimmsten Feinde der Weltbruderschaft zeichnet, kommt er zu dem Ergebnis, daß die germanische Freimaurerei auf sich selbst gestellt ist & die Arbeit der ganzen Welt auf ihre Schultern nehmen muß. Der deutschen Frmrei. harrt die Aufgabe den deutschen Idealismus zu entwickeln u. zu erhalten." Zumindest folgte Schade dem Ziel einer ideell die Menschheit umspannenden Freimaurerei, das durch Eigenheiten der Nationen behindert würde. Gleich im Anschluss ergab sich eine Wortmeldung eines Bruders, der dem Gehörten sein Verständnis von Humanität entgegensetzte: Humanität sei „der Geist der Duldung u. Liebe des confessionellen u. politischen Bekenntnisses".[221] Anscheinend löste der Redebeitrag von Bruder Schade weitere kritische Reaktionen aus, da im Protokollbuch der Loge Hinweise auf eine logeninterne Diskussion um die Tendenz seines Beitrags festgehalten sind.[222]

220 Protokollbuch der „Einigkeit und Treue", Archiv der Freimauerloge Goethe zur Bruderliebe, Kassel, VI-40, 03, S. 256.

221 Ebenda, S. 309.

222 Ebenda, S. 311.

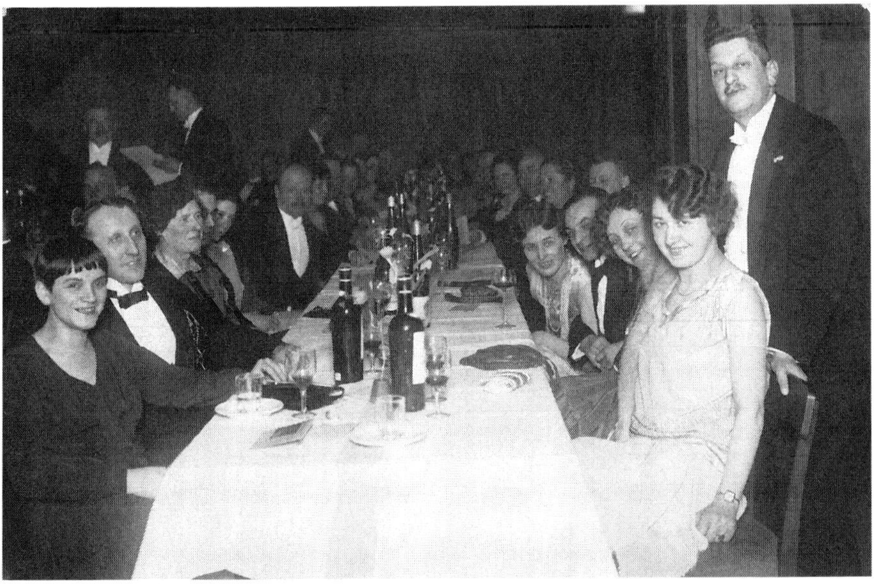

Felix Blumenfeld, (stehend rechts) bei einer Feier seiner Loge „Zur Einigkeit und Treue" in Kassel, um 1925/30, Aufnahme Archiv Goethe zur Bruderliebe, Kassel

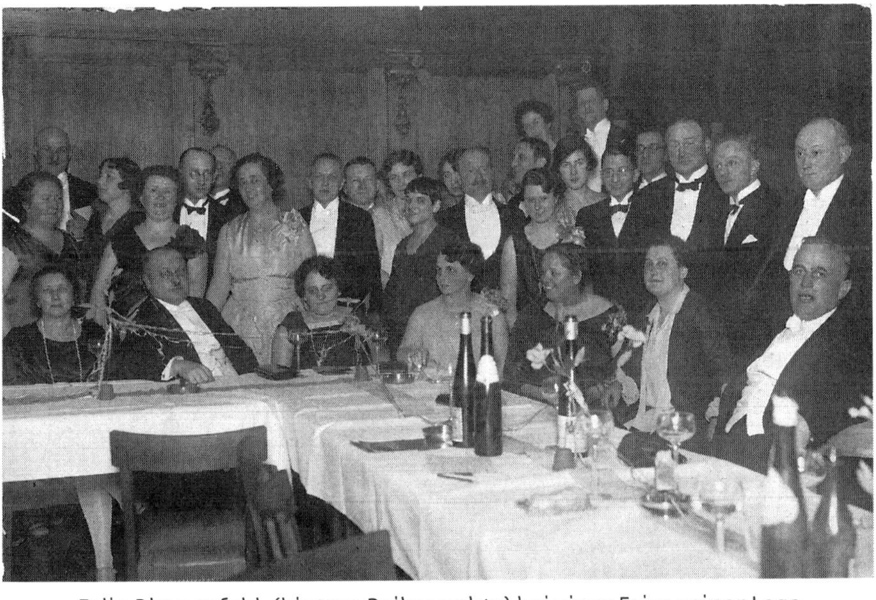

Felix Blumenfeld, (hintere Reihe rechts) bei einer Feier seiner Loge „Zur Einigkeit und Treue" in Kassel, um 1925/30, Archiv Goethe zur Bruderliebe, Kassel

Die bei den rituellen Arbeiten der Logen präsente Bibel stand für zahlreiche Freimaurer, vor allem in christlich orientierten Logen, für den religiösen Charakter ihrer Freimaurerei. In humanitären Großlogen gab es hingegen in den 1920er Jahren Tendenzen, die Bibel zu entfernen, da Brüder die Heilige Schrift lediglich als Symbol einer ethisch fundierten Ordnung interpretierten. Bruder Langeheine referierte am 30. November 1918, die Bibel könne ihm nur ein Symbol sein. Sie könne „für den Freimaurer nicht als ein Dokument eines Gottesglaubens angesehen werden". Vielmehr sei „die Bibel für die Freimaurer nur ein Symbol der Religiosität, der unbedingten Abhängigkeit von allem Guten und Schönen".[223]

Die Loge „Einigkeit und Treue" arbeitete in den Jahren vor dem Logenbeitritt Blumenfelds in einem Hotel in der Hohenzollernstraße, der heutigen Friedrich-Ebert-Straße, und zog 1914 in das von anderen freimaurerischen Vereinigungen genutzte Logenhaus am Kasseler Ständeplatz. Dort arbeiteten die Brüder um Felix Blumenfeld jeweils an den Dienstagabenden. Das Logenhaus war Blumenfeld schon durch seine Mitgliedschaft im Verein „Schlaraffia" vertraut. Blumenfeld wurden in den Jahren nach seinem Beitritt im Jahr 1914 verschiedene Logenämter übertragen. So war er laut des Protokollbandes bereits seit März 1917 Redner und damit für die inhaltlich-intellektuelle Gestaltung der Logenabende verantwortlich sowie 1. Schaffner, ein Posten bei den rituellen Logenarbeiten. Zur inhaltlichen Gestaltung ihrer wöchentlichen Zusammenkünfte konnte Blumenfeld sicherlich eigene Vorstellungen platzieren. 1916 referierte er über Friedrich Schiller, 1918 hielt er einen Vortrag über „Die Seele des Kindes", in dem er den „Werdegang des kindlichen Gemüts und seine Wirkung auf seine äußere Gestaltung klar" erläuterte. 1928 hielt er vor den Brüdern einen Vortrag mit dem Titel „Vom Mythos zum Ethos" und 1929 „Über den Tod, Gedanken eines Arztes" – Beiträge, die sich nicht erhalten haben.[224] Im Logenjahr 1928/29 war Blumenfeld 2. Aufseher, am 19. März 1929 wurde er zum zugeordneten, das heißt stellvertretenden Meister vom Stuhl gewählt. Schließlich wählten ihn seine Brüder im Juni 1932 bis zur Selbstauflösung ihrer Loge am 20. März 1933 zum Stuhlmeister, das heißt zum Vorsitzenden seiner Loge.[225]

---

223 Ebenda, S. 388.

224 Ebenda, S. 297 und S. 398.

225 Adolf Kallweit, Die Freimaurerei in Hessen-Kassel. Königliche Kunst durch zwei Jahrhunderte von 1743–1965, Baden-Baden 1966, S. 41.

Seine Brüder übertrugen ihm dazu weitere Aufgaben, die er als Repräsentant seiner Loge wahrnahm, wie im März 1929, als er für seine Loge dem Frankfurter Logengroßmeister Ries zu dessen 25-jährigem Logenjubiläum gratulierte.[226] 1930 bestimmten ihn seine Brüder zum Vertreter der Loge für ein Gremium, das die Modalitäten zur Gründung eines nur aus den humanitären Großlogen bestehenden Großlogenverbands erarbeiten sollte. Solche Vertrauensbeweise zeigten sich ausgerechnet in den Jahren unmittelbar vor 1933, als ein vermeintlich christlicher und völkischer Charakter in der deutschen Freimaurerei immer heftiger vorgetragen wurde, zum Teil „Arierparagraphen" für Logenaufnahmen erlassen wurden und Felix Blumenfeld sich als Jude in der Kasseler Öffentlichkeit gegen völkisch-antisemitische Tendenzen in Politik und Gesellschaft einsetzte.

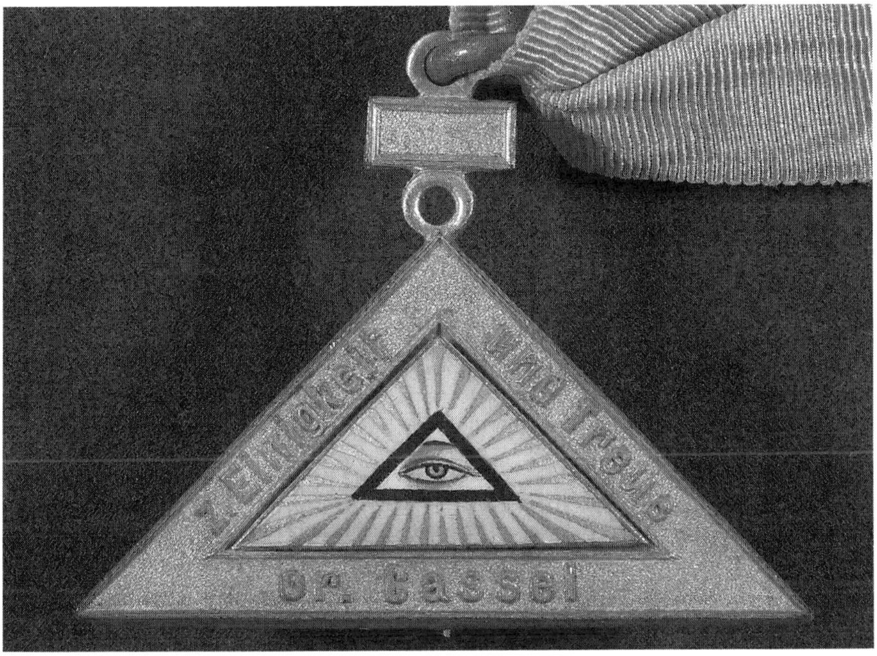

Bijou der Loge „Einigkeit und Treue", Kassel, undatiert, Archiv Goethe zur Bruderliebe, Kassel

226 Jahresbericht der Loge „Zur Einigkeit und Treue" im Orient Kassel 1928/29, Kassel o. J. [1929].

Die Freimaurerei in der Weimarer Republik und ihre politische Radikalisierung

Die Niederlage des Deutschen Reichs im Ersten Weltkrieg und die Interpretation ihrer Ursachen hatten nach 1918 belastende Auswirkungen auf Politik sowie Gesellschaft, und dies blieb eine dauernde Hypothek für die Akzeptanz der Weimarer Republik in der Bevölkerung. Der militärische Zusammenbruch und die folgende Revolution wurde von den militärisch-politisch Verantwortlichen imaginierten Feinden vorgeworfen, deren vaterländische Treue und Opferbereitschaft schon immer angezweifelt wurde. Kommunisten, Sozialdemokraten, Gewerkschafter und Juden sowie die freimaurerischen Verbände wurden des Verrats bezichtigt, was im Schlagwort der sogenannten Novemberverbrecher und in der Formulierung der Dolchstoßlegende kulminierte.[227]

Die weit überwiegende Zahl der deutschen Logenmitglieder entstammte schon in der Kaiserzeit dem konservativen, monarchisch gesinnten Bürgertum. Insofern wirkte sich die Niederlage 1918 und das Ende der Monarchie auf sie ähnlich demoralisierend aus wie auf weite Teile des Bürgertums überhaupt. Die im Versailler Frieden festgeschriebene, als demütigend empfundene Zuweisung der alleinigen Kriegsschuld Deutschlands, territoriale Verluste, die französische Besetzung links des Rheins, die Reparationsfrage und der Bedeutungsverlust Deutschlands lasteten auch auf dem nationalen Selbstbewusstsein der deutschen Logenbrüder. Zugleich wurden Freimaurer mit dem Vorwurf konfrontiert, für diese Niederlage und ihre Folgen mitverantwortlich zu sein. In Wellen kamen seit 1918/19 publizistisch und in der Presse vorgetragene Vorwürfe wegen deren internationalistischer Haltung, vermeintlicher Teilnahme an einer Verschwörung von Freimaurern mit Feindstaaten, einer Verleugnung christlicher Glaubenssätze und schließlich die Unterstellung, Freimaurerei sei letztlich eine jüdische Erfindung zur Unterdrückung und Zerstörung nationaler Eigenart.[228]

Die deutsche Freimaurerei blieb mit ihren acht, ab 1924 neun Großlogen in der Weimarer Zeit organisatorisch und in ihren jeweiligen

227 Boris Barth, Dolchstoßlegende und politische Desintegration. Das Trauma der deutschen Niederlage im Ersten Weltkrieg 1914–1933 (Schriftenreihe des Bundesarchivs, 61), Düsseldorf 2003.

228 Armin Pfahl-Traughber, Der antisemitisch-antifreimaurerische Verschwörungsmythos in der Weimarer Republik und im NS-Staat (Vergleichende Gesellschaftsgeschichte und politische Ideengeschichte, 9), Wien 1993, S. 21–35.

inhaltlichen Ausrichtungen stark zergliedert und verharrte dauerhaft in der Unterscheidung zwischen konservativ-christlichen altpreußischen und humanitären Großlogen. Diese Trennung sollte sich durch äußeren Druck und fortgesetzte Anfeindungen von rechter Seite noch verschärfen. Allerdings besaßen die altpreußischen Großlogen weiterhin ein deutliches Übergewicht und wurden von außen als die Repräsentanten der deutschen Freimaurerei wahrgenommen.[229]

Vor allem in den altpreußischen Großlogen machten sich in den 1920er Jahren immer stärker völkische Überzeugungen und nationalistische Tendenzen geltend, vornehmlich um anti-masonische Vorwürfe der Rechten und rechtsradikaler Kreise abzuwehren. Insbesondere die altpreußischen Großlogen verweigerten jeden Kontakt zu ausländischen Großlogen, vor allem zu denen der vormaligen Kriegsgegner. Gesprächsangebote französischer Großlogen für eine neuerliche Annäherung wurden kategorisch abgewiesen. Die Ideale der weltweiten Bruderkette und des vorurteilsfreien Umgangs wurden mit dem Hinweis auf eine als ungerecht und demütigend empfundene Nachkriegsordnung zurückgewiesen und alle Versuche, Gespräche anzubahnen, sogleich als vaterlandslos und landesverräterisch gebrandmarkt.[230]

Diese Großlogen betonten den deutschen Charakter ihrer Freimaurerei und stritten jede internationale Tendenz der deutschen Freimaurerei ab. So erklärte die Große National-Mutterloge am 17. April 1929 in Berlin „ein für allemal: es gibt keinen geheimen, bekannten oder unbekannten Oberen, keinen, von dem wir Richtlinien oder Befehle entgegennehmen; es gibt auch keine internationale Frmrei., unsere Frmrei. ist national. Die in unserer Großloge zusammengeschlossenen Frmr. sind nicht Feinde der christlichen Religion, nicht Feinde des Vaterlandes, sondern freie, treudeutsche und christliche Männer."[231] Zu seiner Einführung als neuer

229 Angaben nach Lennhoff, Posner, Internationales Freimaurer-Lexikon, Sp. 340.

230 Die zunehmende Radikalisierung und Spaltung der deutschen Freimaurerei vor 1933 und ihr historischer Hintergrund ist in den letzten Jahrzehnten verstärkt untersucht worden: Ralf Melzer, Konflikt und Anpassung, S. 1–9; Peter Volk, Von der Reichsgründung bis zum Ende der Weimarer Republik: Interne und internationale Aspekte der deutschen Freimaurerei, in: Zeitschrift für Internationale Freimaurer-Forschung 16, 2006, S. 84–97; Helmut Reinalter, Freimaurerei und Nationalsozialismus. Ein Literaturbericht, in: ebenda, 9, 2003, S. 75–79; Hans-Hermann Höhmann, Identität und Gedächtnis. Die „völkische Freimaurerei" in Deutschland und wie man sich nach 1945 an sie erinnerte, Leipzig 2014.

231 Mitteilungen des Vereins deutscher Freimaurer, 8. Jg., Nr. 51, August 1929, S. 31.

Großmeister der Großloge von Preußen, genannt „Zur Freundschaft", verkündete Bruder Oskar Feistkorn am 13. Dezember 1930, im Mittelpunkt seines freimaurerischen Selbstverständnisses stehe „sein Bekenntnis zur treudeutschen und zur christlichen Frmrei.". Unter Verweis auf eine vermeintliche Unterwerfung Deutschlands unter die Politik Frankreichs meinte er, von „Internationalismus und Pazifismus darf in unseren Reihen keine Rede sein! Auf dem Boden dieser deutsch-christlichen Grundeinstellung wird unsere Großloge sich gern mit den anderen deutschen Großlogen – traditionell ist unsere Freundschaft mit den beiden anderen altpreußischen Großlogen – zu gemeinsamer Arbeit zusammenfinden."[232]

Auch Kasseler Logen blieben von solchen nationalistischen Entwicklungen keineswegs frei. In der Ansprache zum Johannisfest, der zentralen Feier im Jahreskreis einer jeden Loge, begründete der Meister vom Stuhl der zur Großloge von Preußen gehörenden Loge „Zur Eintracht und Standhaftigkeit" am 24. Juni 1919, auf Kontakte mit Logen der Kriegsgegner verzichten zu müssen. Er bezeichnete die Vorstellung einer brüderlichen Verbindung von Menschen jenseits nationaler und konfessioneller Zugehörigkeit als Illusion. Er erinnerte an frühere Johannisfeste, bei denen „Lobgesänge auf die Verbrüderung der Menschheit erschallten". Er gab sich überzeugt, dass „diese Zeiten verschwunden sind, und dass es ein hohles Phrasentum sein würde, wenn wir heute noch das hohe Lied der allgemeinen Menschenliebe und Verbrüderung anstimmen würden". Die deutschen Freimaurer müssten sich „klar machen, dass allen früheren internationalen Versammlungen von Mitgliedern des Bundes die Überzeugung fehlte, das alle Reden aus einer wahren Erkenntnis des Bundes nicht gehalten wurden, sondern dass es nur hochtönende Worte waren". Er forderte Abgrenzung: „Es ist sehr, sehr hart, m. Brr., dies bekennen zu müssen, wir müssen es uns aber sagen, wir dürfen der Wirklichkeit gegenüber nicht mehr die Augen verschliessen, wir müssen es sehen, dass wir deutsche Frmr. abgelöst sind von der übrigen Welt, dass wir nunmehr, und auch für die Zukunft, auf uns allein gestellt sind."[233] Bei dieser Haltung verblieben die altpreußischen Großlogen, und immer mehr Logen, auch der humanitären Großlogen, übernahmen diese Position. Mit dieser Haltung drehte sich das Ideal einer Nationen und Kulturen übergreifenden

232 Mitteilungen des Vereins deutscher Freimaurer, 7. Jg., Nr. 64–65, März-April 1931, S. 251.

233 Archiv der Freimauerloge Goethe zur Bruderliebe, Kassel, Nachlass Schminke.

brüderlichen Gemeinschaft in ihr Gegenteil und führte bewusst in Absonderung und Isolation.

Die extreme Zuspitzung dieser Radikalisierung und Übernahme völkisch-antisemitischer Einflüsse in den altpreußischen Großlogen stellte die sogenannte Ringbewegung dar. Solche Ringe waren um 1925 entstanden, als sich verschiedene Logen altpreußischer Großlogen zum Zweck einer radikalen Umdeutung freimaurerischer Inhalte verbanden. Im Wetzlarer Ring hatten sich west- und mitteldeutsche Logen „zur gegenseitigen geistigen Anregung und zur Vertiefung der K. K. [Königliche Kunst, gemeint ist die Freimaurerei] im deutschen und christlichen Sinne zusammengeschlossen" als „freie, ganz auf dem Führergedanken aufgebaute geistige Arbeitsgemeinschaften". Sie zielten auf eine Stärkung der „Altpreußischen Frmrei., besonders im Abwehrkampf und im Kampf für den Durchbruch des deutschen und christlichen Gedankens in der Frmrei.".[234] Die Freimaurerei sollte auf ihre angeblichen germanischen Ursprünge und Elemente zurückgeführt, von alttestamentlich inspirierter Symbolik und nicht-deutschen Begriffen gereinigt und diese durch eine germanisch-arische Lichtsymbolik ersetzt werden.[235]

Die Anpassung in der deutschen Freimaurerei an völkisch-nationalistische Vorstellungen und oft damit verbunden die Distanz zur demokratisch-republikanischen Verfassung von Weimar schloss ein, selbst antisemitischen Vorurteilen Raum zu geben. Lange hatte das geforderte Bekenntnis zur christlichen Konfession bei den altpreußischen Großlogen sowie das Festhalten an den Meistergrad weiterführenden sogenannten Hochgraden, für deren Erlangung das christliche Bekenntnis vorausgesetzt wurde, die Aufnahme jüdischer Männer verhindert. Schließlich nahm die Großloge von Preußen 1924 anhand eines entsprechenden Beschlusses vom November 1923 in München das christliche Prinzip an.[236]

---

234 Mitteilungen des Vereins deutscher Freimaurer, 8. Jg., Nr. 51, August 1929, S. 36.

235 Werner Freudenschuß, Der Wetzlarer Ring – Völkische Tendenzen in der deutschen Freimaurerei nach dem 1. Weltkrieg, in: Jahrbuch Quattuor Coronati Nr. 25, 1988, S. 9–23; vgl. beispielhaft den Verlauf der Tagung des Wetzlarer Rings am 8./9.10.1932 in Wetzlar mit Vertretern von fast 40 Logen, in: Mitteilungen des Vereins deutscher Freimaurer, 9. Jg., Nr. 3–4, Nov.–Dez. 1932, S. 48.

236 Ralf Melzer, Konflikt und Anpassung, S. 64; Arnold Grunwald, Der Umgang mit Juden in deutschen Logen bis 1935, in: TAU. Zeitschrift der Forschungsloge Quattuor Coronati, Nr. II, 2013, 39. Jahrg., S. 18–33, hier S. 25–28; Guntram Seidler, Die Juden in den deutschen Logen, S. 277, interpretiert die Auflösung des Großlogenbundes als Versuch der

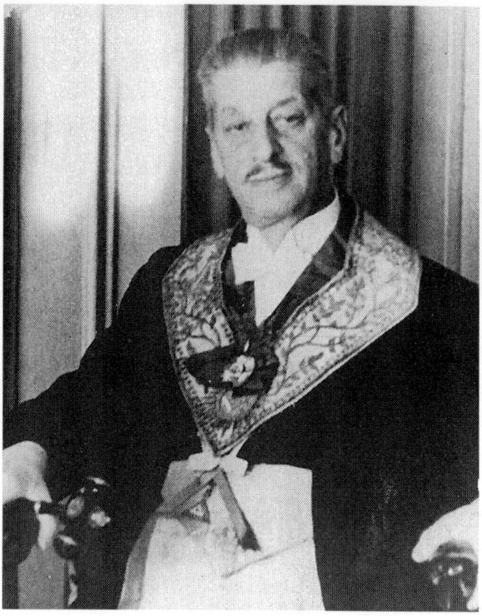

Dr. Felix Blumenfeld als Meister vom Stuhl (Vorsitzender) der Loge „Einigkeit und Treue", 1932/33, Archiv Goethe zur Bruderliebe, Kassel

Auch Logen in Kassel folgten diesen Entwicklungen. Die Loge „Zur Eintracht und Standhaftigkeit" sah sich verpflichtet, die Vorgabe ihre Großloge umzusetzen, und beschloss, künftig nur noch Aufnahmewünsche von Männern mit christlichem Bekenntnis, und das hieß keine jüdischen Beitrittswünsche, zu berücksichtigen. Bereits aufgenommene jüdische Brüder waren davon ausgenommen und konnten in ihrer Loge verbleiben. Die *Jüdische Wochen-Zeitung* informierte ihre Leserschaft im Dezember 1926 und schrieb – wohl mit ironisch-bitterem Unterton –, die Loge habe „nach hartem Kampfe ihren jüdischen Mitgliedern den Stuhl vor die Tür setzen" müssen. Aus Solidarität mit ihren jüdischen Brüdern sei „eine Anzahl nichtjüdischer Mitglieder" ausgetreten und habe gemeinsam „eine neue Loge" gegründet. Die Zeitung konnte zugleich berichten, dass andere Kasseler Logen diesem Beispiel nicht folgten und ihre jüdischen Brüder in ihren Reihen hielten.[237]

Die im Mai 1926 mit Unterstützung von kurz zuvor ausgetretenen jüdischen Brüdern neu gegründete Loge „Herder zu den Alten Pflichten" unterstellte sich der humanitären Großloge von Sachsen. In den folgenden Jahren unterblieb ihrerseits, aus nachvollziehbaren Gründen, ein regelmäßiger oder gar engerer Kontakt mit den Kasseler Logen, die altpreußischen Großlogen angehörten. Nach späteren Nachrichten sollen lediglich Verbindungen zu Blumenfelds Loge „Zur Einigkeit und Treue"

drei altpreußischen Großlogen, sich insbesondere in der „Judenfrage" von den liberaleren humanitären Großlogen zu distanzieren.

237 Jüdische Wochen-Zeitung, Nr. 46 vom 3.12.1926, und ebenda, Nr. 47 vom 10.12.1926.

gepflegt worden sein. Ebenso wenig gab es zwischen der „Einigkeit und Treue" und den altpreußischen Kasseler Logen engeren Kontakt und wegen der unterschiedlichen Auffassungen über ein christliches und ein humanitäres Prinzip in der Freimaurerei keine gemeinsamen rituellen Arbeiten.[238]

Zählten Freimaurer in der Kaiserzeit zur bürgerlich-staatstragenden Schicht, so reihte sich die Mehrheit der Logenbrüder in der Weimarer Republik immer stärker in die rechte Opposition gegen Demokratie und Republik ein.[239] Damit spiegelte die deutsche Freimaurerei im Grunde die bürgerliche Gesellschaft Deutschlands wider. Der kritische Blick der österreichischen freimaurerischen Autoren Eugen Lennhoff und Oskar Posner fasste 1932 diese besondere Situation der deutschen Freimaurerei zusammen: „Die Freimaurerei ist immer noch der Ausdruck ihres Milieus gewesen. Besonders in D.[eutschland] hat sie immer die geistigen Strömungen des Bürgertums wiedergegeben." Mit Verständnis für den zeitbedingten politischen Druck auf die deutschen Brüder sei zwar „mancher schwere Prinzipienbruch unterlaufen" und viele deutsche Freimaurer seien unbefriedigt oder ausgetreten, aber die deutsche Freimaurerei, „oder um es präziser auszudrücken: die deutschen Freimaurereien, sind ebenso ein Opfer des Krieges und seiner Folgen, wie die deutsche Wirtschaft, die deutsche Wissenschaft".[240]

Der Bruch zwischen altpreußischen und humanitären Großlogen und die Radikalisierung bei der Mehrheit der deutschen Freimaurerei bewirkte bei den humanitären Logen bis 1933 starke Mitgliederverluste und Absetzbewegungen nach rechts, da einzelne Brüder und ganze Logen zu einer der altpreußischen Großlogen übergingen.[241] Blumenfelds Großloge, der Eklektische Bund, informierte seine Mitgliedslogen, man erleide seit der Mitte der 1920er Jahre „teilweise schwere Verluste durch den Austritt von Bundeslogen [...]. Die immer mehr um sich greifende völkische

238 Adolf Kallweit, Die Freimaurerei in Hessen-Kassel, S. 42 und S. 44.

239 Rolf Melzer, Konflikt und Anpassung. Freimaurerei in der Weimarer Republik und im „Dritten Reich", Wien 1999, S. 60–62; Manuel Pauli, Die deutsche Freimaurerei in der langen Jahrhundertwende (1860–1935) (Zivilisationen und Geschichte, 76), Berlin 2022, S. 313–321; Marcus Meyer, Bruder und Bürger. Freimaurerei und Bürgerlichkeit in Bremen von der Aufklärung bis zum Wiederaufbau nach 1945, Bremen 2010, S. 155–161 und S. 211–213.

240 Lennhoff, Posner, Internationales Freimaurer-Lexikon, Sp. 362.

241 Marcus Meyer, Bruder und Bürger, S. 182–183.

Einstellung zahlreicher Logenmitglieder, die Behauptung, daß die humanitären Großlogen keine Gewähr bieten für Sicherung und Vertiefung der nationalen Belange, das Uebergreifen von politischen Schlagworten in das Logenleben, nicht zuletzt die zahlreichen Angriffe auf die Maurerei in einem Teil der Presse und in Wanderversammlungen und die Meinung, durch die christliche und nationale Einstellung eine Abwehrmöglichkeit schaffen zu können, bewirkten das traurige Ergebnis, daß in den humanitären Großlogen zahlreiche Logen ihren Austritt erklärten und auch im Eklekt. Bund einzelne ihre Entlassung nachsuchten."[242] Die dieser Großloge zugehörige „Plato zur beständigen Einigkeit" in Wiesbaden beschloss infolge des zurückgehenden Logenbesuchs, des Mitgliederverlusts und der Agitation zur Jahreswende 1931/32 mit der kleineren Wiesbadener Loge „Hohenzollern" zusammenzugehen. Ein weiterer Grund für diese Entscheidung mag gewesen sein, mit dieser Fusion zugleich die Großlogenzugehörigkeit zu wechseln, da diese zur altpreußischen Großen National-Mutterloge gehörte. Eine Folge dieses Schritts war die Deckung, das heißt der Austritt, von immerhin zwölf jüdischen Brüdern.[243] Blumenfelds Loge wahrte hingegen bis 1932 eine bemerkenswerte Stabilität. Beide humanitäre Logen – „Einigkeit und Treue" und „Herder zur den Alten Pflichten" – verbuchten sogar zwischen 1927 und 1932 einen Zuwachs an Mitgliedern, erstere von 64 auf 75 und zweitere von 17 auf 30, während die vier altpreußischen Logen in Kassel etwa 18 Prozent ihrer Mitglieder in diesem Zeitraum verloren. Insbesondere in den Jahren seit 1928 wandten sich vor dem Hintergrund der jahrelangen Anfeindungen gegen die Freimaurerei zahlreiche Logenmitglieder von ihren Logen ab.[244]

---

242 Annalen des Eklektischen Freimaurerbundes zu Frankfurt am Main von 1912–1933. Zur Feier des 150. Stiftungsfestes am 18. März 1933, zusammengestellt von Br. Ludwig Rosenmeyer, Frankfurt am Main 1933, S. 48–49; vgl. zu den Verlusten der humanitären Großlogen Rolf Melzer, Konflikt und Anpassung, S. 66.

243 Freimaurerloge Plato zur beständigen Einigkeit im O. Wiesbaden 1778–1958, Wiesbaden o. J. [1958], S. 5; vgl. Annalen des Eklektischen Freimaurerbundes zu Frankfurt, S. 83.

244 Zahlen anhand der Taschenbücher des Vereins Deutscher Freimaurer. Mit Kalender für die Jahrgänge 1925/26 bis 1933, Leipzig 1925 bis 1933.

Der Standort der Großloge des Eklektischen Bundes

In der jüngeren Forschungsliteratur ist diese Entwicklung der deutschen Freimaurerei kritisch dargestellt und beschrieben worden.[245] Man hat dabei allerdings die etablierten, regulären Großlogen wesentlich als Einheit gesehen und kaum zwischen den beiden Richtungen in der deutschen Freimaurerei differenziert. Diesen Großlogen wurden die dezidiert linksliberalen, demokratisch und international orientierten, aber verschwindend kleinen, irregulären Großlogen „Freimaurerbund zur aufgehenden Sonne" und die „Symbolische Großloge" von 1930 gegenübergestellt. Es ist jedoch erkennbar, dass sich insbesondere die humanitäre Großloge des Eklektischen Bundes bis zu ihrer Selbstauflösung im März 1933 an grundsätzlichen Überzeugungen der Freimaurerei ausrichtete. Eine solche Einschätzung belegen – neben dem Blick auf Felix Blumenfelds Loge „Einigkeit und Treue" – unter anderem Beiträge im 1925 bis 1930 erschienenen Organ der Großloge, dem *Bundesblatt des Eklektischen Bundes*.[246]

Großmeister Ries setzte sich in seiner Ansprache zur Johannisfeier 1926 mit den Begriffen Kosmopolitismus und Nationalismus auseinander. Beide lehnte er ab, da der Kosmopolit universal und pazifistisch denke und sich seinem Volk verschließe, der Nationalist überheblich gegenüber anderen sei: „Echte Vaterlandsliebe aber ist frei von nationaler Engherzigkeit und nationaler Ueberheblichkeit. Sie wird den richtigen sittlichen Standpunkt gegenüber den Menschen fremder Staaten finden. Sie wird nicht in Nationalismus und Chauvinismus verfallen, die wenig nach Recht und Gerechtigkeit fragen, denen der sacro egoismo als höchste Tugend gilt. Die sich leiten lassen vom Haß und nicht vor der Liebe." Man könne dem eigenen Volk dienen und seine Kultur fördern, aber man solle „auch die Geisteserzeugnisse anderer Völker anerkennen und aufnehmen. Ein solcher geistiger Austausch wird die Völker einander näher bringen [...]."[247]

Der Frankfurter Freimaurer Ludwig Rosenmeyer widmete sich unter der Überschrift „In dubiis libertas" der Frage des christlichen Prinzips in

---

245 Helmut Neuberger, Freimaurerei und Nationalsozialismus. Der völkische Propagandakampf und die deutsche Freimaurerei bis 1933, Bd. 2, Hamburg 1980, 229–270; Ralf Melzer, Konflikt und Anpassung, S. 60-78, S. 97-112.

246 Eklektisches Bundesblatt, hrsg. von der Großen Mutterloge des Eklektischen Freimaurerbundes, Frankfurt am Main, 1. 1925 bis 6. 1930, fast vollständiges Exemplar in der Universitätsbibliothek Frankfurt am Main.

247 Eklektisches Jahrbuch, Nr. 7/8, Juli/August 1926, 2. Jahrg., S. 288.

der deutschen Freimaurerei und damit der Frage nach jüdischen Logenmitgliedern. Nach seiner Überzeugung könne es keine religiöse Freimaurerei geben, man sei „einfach Freimaurer, von einer einfachen und tiefen Religiosität erfüllt, die es dem einzelnen überläßt, wie er dem Gefühl [...] Ausdruck verleiht. Auch den Ausdruck ‚christliche Freimaurerei' halte ich für eine Entgleisung, wenn damit angedeutet werden soll, daß es sich um freimaurerische Verbände handle, die nur Christen" aufnehme.[248] Ähnlich beurteilte Arnold Lazarus eine grundsätzliche religiöse Toleranz in der Freimaurerei. Jeder Freimaurer sollte „seiner Religionsgemeinschaft nach seiner [...] Ueberzeugung, aber im Hinblick auf die Versöhnung der Gegensätze in seinem Vaterland und auf das weite große Ganze der Gesamtmenschheit dienen. Die Freimaurerei macht keine ‚künstlichen Juden'. Die Freimaurerei macht keine künstlichen Christen. Die Freimaurerei macht Menschen."[249] Max Rosenthal, Mitglied einer Breslauer Loge, unterstrich die Bedeutung der sogenannten *Alten Pflichten* von 1723. Sie befänden sich für die damalige Zeit auf einer „bewunderungswürdigen Höhe der sittlich-religiösen Anschauung". Sie stünden „auf der Grundlage der unbedingten Achtung der Menschenwürde und der Gewissensfreiheit jedes einzelnen, d. i. der wahrhaften und ehrlichen Toleranz". Seine Großloge des Eklektischen Bundes halte „das Banner der A. Pfl. überzeugungstreu aufrecht. Seien und bleiben wir also ‚tolerant' in diesem höchsten Sinne! Keines Mannes Glaubens- und Gewissensfreiheit darf von uns angetastet werden. Wir wollen keine ‚Pflicht' – am wenigsten eine ‚Rechtspflicht' – und zu einem ‚Bekenntnis' von irgend etwas; seine innere Ueberzeugung mag jeder vor dem eigenen Gewissen prüfen und verantworten und – in politischer wie in religiöser Hinsicht – ‚nach seiner Fasson selig' werden. Stürzen wir dieses Prinzip um, so werden wir zum Klub oder zur Sekte und hören auf, echte Freimaurer zu sein."[250]

Die Großloge und besonders ihr Großmeister Georg Ries waren zudem willens, Kontakte mit ausländischen, auch mit den französischen Großlogen aufzunehmen.

Schon im August 1923 hatte die Großloge von New York den Brüdern in Frankfurt einen Besuch abgestattet.[251] Großmeister Ries teilte auf der

248 Eklektisches Jahrbuch, Nr. 12, Dezember 1925, 1. Jahrg., S. 6.
249 Arnold Lazarus, Judentum und Freimaurerei, Nr. 2, Februar 1928, 4. Jahrg., S. 45.
250 Eklektisches Jahrbuch, Nr. 3, März 1928, 4. Jahrg., S. 82.
251 Annalen des Eklektischen Freimaurerbundes zu Frankfurt, S. 49–50.

Jahresversammlung am 30. Mai 1926 den Vertretern der Bundeslogen mit, bezüglich der Aufnahme von internationalen Beziehungen könne man „nicht immer ‚Nein!' sagen", schon weil Berufs- und Interessenverbände in Deutschland mittlerweile durchaus Kontakte mit Vertretern aus ehemaligen Feindstaaten aufgenommen hätten. Seine Aussage stieß dem Bericht über die Versammlung zufolge eine lebhafte Aussprache an, in der man feststellte, es müsse „Rücksicht genommen werden auf die übrigen deutschen Freimaurer, der bestehende Riß dürfe keine Vergrößerung erfahren; sofern die eklektische Großloge aber etwas als richtig erkannt habe, müsse sie dafür eintreten, selbst auf die Gefahr hin, daß sich andere deutschen [!] Großlogen nicht anschließen" wollten.[252] So kam es auf französischen Wunsch im Februar 1927 in Frankfurt zu einem Gespräch zwischen französischen Großmeistern und Ries, der die „dargebotene Hand ergreifen" wollte, während die anderen deutschen Großlogen sich einer Teilnahme verweigerten. Die Zusammenkunft endete ohne Ergebnis und öffnete nicht den Weg für offizielle Beziehungen, da die französische Seite die politisch motivierten Fragen Ries' – zur Haltung zur französischen Besetzung des Rheinlands, Rückgabe von Eigentum Elsaß-Lothringischer Logen – ablehnte. Die Tochterlogen versicherten ihrem Großmeister in der Folge grundsätzlich ihre „rückhaltlose Zustimmung" zu dem Kontakt.[253]

Bei einem weiteren Treffen anlässlich des zehnjährigen Jubiläums der Großloge von Wien im Jahr 1928 stieß Großmeister Ries bei den anwesenden französischen Freimaurern auf Verständnis für die Schwierigkeiten seiner deutschen Brüder. Ries betonte seine Offenheit für ein Weltfreimaurertum, es sei aber „nicht leicht für alle Brr. [...] so zu denken". Die deutsche Freimaurerei müsse „Rücksicht nehmen, was ihr Volk noch an Druck zu tragen habe, der eine Versöhnung erschwere, aber auch für ihn schließe Frmrei. Verständigung ein, die nur durch gegenseitiges Verstehen, durch persönliche Fühlungnahme zu erreichen" sei. Der französische Großmeister Groussier begegnete dem mit Verständnis und gab „über diese Worte seiner Freude Ausdruck und meinte, daß man die Vorbehalte der deutschen Brr. wohl achten müsse, es genüge ihm heute, was

252 Eklektisches Bundesblatt, Nr. 6, Juni 1926, 2. Jg., S. 211.

253 Annalen des Eklektischen Freimaurerbundes zu Frankfurt, S. 61; Mitteilungen des Vereins deutscher Freimaurer, 6. Jg., Nr. 39, Dezember 1927, S. 167.

er vernommen habe, trotzdem dürften äußere Hemmnisse nicht abhalten, auf dem Weg der Versöhnung und Verständigung weiterzugehen".[254]

Die Aufnahme offizieller Beziehungen scheiterte jedoch an der Weigerung, die Realitäten des Friedensschlusses von 1919 anzuerkennen oder diese zumindest im Verkehr mit den französischen Brüdern außer Acht zu lassen. Auch die Vertreter der humanitären Großlogen waren als national empfindende Deutsche in ihrer Ablehnung des Friedensvertrags von 1919 in einem Anti-Versailles-Konsens der deutschen Gesellschaft[255] gefangen. Die Zurückhaltung im Eklektischen Bund bei der Etablierung internationaler Kontakte war auch erklärbar mit der Sorge, auf diesem Weg die Spaltung der deutschen Großlogen zu vertiefen. Der Wunsch nach Einheit und die Rücksicht auf die altpreußischen Großlogen war stärker als der Wunsch, gegebenenfalls gegen deren restriktive Haltung zu agieren. Ries stellte daher in der Jahresversammlung des Eklektischen Bundes am 25. und 26. Mai 1929 klar, er sehe keine Auflösungstendenz unter den humanitären Großlogen, was auf jeden Fall zu vermeiden sei. Es müsse also die „Aufnahme der Beziehungen zu Großlogen ehemals feindlicher Länder [...] zurückgestellt werden, bis in Deutschland selbst geordnete Verhältnisse geschaffen" seien.[256]

254 Mitteilungen des Vereins deutscher Freimaurer, 7. Jahrg., Nr. 49, März 1929, S. 293.

255 So die Formulierung von Eckart Conze, Die große Illusion. Versailles 1919 und die Neuordnung der Welt, München 2018, S. 463–472; vgl. Robert Gerwarth, Die Besiegten. Das blutige Erbe des Ersten Weltkriegs, München 2017, S. 260–261.

256 Mitteilungen des Vereins deutscher Freimaurer, 8. Jg. Nr. 52, Oktober 1929, S. 74.

Felix Blumenfelds politische Haltung

„[…] braucht es der politischen Mitarbeit aller Staatsbürger beiderlei Geschlechts ohne Unterschied des Standes und Bekenntnisses."

Am 8. Dezember 1918 stand in den *Kasseler Neuesten Nachrichten* die Aufforderung, sich zur Gründung der Deutschen Demokratischen Partei (DDP) in Kassel am Abend des 11. Dezember im Evangelischen Vereinshaus zu versammeln. Es sei eine „neue Zeit […] angebrochen", die „alte Staatsform […] beseitigt" und die Republik eine „unabänderliche Tatsache". Die Unterzeichner riefen alle „Staatsbürger beiderlei Geschlechts" auf, den „neuen Volksstaat" mit aufzubauen. Wie die kurz zuvor am 20. November 1918 in Berlin gegründete Mutterpartei forderte auch der Kasseler Parteiverband der DDP die schleunige Einberufung einer verfassungsgebenden Nationalversammlung, die einen demokratischen Staat und einen sozialen Rechtsstaat schaffen sollte. Die Kasseler Gründer und Gründerinnen wollten eine neue Sozial- und Wirtschaftspolitik, stimmten einer möglichen Vergesellschaftung von Groß- und Monopolbetrieben, der Aufteilung von Staatsdomänen und einem Vorgehen gegen Großgrundbesitz zu. Zugleich traten sie für freien Wettbewerb und ökonomische Entfaltungsmöglichkeit ein. Sie sahen in der demokratisch freien Ausgestaltung von Staat und Kommunen und deren Selbstverwaltung die Voraussetzung für den Wiederaufstieg Deutschlands. Unterzeichnet war der Aufruf unter anderem von Oberbürgermeister Erich Koch-Weser, der Reformpädagogin Julie von Kästner, den Stadträten Fritz Scheel und August Gerhardt und Dr. Felix Blumenfeld.

In den revolutionären Verhältnissen Ende 1918 dominierten die Mehrheits-SPD (MSPD) und die Arbeiter- und Soldatenräte, während die älteren liberalen Parteien und bürgerlichen Schichten noch lange ohne klare Vorstellungen für die kommende politische Gestalt Deutschlands waren. In Berlin hatten liberale bürgerliche Kreise die DDP gegründet und die MSPD in deren Bestrebung nach einem demokratisch-parlamentarischen Aufbau und schnellen Nationalwahlen für eine Verfassungsversammlung unterstützt. Die Gründer und Gründerinnen der DDP legten ein klares Bekenntnis zur Republik und zum parlamentarischen Verfassungsstaat ab. Die DDP sah sich neben der Sozialdemokratie und dem katholischen

Zentrum als eine die deutsche Republik tragende Kraft.[257] Es herrschte in der DDP Sorge um die demokratische Weiterentwicklung nach der Novemberrevolution und Furcht vor der Etablierung einer Räterepublik. Daraus folgte der Anspruch, sich an einer demokratischen Neugestaltung des Landes nach dem Zusammenbruch von 1918 zu beteiligen.

Zur Jahreswende 1918/19 entstanden, oft in Konkurrenz zur konservativeren Deutschen Volkspartei (DVP) unter Gustav Stresemann, Landesverbände der DDP. In den norddeutschen preußischen Provinzen bildeten Mitglieder der Nationalliberalen und der Freisinnigen Partei aus der Kaiserzeit schnell und relativ einvernehmlich solche Parteiverbände.[258] In ihrem sozialen Zuschnitt dominierten in der DDP Beamte, Lehrer und Vertreter freier Berufe, etwa 25 Prozent der Mitglieder waren Frauen. Eine starke Verankerung besaß die DDP – gemessen an den Wahlergebnissen und Mitgliederzahlen – in Württemberg, Potsdam und Berlin sowie in Hessen-Nassau.[259]

Für Kassel lässt der deutliche Wahlerfolg der DDP in der Kommunalwahl vom März 1919 mit 27,2 Prozent gegenüber einer marginalisierten DVP mit 2,6 Prozent auf ein geschlossenes, liberales Fundament schließen. Die Initiatoren der Kasseler Parteigründung folgten in ihrem Aufruf dem Programm der Berliner Mutterpartei.

Felix Blumenfelds Bekenntnis zur Weimarer Republik

Der Mangel an persönlichen Dokumenten aus Blumenfelds Hand erschwert es, eine schlüssige Antwort auf die Frage nach seinen politischen Überzeugungen zu finden und jene Vorstellungen zu rekonstruieren, die er sich nach 1918 für eine Entwicklung Deutschlands machte. Fraglos darf man Blumenfelds Einsatz für die DDP in Kassel nach dem Zusammenbruch der Monarchie und in den revolutionären Zuständen des November und

257 Joachim Stang, Die Deutsche Demokratische Partei in Preußen 1918–1933 (Beiträge zur Geschichte des Parlamentarismus und der politischen Parteien, 101), Düsseldorf 1994, S. 17–60; Gerhard Menk, Politischer Liberalismus in Hessen zwischen Weimarer Republik und Nachkriegszeit. Rudolf Büttner, Margarete Grippentrog und die Deutsche Demokratische Partei in Fulda (70. Veröffentlichung des Fuldaer Geschichtsvereins), Fulda 2012, S. 20.

258 Ludwig Luckemeyer, Die Deutsche Demokratische Partei von der Revolution bis zur Nationalversammlung 1918–1919, Diss. Marburg 1975, S. 131–134.

259 Joachim Stang, Die Deutsche Demokratische Partei, S. 33, Angaben aus Erhebungen für 1927.

Dezember 1918 als klares Bekenntnis für eine parlamentarisch-demokratische deutsche Republik werten. Blumenfeld akzeptierte im November 1918 das Ende der Monarchie und sah die Notwendigkeit für einen demokratischen Neubeginn. Seine demokratisch-republikanische Gesinnung betrachtete er dabei keineswegs als Widerspruch zu einem patriotischen Bekenntnis zu Deutschland und einer Ablehnung der als bedrückend empfundenen Bestimmungen des Versailler Friedens – wie eine übergroße deutsche Mehrheit. In dem „Festzeichnung" genannten Vortrag und in seinem Gedicht, das er am 21. Januar 1930 in seiner Loge „Einigkeit und Treue" zur Erinnerung an die Reichseinigung von 1871 vortrug, brachte er diese Meinung unmissverständlich zum Ausdruck. In „seiner Festzeichnung" gedachte Blumenfeld „der Entwicklung Deutschlands zum Volksstaat der Weimarer Verfassung, der einen weiteren Meilenstein zur vollständigen Vereinigung aller deutschen Stämme" bedeutet habe. Blumenfeld mag mit dieser Formulierung die staatsbürgerliche Emanzipation der jüdischen Deutschen als Ergebnis des demokratischen Verfassungsstaates gedanklich einbezogen haben. „Die Bismarcksche Verfassung war ein Uebergang und so lange segensreich, wie sie starke Männer zu beachten wußten." Das Kaiserreich galt ihm aber als abgeschlossene Epoche. „Die Weimarer Verfassung ist die Fortentwicklung. Das ehrwürdig Gewordene ist nicht weniger wichtig als das Werdende, aus dem sich das Zukünftige zu immer reineren Höhen entfalten möge. Aus dem Alten lernen, für das Neue arbeiten, für das Neue leben."

In seinem Kettenspruch drückte er anschließend an sein Bekenntnis zum Verfassungsstaat seine nationalen Empfindungen für die Opfer des Krieges und die Folgen der deutschen Niederlage aus:

„In der Kette fest verbunden,
Fest verschlungen Hand in Hand
Denken wir in diesen Stunden
Derer, die fürs Vaterland
in der Blüte ihres Lebens
Opfer wurden grimmer Not.
Daß ihr Sterben nicht vergebens,
Sei uns Sorge und Gebot.

In der Kette fest verbunden,
Fest verschlungen Hand in Hand

Sei mit unserm Bund umwunden
Auch, was deutsch in andrem Land.
Wo die Lieder deutsch erklingen,
Sich zum Deutschtum man bekennt,
ihnen unsern Gruß wir bringen,
Die ein Machtspruch von uns trennt.

In der Kette fest verbunden,
Fest verschlungen Hand in Hand
Treue Liebe wir bekunden
Heut' aufs neu', dir, Vaterland,
auf daß stets dein Glanz sich mehre,
dienen wir in Treue dir.
Deutschtum, Freiheit, Recht und Ehre
Sei uns Leitspruch und Panier."[260]

Ob Blumenfeld sich für den Parteibeitritt erst aufgrund der politischen Situation des Dezembers 1918 entschloss oder ob er sich schon in den Jahren davor dem liberalen oder entschieden freisinnigen Lager im kaiserzeitlichen Parteienspektrum zurechnete, ist aufgrund fehlender Quellen nicht zu beantworten. Das Thema eines Vortragsabends im November 1932 gibt zumindest einen Hinweis auf Blumenfelds Vertrautheit mit der Freisinnigen Partei der Kaiserzeit. Die in Kassel erscheinende *Jüdische Wochen-Zeitung* berichtete am 17. November 1932 von einem Vortrag Blumenfelds über „Eduard Lasker, ein deutscher Jude", der dessen Leben und Wirken in der Freisinnigen Partei vor 1918 vorstellen sollte. Blumenfeld schilderte das ihm vorbildlich erscheinende Eintreten Laskers für eine freie Staatsordnung und seinen Einsatz für die Interessen der jüdisch-deutschen Bevölkerung in der Kaiserzeit. Das von Blumenfeld sicherlich selbst gewählte Thema war Teil des von der Jüdischen Gemeinde Kassels organisierten Abwehrkampfs gegen die zeitgleich hochbrandende antisemitische und antidemokratische Propaganda. Blumenfeld schilderte in seinem Vortrag „eingehend die politische Laufbahn des führenden Fortschrittparteilers und späteren Mitbegründers der ‚Nationalliberalen Partei' (Volkspartei), der, nachdem er bis 1883 lange Zeit im Vordergrund der politischen Auseinandersetzungen im deutschen Parlament gestanden hatte, in Amerika

260 Eklektisches Bundesblatt, Nr. 3, März 1930, S. 88–89.

einem Schlaganfall erlag. Aus den Ausführungen des Redners ergab sich ein plastisches Bild der großen Persönlichkeit Laskers, der sich als Jude mit seiner ganzen Kraft und Uneigennützigkeit für das Wohl des deutschen Vaterlandes einsetzte." Der Zeitungsartikel konnte schließlich noch über eine anschließende Diskussion berichten und lobte das ausgezeichnete Bild, das Blumenfeld von Lasker und seiner Zeit entworfen habe.[261]

Ein weiterer Hinweis auf Blumenfelds grundsätzliches liberales Selbstverständnis lässt sich aus seinem Interesse an der Gründung eines Ortsverbands der Vereinigung für das liberale Judentum in Kassel ablesen. Die seit 1908 in Deutschland aktive Vereinigung wollte in jüdischen Gemeinden die religiöse Praxis reformieren und konkurrierte seit den frühen 1920er Jahren etwa mit orthodoxen Gruppierungen. Am 10. November 1924 fanden sich namhafte Jüdinnen und Juden Kassels zusammen, um in einer öffentlichen Versammlung in den Räumen der Sinai-Loge des U. O. B. B. eine Ortsgruppe der religiösen Vereinigung ins Leben zu rufen. Im Vorstand fanden sich der Verleger und Herausgeber des *Kasseler Tageblatts*, Carl Gotthelft, sowie Frieda Sichel, Dr. Ernst Plaut und Dr. Leo Oppenheim. An einen Vortrag über die Ziele eines liberalen Judentums schloss sich eine Diskussion an, an der sich unter anderen Felix Blumenfeld beteiligte.[262] Seine Präsenz bei der Veranstaltung und seine Beteiligung an der Diskussion lassen mindestens auf ein Interesse an einer zeitgemäß modernen Richtung in der Jüdischen Gemeinde Kassels schließen.

Die Verortung von Felix Blumenfeld im politischen Liberalismus überrascht nicht. Seine Zustimmung zur parlamentarischen Demokratie und der Wunsch nach staatsbürgerlicher Gleichberechtigung ist beispielhaft für eine politische Grundüberzeugung der Mehrheit der jüdischen Bevölkerung Deutschlands in dieser Zeit. Diese Überzeugung offenbarte sich in einem vergleichsweise hohen Anteil von Jüdinnen und Juden in demokratischen Parteien und in einem konsequenten Wahlverhalten zugunsten der staatstragend-demokratischen Parteien während der Weimarer Republik. Jüdische Deutsche standen in einer großen, wenn auch kaum zuverlässig quantifizierbaren Mehrheit schon im Kaiserreich auf der Seite eines bürgerlichen Liberalismus und orientierten sich nach 1918 auf den demokratischen Staat von Weimar. Insbesondere in der DDP fand

261 Jüdische Wochen-Zeitung, 9. Jg., Nr. 46 vom 2.12.1932.

262 Jüdische Wochen-Zeitung, 1. Jg., Nr. 25, vom 14.11.1924.

das jüdische Bürgertum nach 1918 seine politische Heimat.[263] In einer Verfassungsordnung mit gesicherten Grundrechten erhoffte man sich die Vollendung der lange geforderten politischen und rechtlichen Gleichstellung und die volle Anerkennung als Deutsche jüdischer Konfession im Staatsbürgerverband.

Das Informationsmedium und Sprachrohr der jüdischen Bevölkerung in Niederhessen und Kassel war die in Kassel von 1924 bis 1933 erscheinende *Jüdische Wochen-Zeitung*. Die demokratisch-republikanische Grundüberzeugung ihrer Redaktion fand ihren Ausdruck beispielsweise in Berichten über die Feiern der Reichsverfassungstage, die die Jüdische Gemeinde Kassels alljährlich im August in ihrer Synagoge hielt. So verband man am 19. August 1924 dieses Festgedenken mit der Erinnerung an den 10. Jahrestag des Kriegsausbruchs 1914. Der Zeitungsbericht beschrieb die Weimarer Reichsverfassung als „bedeutende[n] Schritt vorwärts auf dem Wege, Freiheit und Gleichheit unter allen Bürgern des Landes immer mehr erblühen zu lassen. Das Ideal steht freilich noch immer teilweise mehr auf dem Papier, als dieses verwirklicht ist."[264] Bei diesen Gedenktagen in der Synagoge sprachen Vertreter der Jüdischen Gemeinde die Hoffnung aus, die deutsche Verfassung solle zu einem Volksgut werden, damit auch der jüdischen Gemeinschaft wahre Gerechtigkeit widerfahren werde.[265] Ebenso positionierte sich die Redaktion der Zeitung beim Tod des Reichspräsidenten Friedrich Ebert, der für seine Arbeit für den demokratischen Staat geehrt wurde.[266] Bei der Wahl des Reichspräsidenten 1925 wurde offen für den Kandidaten Wilhelm Marx geworben, der gegen den Kandidaten der rechten und nationalen Parteien, Paul von Hindenburg, antrat.[267]

Blumenfeld verstand sich als deutscher Staatsbürger jüdischer Konfession, wie viele Jüdinnen und Juden zu dieser Zeit. Aufgewachsen mit

263 Martin Liepach, Das Wahlverhalten der jüdischen Bevölkerung. Zur politischen Orientierung der Juden in der Weimarer Republik (Schriftenreihe des Leo-Baeck-Instituts, 53), Tübingen 1996, S. 30–44; Arnold Paucker, Jewish Self-Defense, in: ders., (Hrsg.), Die Juden im Nationalsozialistischen Deutschland, Tübingen 1986, S. 55–65, hier S. 58–59; Menk, Politischer Liberalismus, S. 46–47.

264 Jüdische Wochen-Zeitung, 1. Jg., Nr. 13, vom 8.8.1924.

265 Jüdische Wochen-Zeitung, 7. Jg., Nr. 32, vom 15.8.1930.

266 Jüdische Wochen-Zeitung, 2. Jg., Nr. 10, vom 6.3.1925.

267 Jüdische Wochen-Zeitung, 2. Jg., Nr. 16, vom 24.4.1925, und ebenda, 2. Jg., Nr. 17, vom 30.4.1925.

deutscher Kultur und Sprache fühlte er sich als deutscher Patriot.[268] Selbst 1932, als er seinen jugendlichen Zuhörern den Einsatz Laskers vorstellte, unterstrich er dessen Selbstverständnis als Deutscher und Jude. Im Ersten Weltkrieg diente Blumenfeld von 1914 bis Ende März 1919 als Kriegsassistenzarzt im Reservelazarett II Kassel, dem Kriegsgefangenenlager Niederzwehren, südlich von Kassel. Große Herausforderungen stellten sich ihm 1915, als die Fleckfieberseuche ausbrach und eine enorme Sterblichkeit besonders unter den russischen Kriegsgefangenen hervorrief.[269] 1915 stiftete Blumenfeld zur Unterstützung notleidender Verwundeter und deren Familien in Kassel den sogenannten Zaitenstock – einen hölzernen Obelisken, gestaltet nach dem lokalen Vorbild eines Brunnenstocks. Dessen Aufstellung vor dem Kasseler Rathaus wurde mit der Sammlung kleiner Geldspenden für Kriegsbeschädigte verbunden, indem gegen eine Spende von 50 Pfennig ein eiserner Nagel erworben und in das Holz geschlagen wurde. Derartige Nagelungen waren bereits an verschiedenen Orten praktizierte Geldspenden, um Mittel für die Armee, verwundete Soldaten oder zugunsten von Hinterbliebenen zu sammeln. Ausgehend von einem in Wien 1915 angefertigten sogenannten Wehrmann in Eisen[270] verbreiteten sich solche benagelten hölzernen Plastiken bis 1918 im Reich und im deutschsprachigen Österreich. In Kassel weihte der Initiator Blumenfeld den Zaitenstock am 2. September 1915 mit einer Ansprache ein. Schüler und Schülerinnen marschierten „mit Fahnen“ zu der Feier vor dem Rathaus auf und beteiligten sich an der Nagelung, deren Erlöse an die Kriegsfürsorge des Roten Kreuzes gingen.[271]

---

268 Peter Gay, In Deutschland zu Hause ... Die Juden der Weimarer Zeit, in: Arnold Paucker (Hrsg.), Die Juden im Nationalsozialistischen Deutschland, Tübingen 1986, S. 31–43.

269 Zum Lager s. Hessenland, 32. Jahrgang 1918, S. 16–17; Wolfgang Hermsdorff, Das Kriegsgefangenenlager Niederzwehren, in: Heimatbrief Heimatverein Dorothea Viehmann, 18. Jahrgang 1974, Folge 1, S. 3–5; Schilderungen des Lagers bei Rudolf Schlunck, Ein Pfarrer im Kriege. Kriegserlebnisse des renitenten Pfarrers Rudolf Schlunck, Kassel 1932, S. 17–26; Wolfgang Matthäus (Hrsg.), Heimatfront. Kassel und der Erste Weltkrieg. Ein Beitrag zum 1100-jährigen Jubiläum der Stadt (Schriften der Werkstatt Geschichte an der Albert-Schweitzer-Schule, 9), Kassel 2012, S. 76–131.

270 Karl-Robert Schütze, Der eiserne Hindenburg. Bildergeschichte in Postkarten. Chronologie der Ereignisse und Berichte, Berlin 2007; Dieter Storz, Der Große Krieg. 100 Objekte aus dem Bayerischen Armeemuseum, Essen 2014, S. 170–175.

271 Bericht über die Verwaltung und den Stand der Gemeindeangelegenheiten der Residenzstadt Cassel im Rechnungsjahr 1915, Kassel 1917, S. 49 und S. 51.

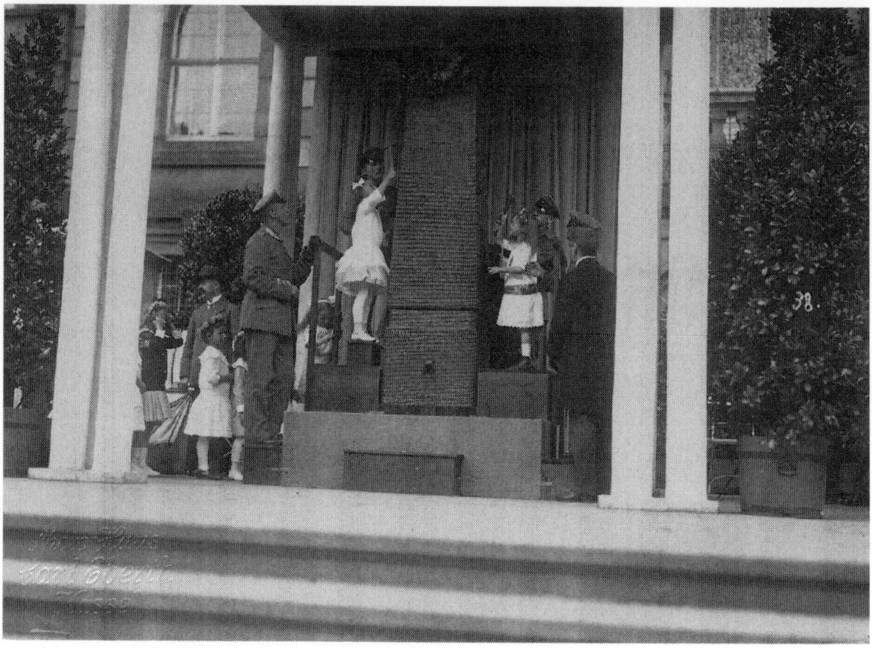

Nagelung des Zaitenstocks vor dem Rathaus in Kassel, 1915, Carl Eberth, Stadtarchiv Kassel E 5, 0.556.549

Felix Blumenfeld hatte im Dezember 1918 nicht allein zur Gründung der DDP aufgerufen, er betätigte sich in der Folge als Stadtverordneter in der nun demokratisch verfassten Kommune. Er war zwar im Zuge der ersten preußischen Kommunalwahl am 2. März 1919 nicht direkt gewählt worden, rückte aber am 19. Januar 1920 nach dem Tod des Parteikollegen Karl Müller nach.[272] Der Arzt und Sozialhygieniker übernahm für seine Fraktion die Mitarbeit in der 1920 eingerichteten Sozialen Kommission, in der sich neben Magistratsmitgliedern und Stadtverordneten Vertreter von Fachvereinen und Berufsgruppen sowie Gewerkschafter zur Abstimmung der kommunalen Sozialpolitik zusammenfanden.[273]

Kassel galt neben Frankfurt als gewichtiger Ortsverband für die DDP in Hessen-Nassau. Dies belegen zumindest die Wahlergebnisse der Partei

272 Jochen Lengemann, Bürgerrepräsentation und Stadtregierung in Kassel 1835–2006 (Veröffentlichungen der Historischen Kommission für Hessen, 60,2), Bd. 2, Marburg 2009, S. 139–141.

273 Angela Pitzschke, Geschichte des Jugendamtes, S. 78–79.

bei den Kommunalwahlen 1919 mit 27,3 Prozent und 1924 mit noch 10 Prozent und nur mehr fünf Sitzen. Mitglieder der Partei nahmen in dem der Partei politisch nahestehenden *Kasseler Tageblatt* immer wieder mit Beiträgen zu tagespolitischen Ereignissen Stellung. Gesellschaftlich angesehenes und bekanntes Parteipersonal, wie Oberbürgermeister Erich Koch-Weser, Oberpräsident Rudolf Schwander und Regierungspräsident Friedensburg sowie die Rechtsanwälte Erich Rocholl[274] und Ernst Mangold, gaben ihrer Partei ein prominentes Gesicht nach außen.[275]

Blumenfeld ließ sich allerdings bei der folgenden Kommunalwahl im Mai 1924 entweder nicht noch einmal aufstellen oder wurde nicht nominiert. Über die Gründe eines Verzichts auf seine Kandidatur zur Stadtverordnetenversammlung lässt sich nur spekulieren. Er könnte mit der indifferenten Richtung zusammenhängen, die die Kasseler DDP gegenüber der politischen Mehrheit im Kasseler Rathaus und im Besonderen gegenüber der SPD einnahm. Die Kasseler DDP hatte zur SPD-Mehrheit und gegenüber Oberbürgermeister Philipp Scheidemann, der von konservativen und rechten Kräften in Kassel sogar mit rufmörderischen und gewalttätigen Aktionen bekämpft wurde, zunächst eine unentschiedene Position eingenommen. Blumenfelds Partei begab sich nach der Kommunalwahl 1924 mit Parteien der Mitte und von rechts zu den Magistratswahlen in eine Arbeitsgemeinschaft, scherte dann aber aus dieser wieder aus. Die DDP betätigte sich zwar in der Folgezeit nicht an der geradezu feindlichen Gegnerschaft gegen den sozialdemokratischen Oberbürgermeister, der 1925 zurücktrat, sie verharrte aber im Kasseler Rathaus in der Oppositionsrolle. Die Jüdische Gemeinde hingegen – wenn man die *Jüdische Wochen-Zeitung* als ihr wichtiges Sprachrohr sieht – fühlte sich Scheidemann wegen dessen stetem Einsatz gegen den grassierenden Antisemitismus in Dankbarkeit verbunden.[276] Wie sehr sich antisemitische

274 Dr. Erich Rocholl (1885–1963), Rechtsanwalt und Notar in Kassel seit 1919, Promotion bei Walter Schücking, Mitarbeiter am dreibändigen, 1924–1929 von Julius Hatschek und Carl Strupp herausgegebenen Wörterbuch des Völkerrechts; Mitgründer der DDP in Kassel und engagiert im Reichsbanner Schwarz-Rot-Gold, dort stellv. Gauvorsitzender Kurhessen, Gegner der Fusion mit dem Jungdeutschen Orden, nach dem Krieg in der Demokratischen Partei, dann in der FDP Kassel und mitbeteiligt am demokratischen Wiederaufbau im Überparteilichen Ausschuss und dem Beirat des Landeshauptmanns in Kassel, Bezirksverband Kassel, s. StA Kassel, S1, Nr. 2045.

275 Gerhard Menk, Politischer Liberalismus, S. 54–57.

276 Jüdische Wochen-Zeitung, 2. Jg., Nr. 28, vom 17.7.1925.

Strömungen auch in der ehrenamtlichen politischen Arbeit im Kasseler Stadtparlament ausbreiteten, belegt die nachträgliche Verhinderung der Wahl eines jüdischen Bürgers in die Magistratskommission, was die Redaktion der *Jüdischen Wochen-Zeitung* zur Erkenntnis brachte, die Kasseler Stadtverordnetenversammlung sei von Rechtsradikalen und Antisemiten beherrscht.[277] Eine Richtungsänderung war spätestens in den Kommunalwahlergebnissen 1924 ablesbar, die deutliche Verluste der demokratischen Mitte ergaben. Zugleich zog mit dem Völkisch Sozialen Block eine rechtsradikale Bewegung in das Kommunalparlament ein, die in Dr. Roland Freisler ihren demagogischen Wortführer hatte.

Diese Entwicklung innerhalb der Stadtgesellschaft mag die Bereitschaft Felix Blumenfelds, sich weiterhin kommunalpolitisch zu betätigen, gemindert haben. Tatsächlich scheint er nach dem Ende seines Mandats weder als Stadtverordneter 1924 eine aktive Rolle eingenommen noch als DDP-Mitglied ein Parteiamt wahrgenommen zu haben. Er blieb dennoch seiner Partei treu und trat öffentlich in ihrem Namen auf. So unterzeichnete er neben den DDP-Mitgliedern Regierungspräsident Schwander, Vizepräsident Stadler, den Stadträten Vogt, Jochmus und Dr. Haarmann sowie Dr. Erich Rocholl den in den *Kasseler Neuesten Nachrichten* veröffentlichten Aufruf zur Wahl des badischen Kultusministers und Staatspräsidenten Willy Hellpach als Kandidaten der DDP für die Reichspräsidentenwahl 1925.[278]

Bei der Feier des 65. Geburtstags des Preußischen Landtagsabgeordneten Kniest fanden sich zahlreiche Gäste ein, unter ihnen Regierungspräsident Schwander und Präsident Dr. Schroeder, Zimmermann, Präsident der Handwerkskammer, und Magistratsmitglieder sowie der Parteivorsitzende, Stadtmedizinalrat Dr. Paul Keding. Dr. Hägermann ehrte Kniest im Namen der Kasseler DDP-Fraktion, Felix Blumenfeld feierte ihn „als Menschen".[279]

277 Jüdische Wochen-Zeitung, 1. Jg., Nr. 13, vom 8.8.1924.

278 Kasseler Neueste Nachrichten vom 28. März 1925, in: StA Kassel, S 5, C 25.

279 Artikel im Kasseler Tageblatt vom 12.4.1928, in: StA Kassel, S 1, Nr. 3393.

Der Kampf gegen den Antisemitismus

„[...] wenn er auch die Hoffnung nicht verliert, daß die antisemitische Welle wie alle früheren wieder abebbt."[280]

Felix Blumenfelds Verhältnis zur jüdischen Religion ist nur aus späteren Berichten über ihn ablesbar. Hans Loeser, der Sohn von Blumenfelds Cousine Cäcilie, beschreibt den Kinderarzt als nicht sonderlich religiös: „Das Judentum war sehr unwichtig für ihn. Er war zwar nicht getauft, aber er hat nicht sehr viel Gebrauch davon gemacht, von der Religion. Er war, glaube ich, ziemlich antizionistisch, was zu ziemlichen Auseinandersetzungen mit anderen Mitgliedern der Familie geführt hat."[281]

Blumenfeld gehörte zu den assimilierten deutschen Juden, die ohne engeren Bezug zur jüdischen Religion lebten, sich aber auch nicht zur Taufe entschließen wollten. Man fühlte sich der deutschen Kultur und der deutschen Nation zugehörig und lebte in der Gewissheit, Deutschtum und Judentum selbstverständlich miteinander zu verbinden. Emanzipation dürfte für ihn ein zeitgemäßes Judentum bedeutet haben, das der Kern der eigenen jüdischen Identität blieb.[282]

Als politisch interessierter Mensch nahm Felix Blumenfeld aufmerksam Anteil an der gesellschaftlichen und parteipolitischen Entwicklung in Deutschland. Er engagierte sich spätestens seit Mitte der 1920er Jahre öffentlich gegen den erstarkenden Nationalsozialismus und dessen antisemitische Ideologie. Er machte sich wie viele Jüdinnen und Juden keine Illusionen, welche Folgen eine Machtbeteiligung der NSDAP für Demokratie und Rechtsstaat und vor allem welche Auswirkungen diese auf die Emanzipation der jüdischen Deutschen haben würde. Er rief die Mitglieder der jüdischen Gemeinde zu selbstbewusster Abwehr und nachdrücklichem Eintreten für ihre Rechte als deutsche Bürger und Bürgerinnen auf und verband dies mit einem für ihn selbstverständlichen Bekenntnis zur deutschen Nation, einer Zugehörigkeit, die er sich erklärtermaßen

280 Jüdische Wochen-Zeitung, 9. Jg., Nr. 39, vom 14.10.1932.

281 Stadtarchiv Kassel, Bestand S 17, Nr. 50, S. 69–72, Zitat S. 72, Interview mit Hans Loeser, durchgeführt von Dr. Dietfrid Krause-Vilmar, Horst Kottke und Wolfgang Prinz.

282 Dieter Langewiesche, Was verstanden liberale deutsche Juden um 1900 unter Emanzipation? Wie bewerteten sie Erfolge und Defizite?, in: Till van Rahden, Michael Stolleis (Hrsg.), Emanzipation und Recht. Zur Geschichte der Rechtswissenschaft und der jüdischen Gleichberechtigung (Studien zur Europäischen Rechtsgeschichte, 329), Frankfurt am Main 2021, S. 33–55, hier S. 33–34.

nicht nehmen lassen wollte. Er versuchte mit solchen öffentlichen Auftritten, auch die nichtjüdische Bevölkerung vor dem verheerenden Einfluss antisemitischer Agitation zu warnen. Damit übernahm Blumenfeld eine Rolle, die mit der anderer deutscher Juden in dieser Zeit vergleichbar ist. Hierzu zählt der Braunschweiger Jurist Norbert Regensburger, der sich im C. V. Braunschweig, dem Ortsverband des Central-Vereins Deutscher Staatsbürger jüdischen Glaubens, der mitgliederstarken Vertretung der deutschen Juden, sowie als DDP-Abgeordneter im Landtag engagierte und dort Nationalsozialisten und völkische Antisemiten politisch-publizistisch bekämpfte.[283]

Wiederum erschwert der Mangel an Selbstzeugnissen Blumenfelds eine sichere Erkenntnis seiner Positionierung. Seine Aktivitäten werden jedoch anhand von Mitteilungen in der *Jüdischen Wochen-Zeitung für Cassel, Hessen und Waldeck* deutlich. Sie erschien als Mitteilungsblatt für die jüdischen Gemeinden im nördlichen Hessen und lieferte neben Artikeln eigener Autoren – u. a. zu historischen Themen – auch von auswärtigen Autoren übernommene aktuelle Beiträge zur politischen Lage Deutschlands sowie Nachrichten über Einzelpersonen und Familien. Diese vielfältige Mischung erhellt die Geschichte der Kasseler jüdischen Bevölkerung und ihrer Vereinigungen, informiert über deren politische Haltung, interne Differenzen zwischen assimilierten Gemeindemitgliedern und jüdischen Zuwanderern aus Osteuropa, den aufkommenden Zionismus und liefert Stellungnahmen zur politischen Radikalisierung und zum Antisemitismus. Die Wochenzeitung, herausgegeben von Sally Kaufmann, erschien von Mitte 1924 bis mindestens März 1933 und nahm betont Stellung für die demokratisch-republikanische Ordnung. Sie wurde im Verlag des SPD-nahen *Kasseler Volksblatts* mit einer Auflage von 450 Exemplaren einmal, später zweimal in der Woche gedruckt. Sie bot den verschiedenen Gruppen und Vereinigungen der jüdischen Bevölkerung Kassels ein Podium; so fanden sich regelmäßig Berichte über Aktivitäten des Central-Vereins und der zionistischen Gruppe, der Liberalen Vereinigung, des Reichsbundes jüdischer Frontsoldaten und über jüdische Sportvereine und Aktivitäten von Jugendgruppen.

283 Jonathan Voges, Der Centralverein in der Provinz. Norbert Regensburger als „deutscher Staatsbürger jüdischen Glaubens" in Braunschweig, in: Rebekka Denz, Tilmann Gempp-Friedrich, (Hrsg.), Centralverein deutscher Staatsbürger jüdischen Glaubens, S. 13–32.

Vor allem diente sie der jüdischen Gemeinschaft im nördlichen Hessen als wichtige Informationsquelle im Kampf gegen den Antisemitismus und politischen Radikalismus von rechts.[284] Regelmäßige eigene und übernommene Beiträge kommentierten warnend den Aufstieg der NSDAP und ihrer antidemokratischen und extremen völkischen Ideologie.[285] Der um sich greifende Antisemitismus galt den Beitragenden als eine gefährliche Entwicklung für die Rechte der deutschen Juden.[286]

Prominente Träger dieses Abwehrkampfes waren jüdische Vereinigungen wie der Central-Verein deutscher Staatsbürger jüdischen Glaubens (C.V.) und der Reichsbund jüdischer Frontsoldaten. Der C.V. war am 26. März 1893 in Berlin in Reaktion auf den Antisemitismus der 1890er Jahre gegründet worden und erreichte es, als Vertreter der jüdischen Bevölkerung im Deutschen Reich angesehen zu werden. Ziel war die Wahrung staatsbürgerlicher Rechte der Juden, was sich in praktischer Hilfe in Rechtsstreiten wegen antisemitischer Beleidigungen und Übergriffen äußerte. Daneben unternahm es der Verband, antisemitische Vorfälle vor Gericht zu bringen und Klagen gegen solche Gewalt in Rechtsverfahren zu unterstützen. Der Central-Verein in Berlin war im Vorfeld von Landtags- und Reichstagswahlen in der Öffentlichkeitsarbeit außerordentlich aktiv, versandte Druckschriften unter anderem an die demokratischen Parteien im Reichstag und in Länderparlamenten, arbeitete

---

284 Zur Jüdischen Wochenzeitung s. Dietfrid Krause-Vilmar, Streiflichter zur neueren Geschichte der Jüdischen Gemeinde Kassel, in: Synagogen in Kassel. Ausstellung im Stadtmuseum Kassel anlässlich der Einweihung der neuen Synagoge im Jahr 2000, bearb. von Esther Haß, Alexander Link, Karl-Hermann Wegner, Marburg 2000, S. 13–24, hier S. 20–21; ders., Juden in Kassel. Ein Blick in die Vergangenheit der älteren Jüdischen Gemeinde, in: Jens Flemming, Dietfrid Krause-Vilmar (Hrsg.), Kassel in der Moderne, Marburg 2013, S. 161–181, hier S. 176–178.

285 Vgl. den Artikel von Heinz Pol (1901–1972), 1923–31 Redakteur der Vossischen Zeitung, Mitarbeiter der Weltbühne, „Die Nationalsozialisten", in: Jüdische Wochen-Zeitung, Nr. 29, 6. Jg., vom 26.7.1929: „Ihre noch lange nicht beendete Restaurationsbewegung ist für jeden politisch Denkenden ernst genug, um aufs sorgfältigste im Auge behalten zu werden".

286 Moses Waldmann, Berlin, „Alle Mann an Bord!", in: Jüdische Wochen-Zeitung, 6. Jg., Nr. 45, vom 15.11.1929: Der Antisemitismus im östlichen Europa sei kein einfacher Judenhass mehr, das „Ursprungsland des modernen wissenschaftlichen Antisemitismus ist Deutschland, und in Deutschland sind auch die judenfeindlichen Methoden auf die Höhe des Zeitgeistes gebracht worden. Die gefährlichste Spielart des neudeutschen Antisemitismus ist der sogenannte Nationalsozialismus. Er ist heute in Deutschland bereits ein Massenprodukt."

mit verfassungskonform gesinnten Behördenvertretern zusammen und vermittelte Vorträge auswärtiger Redner an Ortsverbände.[287] Seine Mitgliederschaft wuchs im Kaiserreich auf bis zu 40 000 Personen, in der Weimarer Republik vor 1933 sogar auf 70 000 Mitglieder in über 600 Ortsverbänden. Der C. V. war eine selbstbewusste Vereinigung zur Vertretung der Interessen von sich mehrheitlich als deutsche Staatsbürger verstehenden Juden, eine beabsichtigte „Symbiose aus Deutschtum und Judentum".[288]

Der Reichsbund jüdischer Frontsoldaten (RjF) war im Februar 1919 in Berlin als Reaktion auf Verleumdungen und Hetze gegen den jüdischen Einsatz im Weltkrieg und seine Opfer gegründet worden. In der Folge entstanden zahlreiche weitere Vereine, die sich 1920 im Reichsbund jüdischer Frontsoldaten zusammenschlossen. Der Reichsbund hatte bis zu 40 000 Mitglieder und 1925/26 etwa 500 aktive Ortsgruppen in 16 Landesverbänden. In seiner Aufklärungs- und Abwehrarbeit wirkten Reichsbund und C. V. lokal und überregional zusammen, beide teilten das Ziel, die staatsbürgerlichen Rechte der deutschen Juden zu schützen und deren fortgesetzte Emanzipation im demokratischen Deutschland zu sichern.[289]

Reichsbund und Centralverein kooperierten auch in Kassel dauerhaft und eng im Kampf gegen antisemitische Agitation.[290] Beide Verbände arbeiteten insbesondere in Zeiten der Wahlkämpfe zusammen, als antisemitische Propaganda von rechten und völkischen Parteien immer

287 Arnold Paucker, Der jüdische Abwehrkampf, in: Werner E. Mosse, Arnold Paucker (Hrsg.), Entscheidungsjahr 1932. Zur Judenfrage in der Endphase der Weimarer Republik, 2. Auflage Tübingen 1966, S. 405–488; Avraham Barkai, „Wehr Dich!" Der Centralverein deutscher Staatsbürger jüdischen Glaubens (C. V.) 1893–1938, München 2002, S. 185–191; Isabel Enzenbach, „Kennwort: Gummi". Der Centralverein deutscher Staatsbürger jüdischen Glaubens im Kampf um den öffentlichen Raum von 1893 bis zum Ende der Weimarer Republik, in: Christina von Braun (Hrsg.), Was war deutsches Judentum? 1870-1933 (Europäisch-jüdische Studien. Beiträge, 24), Berlin 2015, S. 203–220.

288 Rebekka Denz, Tilmann Gempp-Friedrich, Einleitung, in: dies. (Hrsg.), Centralverein deutscher Staatsbürger jüdischen Glaubens. Anwalt zwischen Deutschtum und Judentum, Berlin 2021, S. 1.

289 Michael Berger, Für Kaiser, Reich und Vaterland. Jüdische Soldaten. Eine Geschichte vom 19. Jahrhundert bis heute, Zürich 2015, S. 115–132.

290 Der C. V.-Vorsitzende Rubensohn erklärte in der Mitgliederversammlung im November 1924, dass sich „Besonders [...] die Arbeitsgemeinschaft mit dem Reichsbund jüdischer Frontsoldaten" bewährt habe, „der stets dabei war, wenn es galt, den Antisemitismus zu bekämpfen", Jüdische Wochen-Zeitung, 1. Jg., Nr. 27, vom 28.11.1924.

rücksichtsloser eingesetzt wurde.[291] Vorsitzender des Kasseler Ortsverbands des Central-Vereins war bis Mai 1925 Emil Rubensohn, danach der Rechtsanwalt Dr. Theodor Dellevie.[292] In der Mitgliederversammlung der Ortsgruppe Kassel des C. V. am 23. November 1924 war der Direktor des C. V., Dr. Ludwig Holländer, in Kassel zu Gast. Vorsitzender Emil Rubensohn erläuterte die Abwehrarbeit im Reichstagswahlkampf 1924. Von Kassel aus sollten Redner in die Landgemeinden entsandt werden, um dort „den völkischen Agitatoren entgegenzutreten". Aufklärung erhoffte man sich zudem durch massenhaftes Verteilen von Druckschriften: „Die Versendung von Flugblättern im größten Maßstabe soll wie beim letzten Male, jetzt stattfinden." Die Kasseler Ortsgruppe habe zudem „eine sog. Abwehrbibliothek eingerichtet, um das jüdische Wissen im Abwehrkampf zu stärken". Rubensohn forderte die Mitglieder des örtlichen Sportvereins Bar Kochba zur Unterstützung dieser Abwehrarbeit und zum Beitritt in den C. V. auf. Er schloss „mit einem Treuebekenntnis zum Deutschtum und Judentum".[293]

Eine Ortsgruppe des Reichsbundes jüdischer Frontsoldaten war in Kassel 1921 gegründet worden. In umliegenden Landgemeinden weitere Ortsgruppen ins Leben zu rufen, gelang erst am 17. Februar 1924 bei einer Versammlung jüdischer Frontsoldaten in Bad Wildungen. Der Verband in Kassel bildete mit weiteren 14 Ortsgruppen den Bezirksverband Kurhessen-Waldeck und schloss sich zunächst dem Südwestdeutschen Landesverband in Frankfurt an. Ab September 1924 schuf man einen eigenen Landesverband Kurhessen-Waldeck, der Anfang 1925 30 Ortsgruppen zählte. Eine „gute Organisation in Gemeinschaft mit dem Central=Verein deutscher Staatsbürger jüdischen Glaubens machte es möglich, während der Wahlen Abwehrredner in die entferntesten Orte zu senden; [...] Hunderttausende von Flugblättern und sonstigen aufklärenden Schriften wurden auf dem Lande verteilt." Man schulte die Mitglieder, ließ sich antisemitische Flugblätter melden und erstellte als Reaktion eigenes Informationsmaterial. Der Landesverband gab sich daher optimistisch: „Die Abnahme der völkischen Stimmen in Kurhessen und Waldeck, wie im

291 Für Kassel s. die Bemerkung des Vorsitzenden des RjF, Dr. Kurt Grünbaum, vom 17.12.1924, der Reichsbund leiste „im Verein" mit dem C. V. „Wahlarbeit", Jüdische Wochen-Zeitung, 1. Jg., Nr. 30, vom 19.12.1924.

292 Jüdische Wochen-Zeitung, 2. Jg., Nr. 21, vom 29.5.1925.

293 Jüdische Wochen-Zeitung, 1. Jg., Nr. 27, vom 28.11.1924.

ganzen Reich überhaupt ist nicht zum mindesten der Tätigkeit des R. j. F. zuzuschreiben."[294]

Wann Felix Blumenfeld dem C. V. beigetreten war, ist unbekannt. Zudem ist seine Mitgliedschaft im Reichsbund nicht gesichert. Entscheidender ist jedoch die Tatsache seiner umfangreichen Tätigkeit in der Informations- und Werbearbeit für beide Vereine. Er engagierte sich ausweislich der Nachrichten in der *Jüdischen Wochen-Zeitung* verstärkt in der zweiten Hälfte der 1920er Jahre gegen den erstarkenden Antisemitismus, den er als Bedrohung für die Integration und Emanzipation der jüdischen Deutschen erkannte. Blumenfeld nahm immer wieder als Zuhörer an Vortragsabenden teil, beteiligte sich mit Wortmeldungen und wurde schließlich selbst für Vortragsveranstaltungen gewonnen. Diese Arbeit wurde vom C. V. in Kassel zusammen mit dem Ortsverband des Reichsbunds jüdischer Frontsoldaten organisiert.

In Kassel und im nördlichen Hessen ereigneten sich in den 1920er Jahren immer wieder Übergriffe gegen einzelne Juden und die jüdische Gemeinschaft sowie Beleidigungen der jüdischen Religion. Wie an vielen Orten in Deutschland wurden Zerstörungen, Gewalttaten gegen Menschen und die Verhöhnung der jüdischen Religion und ihrer Zeugnisse zu einer regelmäßigen Erfahrung der jüdischen Bevölkerung.[295]

Exemplarisch dafür ist der Fall des Kasseler Buchhändlers Herbert von Dolsperg.[296] Dieser hatte im Dezember 1926 im Schaufenster seines Geschäfts am Ständeplatz eine Ausgabe der in München verlegten NS-Zeitschrift *Illustrierter Beobachter* so ausgelegt, dass zwei abgedruckte historische Gemälde mit sogenannten jüdischen Ritualmorden sichtbar waren. In dem daraufhin entstandenen Auflauf vor dem Schaufenster waren antisemitische Reden und Beleidigungen zu hören, sodass der Kasseler C. V.-Vorsitzende, Dr. Theodor Dellevie, umgehend Anzeige erstattete. Dolsperg, der alle Schuld von sich wies und freimütig auf seine antisemitische Gesinnung und NSDAP-Mitgliedschaft verwies, ließ sich von Rechtsanwalt Roland Freisler vertreten. Freisler argumentierte mit gesetzlicher Gewerbefreiheit, die es Dolsperg erlaube, derartige Schriften in seinem

294 Bericht des Vorsitzenden Max Wertheim bei der Tagung des Landesverbands Kurhessen-Waldeck, Jüdische Wochen-Zeitung, 2. Jg., Nr. 7, vom 13.2.1925.

295 Dirk Walter, Antisemitische Kriminalität und Gewalt. Judenfeindschaft in der Weimarer Republik, Bonn 1999, S. 177–186.

296 Niederschlag in der Jüdische Wochen-Zeitung, 3. Jg., Nr. 48, vom 17.12.1926, und ebenda, 4. Jg., Nr. 24, vom 24.6.1927.

Ladenlokal anzubieten. Da Ohrenzeugen Hetzreden aus der Menge angezeigt hatten, verurteilte das Schöffengericht am Amtsgericht Kassel Dolsperg am 23. Juni 1927 nach § 130 Strafgesetzbuch wegen Aufreizung zum Klassenhass, wozu in Preußen seit 1922 antisemitische Hetze zählte, und § 166 wegen Religionsbeleidigung zu einem Monat Gefängnis. Die Große Strafkammer des Landgerichts Kassel argumentierte im Revisionsverfahren ambivalent und wies darauf hin, dass in der Öffentlichkeit jüdische Ritualverbrechen für glaubhaft gehalten würden, und änderte das Urteil in eine Zahlung von 500 RM.[297]

Die jüdische Bevölkerung in Kassel musste in den folgenden Jahren zunehmend antisemitische Vorfälle und Gewalttätigkeiten, einen nationalsozialistischen Alltagsterror,[298] ertragen. So warnte die *Jüdische Wochen-Zeitung* vor der Praxis des „Spazierengehens" von Nationalsozialisten in Kassel, die regelmäßig samstags in kleineren Gruppen durch die Stadt liefen und durch ihr Verhalten Streit suchten. Die Redaktion rief die Polizei auf, dem nachzugehen und Übergriffen vorzubeugen, die – so fürchtete man – wie schon andernorts in Schlägereien ausarten könnten.[299] Hinzu kamen Boykottaufrufe und öffentlich verbreitete Hinweise auf Juden als Inhaber von Kasseler Läden und Firmen. Die *Jüdische Wochen-Zeitung* berichtete im Mai 1930 über die Farbenhandlung Thomas, in der ein eintretender Kunde gefragt worden sei, ob er jüdischer Konfession sei, da er in diesem Fall nicht bedient würde.[300] Die Leiter der Kasseler Filiale der Firma Thams u. Garfs sahen sich durch die mittlerweile verbreitete antisemitische Stimmung veranlasst, ihrer Kundschaft zu versichern, man sei kein jüdisches Geschäft, arbeite mit keinem jüdischen Unternehmen zusammen und lasse auch keine jüdischen Vertreter für sich arbeiten.[301]

Weitere Berichte in der *Jüdischen Wochen-Zeitung* offenbarten einen deutschlandweit ausbrechenden antisemitischen Hass. Er entlud sich in brutalen Überfällen, zum Beispiel 1931 zum jüdischen Neujahrsfest auf dem Kurfürstendamm in Berlin und bei Wendershausen nordöstlich von Kassel, als Studenten der Kolonialschule in Witzenhausen am Abend

297 HStA Marburg, Bestand 270 Kassel, Nr. 962.

298 So die Charakterisierung sich unterschiedlich artikulierender, regelmäßiger Gewalt von Cornelia Hecht, Deutsche Juden und Antisemitismus in der Weimarer Republik, Bonn 2003, S. 187–205.

299 Jüdische Wochen-Zeitung, 7. Jg., Nr. 21, vom 30.5.1930.

300 Ebenda.

301 Jüdische Wochen-Zeitung, 7. Jg., Nr. 33, vom 22.8.1930.

des 4. August 1931 eine Wandergruppe junger Juden überfielen und brutal verprügelten.[302] Solche Vorfälle und ihre gerichtliche Verfolgung fanden in der Zeitung ebenso Beachtung, wie sie über Schändungen von jüdischen Friedhöfen und Schmierereien an Synagogen in Deutschland berichtete.[303] Solche Meldungen offenbarten das Ausmaß, in dem sich die antisemitische Einstellung in der Bevölkerung mittlerweile äußerte. Die Erfahrungen mit antisemitischen Übergriffen wurden zum Alltag, durch Boykotte im Kasseler Geschäftsleben wie durch Gewalt gegen Personen und Einrichtungen.

In einer Atmosphäre antisemitischer Demagogie, unter dem Eindruck physischer Gewalt und vermehrter Übergriffe betrieben jüdische Vereine und ihre Repräsentanten schon seit Mitte der 1920er Jahre eine aktive Abwehr und besannen sich gegen völkische Agitation auf Selbsthilfe. Die eigenen Mitglieder waren zu informieren und die nichtjüdische Bevölkerung über die Propaganda von Nationalsozialisten und völkischen Demagogen aufzuklären. In der jüdischen Gemeinschaft Kassels, zerstritten zwischen ihren die deutsche Identität verteidigenden Juden, orthodox geprägten Zuwanderern aus Osteuropa und den überzeugten Zionisten, galt es, Einigkeit herzustellen und die Reihen gegen eine zunehmend aggressive Umwelt zu schließen.[304] Die Ortsverbände von C. V. und Reichsbund versuchten dies, indem sie leitende Köpfe aus dem C. V. und aus anderen jüdischen Gemeinden im Reich nach Kassel einluden. Felix Blumenfeld nahm an solchen Informations- und Diskussionsveranstaltungen nicht nur teil, sondern ließ sich in diese Bemühungen einbinden und bot schließlich selbst aufklärende Vorträge an. Der Verband organisierte etwa am 2. Mai 1924 eine Veranstaltung mit anschließender Diskussion. Von über 500 eingeladenen Personen erschienen jedoch nur

302 Zu den Krawallen in Berlin siehe Jüdische Wochen-Zeitung, 8. Jg., Nr. 36, vom 11.9.1931; zu Wendershausen s. Werner Troßbach, Der Überfall auf den Brith Ha'olim / Jungjüdischer Wanderbund in Wendershausen am 4./5. August 1931, in: Eckhard Conze, Susanne Rappe-Weber (Hrsg.), Ludwigstein. Annäherungen an die Geschichte der Burg (Jugendbewegungen und Jugendkulturen, 11), Göttingen 2016, S. 227–251.

303 Zum Urteil wegen des Überfalls in Wendershausen Jüdische Wochen-Zeitung, 9. Jg., Nr. 16, vom 20.4.1932 und Nr. 17, vom 6.5.1932, sowie weitere Fälle gewalttätiger Vorfälle s. Jüdische Wochen-Zeitung, Jg. 8., Nr. 31, vom 7.8.1931, und Nr. 35, vom 4.9.1931; Dirk Walter, Antisemitische Kriminalität und Gewalt, S. 157–165.

304 Vgl. den Abdruck des offenen Briefes in der Berliner Zeitung Dt. Republik, Zusammenschluss der leitenden Kräfte der dt. Juden, in: Jüdische Wochen-Zeitung, 7. Jg. Nr. 26, vom 4.7.1930.

80. Gastredner des Abends war Rabbiner Dr. Eschelbacher aus Düsseldorf, der über die Vorwürfe eines vermeintlichen jüdischen Einflusses auf Presse und Verlagswesen in Deutschland sprach. Als erster Diskutant meldete sich zustimmend Staatsanwaltschaftsrat Schmitz, es folgten weitere Wortmeldungen und „Dr. Blumenfeld zeigte an einem markanten Beispiel die Fälscherkunststücke der Judenfeinde".[305]

In einer Hauptversammlung des RjF-Bezirksverbands Kurhessen-Waldeck am 24. August 1924 in Kassel erläuterten Redner die Arbeit des Reichsbundes und dessen Ziele sowie das Vorhaben, die Jugend für den Abwehrkampf zu organisieren. Auch an diesem Abend stand Felix Blumenfeld als Redner zur Verfügung. „Das nachfolgende Referat ‚Unser Abwehrkampf' hielt Dr. F. Blumenfeld, Cassel. Der Vortragende, der als guter Redner bekannt ist, gab einen vorzüglichen geschichtlichen Rückblick über die antisemitische Bewegung der 90er Jahre und ihrer Abwehr, indem er gleichzeitig Vergleiche mit der jetzigen antisemitischen Bewegung zog."[306] Ob Felix Blumenfeld in seinem Vortrag eigene Erfahrungen verwertete oder sich auf Informationsmaterial und Vorlagen des C. V. stützte, ist nicht übermittelt. Auf der Bezirkstagung des C. V. in Grebenstein am 14. August 1927, die nach dem Bericht der *Jüdischen Wochen-Zeitung* einen starken Zudrang gefunden hatte, sprach zunächst der Bezirksvorsitzende aus Frankfurt, Syndikus Baer, über „die Gefahren, die dem Judentum durch die völkischen Gedanken, die im deutschen Volke wohnten, drohten". Er verwies auf den großen Zulauf der NSDAP und schilderte die Abwehrarbeit des C. V., um dann Felix Blumenfeld das Wort zu geben. „Herr Dr. Blumenfeld knüpfte an die Verhältnisse seiner Jugendzeit an, als die antisemitische Bewegung der achtziger und neunziger Jahre in Blüte stand, und zeigte, wie nur eine geschlossene Abwehr der gesamten Kräfte der deutschen Judenheit dieser Schande Herr werden konnte. In eindrucksvoller Weise wies er auf die Parallele der damaligen Zeit zur heutigen hin und forderte insbesondere auf, nicht wieder [dem] Antisemitismus nachzugeben und sich selbst durch Nichtteilnahme am öffentlichen Leben aus dem deutschen Volkskörper auszuscheiden."[307] In Marburg hatte sich die Familie Erlanger in einem Prozess gegen die Diffamierungen des Otto Böckel zur Wehr gesetzt und dessen Verurteilung

305 Jüdische Wochen-Zeitung, 1. Jg., Nr. 15, vom 29.8.1924.
306 Jüdische Wochen-Zeitung, 1. Jg., Nr. 4, vom 2.5.1924.
307 Jüdische Wochen-Zeitung, 4. Jg., Nr. 32, vom 19.8.1927.

erreicht. Blumenfeld hatte eine geschlossene Haltung der örtlichen Jüdinnen und Juden erlebt und erkennen können, wie sich in Marburg schließlich auch nichtjüdische Deutsche gegen die Böckel-Bewegung zusammenschlossen. In den Jahren des von Böckel lange erfolgreich propagierten Antisemitismus in Oberhessen hatte sich schließlich eine Gegenbewegung aus sozialdemokratisch, liberal und freisinnig orientierten Personen, Honoratioren der Marburger Universität und Behörden aufgebaut, die besonders in Marburg eigens einen Verein zur Abwehr des Antisemitismus gegründet hatten und mit Aufklärungsarbeit in Marburg und Umgebung Böckels Bewegung marginalisieren konnten.[308] Solche Positionierungen ließen viele noch an der Überzeugung festhalten, die Mehrheit der nichtjüdischen Deutschen lehnte letztlich derartige antisemitische Exzesse und den Hass, der aus ihnen sprach, ab.

Blumenfeld rief zu einem vereinten Vorgehen und zu selbstbewusster Positionierung auf. Er appellierte an seine jüdischen Zuhörer, ihre Identität als jüdische Deutsche zu verteidigen. Er teilte das unter den Mitgliedern des C. V. weit verbreitete Selbstverständnis von einem jüdischen Deutschtum, das immer stärker in Konkurrenz zu dem besonders unter jüngeren Juden und Jüdinnen aufkommenden Zionismus geriet. In den Referaten und Wortbeiträgen ging es auf der Hauptversammlung anscheinend um die Frage, welche Richtung der C. V. einschlagen solle. Der Bericht in der *Jüdischen Wochen-Zeitung* informierte die Leserschaft, „Dr. Blumenfeld (Kassel) ist gegen Palästina und für Gesinnungskampf."[309] Für Blumenfeld war die Auswanderung in das britische Mandatsgebiet Palästina keine Alternative, zu stark war seine Überzeugung, jüdische Konfession und deutsche Nation verbinden zu können. Als Felix Blumenfeld seinen Kasseler Ortsverband als Delegierter auf der Hauptversammlung des C. V. am 11. Februar 1928 in Berlin vertrat, erneuerte er ausdrücklich sein Bekenntnis zur deutschen Nation und forderte ein, sich dafür in Staat und Gesellschaft offensiv einzusetzen. In seinem Referat hatte der Direktor des C. V., Dr. Ludwig Holländer, vor der Versammlung erklärt, der Verband bezwecke, die deutschen Staatsbürger jüdischen Glaubens „ohne Unterschied der religiösen und politischen Richtung zu sammeln,

308 Rüdiger Mack, Otto Böckel und die antisemitische Bauernbewegung in Hessen 1887–1894, in: Neunhundert Jahre Juden in Hessen, S. 377–410, hier: S. 395–397.

309 Jüdische Wochen-Zeitung, 5. Jg., Nr. 7, vom 17.2.1928; vgl. Avraham Barkai, „Wehr Dich!", S. 226–238.

um die in der tatkräftigen Wahrung ihrer staatsbürgerlichen und gesellschaftlichen Gleichstellung, sowie in der unbeirrten Pflege deutscher Gesinnung zu bestärken". Holländer stimmte mit dieser Aussage der grundsätzlichen Position des C. V. sowie der Ansicht Blumenfelds zu.

Auch in Kassel vertrat Blumenfeld diese Ansicht öffentlich. Am Grab des ihm seit seinem Zuzug nach Kassel 1901 gut bekannten Verlegers und Herausgebers des *Kasseler Tageblatts*, Carl Gotthelft, hielt er im Januar 1931 für den C. V. die Traueransprache. Hierin lobte er Gotthelft als „treuen Mitarbeiter, in dessen Sinne der C.-V. für Deutschtum und Freiheit, für Recht und Ehre weiter kämpfen" wolle.[310]

Die vielfältigen Tätigkeiten des C. V., antisemitischen Einstellungen in der nichtjüdischen Bevölkerung entgegenzuarbeiten, wurden seit 1930 immer dringlicher. In der jüdischen Bevölkerung wuchs die Einsicht, dass ihre verfassungsgemäße, gleichberechtigte Position im Staat durch den Nationalsozialismus und die Passivität vieler Deutscher gefährdet war. Um 1929/30 und unter dem Eindruck des erdrutschartigen Wahlerfolgs der NSDAP bei den Reichstagswahlen im September 1930, als sie die Zahl ihrer Reichstagsmandate von 12 auf 107 mehr als verachtfachen konnte, sahen sich die lange widerstrebenden Richtungen des deutschen Judentums – Liberale, Zionisten und Konservative in ihren Zusammenschlüssen wie dem C. V., der Zionistischen Vereinigung, der Jüdischen Volkspartei – veranlasst, sich zu einer gemeinsamen Abwehr mit veränderter Methodik und schärferer Rhetorik zusammenzuschließen.[311] Der C. V. richtete mit dem sogenannten Büro Wilhelmstraße in Berlin eine Propagandastelle ein, die mit strategischer Pressearbeit, emotional gestalteten Druckwerken, einem Archiv und der Herausgabe von materialreichen Belegen wie dem *Anti-Nazi*, einem Handbuch, antisemitische und völkische Agitation zu verhindern suchte.[312]

---

310 Jüdische Wochen-Zeitung, 8. Jg., Nr. 5, vom 30.1.1931, Blumenfeld unterzeichnete dort die Todesanzeige des C. V. mit dessen Ortsvorsitzenden Dr. Dellevie.

311 Jehuda Reinharz, The Zionist Response to Antisemitism in the Weimar Republic, in: ders., Werner Schatzberg (Hrsg.), The Jewish Response to German Culture. From the Enlightenment to the Second World War, Hanover, London 1985, S. 266–293, hier S. 275–284; Michael Wildt, Volksgemeinschaft als Selbstermächtigung. Gewalt gegen Juden in der deutschen Provinz 1919 bis 1939, Hamburg 2007, S. 98.

312 Simon Sax, Das Büro Wilhelmstraße: neue Quellen, neue Perspektiven, in: Rebekka Denz, Tilmann Gempp-Friedrich, (Hrsg.), Centralverein deutscher Staatsbürger jüdischen Glaubens. Anwalt zwischen Deutschtum und Judentum, Berlin 2021, S. 169–193; Leonidas Hill, Walter Gyßling (1903–1980) – Ein deutscher Demokrat und Gegner des

Felix Blumenfeld stellte sich 1930 als leitender Kopf eines vom RjF zusammengestellten Aktionsausschusses gegen Antisemitismus zur Verfügung. Dessen Ziel war es, eine regelmäßige Informationsarbeit zu organisieren, um möglichst weite Teile der jüdischen Gemeinde und weitere Kreise in Stadt und Umland zu erreichen. Felix Blumenfeld kritisierte seine jüdischen Mitbürger und Mitbürgerinnen, da sich wiederholt nur wenige Zuhörer an der Aufklärungs- und Werbearbeit des C. V. und anderer Kasseler Vereine beteiligten. So hatte die Kasseler Ortsgruppe des C. V. für den letzten Samstag im 27. Februar 1931 zur Vortragsveranstaltung in die Landesbibliothek eingeladen und aus Berlin den Syndikus des C. V., Dr. Alfred Hirschberger, als Gastredner gewonnen. „Bedauerlicherweise sah sich Dr. Blumenfeld in seinen Eröffnungsworten genötigt, auf die unerhörte Interesselosigkeit der Centralvereinler und anderer Kreise hinzuweisen, die den politischen Vorgängen der Gegenwart indifferent gegenüberständen und sich keine Zeit nähmen, sich über die Aufklärungsarbeit informieren zu lassen", heißt es in der *Jüdischen Wochen-Zeitung* vom 27. Februar 1931.[313] Hirschberger referierte über die Notwendigkeit, die Generationen in den jüdischen Gemeinden zu enger Kooperation zusammenzuschließen. Er betonte deren gleiches Ziel, die Verteidigung der rechtlichen Gleichberechtigung der deutschen Juden, und dass größere Mitsprache der jüdischen Jugend möglich sein müsse. Der nichtjüdische Studienrat Zwetz vom Kasseler Friedrichsgymnasium äußerte sein Unverständnis über eine fehlende Bereitschaft der christlichen Umgebung zu einem gesellschaftlichen Ausgleich. Schließlich beendete Blumenfeld die abendliche Veranstaltung mit einem Dank.[314]

Veranstaltungen, die nach antisemitischen Ausschreitungen stattfanden, stießen auf größeres Interesse. Unmittelbar nach antisemitischen Exzessen auf dem Kurfürstendamm in Berlin im September 1931, bei denen weder die Polizei noch die Justizstellen energisch eingeschritten waren noch im Nachgang die demokratischen Parteien die Ausschreitungen klar verurteilten, war die Veranstaltung des Kasseler C. V. am 23. September voll besetzt. Auf die Begrüßung durch den Vorsitzenden Dr. Dellevie folgte ein Referat von Felix Blumenfeld „über die allgemeine Lage der Juden in

---

Nationalsozialismus, in: Walter Gyßling, Mein Leben in Deutschland vor und nach 1933 und Der Anti-Nazi: Handbuch im Kampf gegen die NSDAP, herausgegeben von Leonidas E. Hill, Bremen 2003, S. 11–59, hier S. 24–25.

313 Jüdische Wochen-Zeitung, 8. Jg., Nr. 9, vom 27.2.1931.

314 Ebenda.

wirtschaftlicher und politischer Hinsicht. An dieses Referat knüpfte sich eine sehr lebhafte und interessante Aussprache, an welcher sich die diesmal recht zahlreich erschienene Jugend interessiert beteiligte."[315]

Der „Aktionsausschuss zur Abwehr des Antisemitismus"

In Kassel wurde 1930 der Aktionsausschuss zur Abwehr des Antisemitismus auf Veranlassung des Kasseler RjF gegründet, dem Felix Blumenfeld vorsaß. Für den 26. Mai 1930 wurde zu einer Versammlung eingeladen, auf der man die Mitglieder der Ortsgruppe des RjF und vor allem dessen Vorstand erwartete.[316] Der Ausschuss entfaltete in der Folge mit Vorträgen und Schulungen eine rege Tätigkeit, die sich vor allem an die jüdische Jugend wandte. In der Generalversammlung der Kasseler Ortsgruppe des Reichsbundes betonte ihr Vorsitzender, Dr. Kurt Grünbaum, die Dringlichkeit einer vermehrten Abwehrarbeit und die Notwendigkeit, die jüdisch-politischen und religiösen Vereinigungen vor Ort zu verbinden. Diese Intention wurde bereits durch die Anwesenheit des Vorsitzenden des Kasseler C. V., Dr. Dellevie, sowie des Vorsitzenden des jüdischen Sportvereins Bar Kochba, Jakob Levy, deutlich. Grünbaum gedachte zudem, für die im September 1930 anstehenden Landesverbandswahlen der Synagogengemeinden in Preußen die jüdischen Verbände in Kassel zusammenzuschließen, „so daß wir unseren Gegnern nicht das beschämende Bild der Uneinigkeit geben". Schließlich hielt der „Vorsitzende des hiesigen Aktionsausschusses zur Abwehr des Antisemitismus, Herr Dr. Felix Blumenfeld, [...] noch einen kurzen Vortrag über unsere zukünftigen Aufgaben".[317]

Blumenfeld war in seiner Rolle sehr engagiert und bot in der folgenden Zeit zahlreiche Schulungsvorträge an, zu denen auch auswärtige Referenten eingeladen wurden. So sprach am 11. Januar 1931 der Bundesgeschäftsführer des RjF, Dr. Freund aus Berlin, über „Angriff und Abwehr".[318] Blumenfeld hielt wiederum selbst fast wöchentlich Referate, mehrfach

315 Zu den Kurfürstendammkrawallen siehe Dirk Walter, Antisemitische Kriminalität und Gewalt, S. 211–221; Jüdische Wochen-Zeitung, 8. Jg., Nr. 38, vom 25.9.1931.

316 Jüdische Wochen-Zeitung, 7. Jg., Nr. 20, vom 23.5.1930.

317 Jüdische Wochen-Zeitung, 7. Jg., Nr. 44, vom 7.11.1930.

318 Jüdische Wochen-Zeitung, 8. Jg., Nr. 1, vom 5.1.1931.

unter dem Titel „Waffen im Abwehrkampf", an Abenden im Jugendheim des jüdischen Gemeindehauses in der Großen Rosenstraße.[319]

Für den C. V. und den Reichsbund dürfte das Engagement des angesehenen Kinderarztes ein Glücksfall gewesen sein. Blumenfelds Entscheidung, den Aktionsausschuss verantwortlich zu führen und die jüdische und nichtjüdische Bevölkerung in Kassel über antisemitische Vorurteile, Intoleranz und Hass aufzuklären, verdeutlicht, wie ernst er die Gefahren des nationalsozialistischen Aufstiegs nahm. Die verwandtschaftliche Nähe Blumenfelds zum Ortsverbandsvorsitzenden des RjF, seinem Neffen Dr. Kurt Grünbaum, mag erklären, wie Blumenfeld für diese Aufgabe gewonnen werden konnte. Ebenso dürfte Felix Blumenfelds hohes Ansehen und dessen Autorität in der jüdischen Gemeinde und bei nichtjüdischen Kasselern ausschlaggebend für beide Kasseler Verbände – den C. V. und den Reichsbund – gewesen sein.

Durch sein Auftreten bei Veranstaltungen und vor Gericht dürfte Blumenfeld zu einem der Wortführer für die Interessen der jüdischen Bevölkerung Kassels vor 1933 geworden sein. Vor allem in der Jüdischen Gemeinde hatte er wegen seiner langjährigen Aktivitäten für den RjF und den C. V. Autorität, wie schon seine Delegation 1928 zur Hauptversammlung des C. V. demonstrierte. Anlässlich der Wahlen zum zweiten Verbandstag des Landesverbands der preußischen Synagogengemeinden betraute man ihn damit, einen Ausgleich zwischen den auch in Kassel widerstreitenden Richtungen zwischen Reformjudentum und Orthodoxie herbeizuführen. Vor und nach 1918 waren Anläufe, eine reichsweite Vertretung der jüdischen Deutschen zu gründen, an Gegensätzen zwischen liberalen und konservativen Gemeinden, den Eigeninteressen größerer Gemeinden sowie an behördlichen Verzögerungen gescheitert. Die Weimarer Reichsverfassung hatte mit Art. 137 zwar die rechtliche Grundlage für die Anerkennung der jüdischen „Religionsgesellschaft" geschaffen, in Preußen verschleppte sich die Konstituierung des Landesverbandes jüdischer Gemeinden aber noch bis Juni 1922, als dessen Statuten Vorstand, Gremien und deren Aufgaben zur Vertretung der preußischen Synagogengemeinden regelte. Zwischen den liberalen, konservativen und zionistischen Gruppen hatten sich in den frühen 1920er Jahren die Auseinandersetzungen verschärft, um vor den Wahlen zum Gemeindetag 1925

319 Als Beispiel die annoncierten Veranstaltungstermine 5., 12. und 19. März 1931 in der Jüdische Wochen-Zeitung, 8. Jg., Nr. 9, vom 27.2.1931.

in offenen Streit auszubrechen. Im Vorfeld der Wahl zum ersten Preußischen Gemeindetag am 1. Februar 1925 war es nicht gelungen, einen heftigen Wahlkampf mit Vorwürfen und Beschuldigungen zu vermeiden.[320] Im Wahlbezirk Hessen-Nassau mit seinen vier Abgeordneten war der C. V. angetreten und hatte fast eine Zweidrittelmehrheit gewonnen.[321] Diese Mehrheit in den Synagogengemeinden wurde in der zweiten Hälfte der 1920er Jahren durch die Konkurrenz seitens konservativer und zionistischer Gruppen infrage gestellt. Bis zur zweiten Verbandstagswahl am 30. November 1930 hatten sich die Kräfte zugunsten der Jüdischen Volkspartei verschoben, sodass in der Jüdischen Gemeinde Kassel ein weiterer Konflikt aufgrund des Wahlkampfes drohte. Die Vorbereitung der Wahl stand nun aber unter dem Eindruck der enormen Zugewinne der NSDAP in der Reichstagswahl vom September 1930. Der dringende Wunsch nach Einheit innerhalb der jüdischen Gemeinden führte in den Wahlbezirken Preußens tatsächlich dazu, als Zeichen der Geschlossenheit Einheitslisten zu bilden. Nur in Berlin war dies trotz Aufrufen von Rabbinern und Vertretern jüdischer Vereinigungen nicht gelungen.[322] Im Wahlbezirk Hessen-Nassau verteilten sich nach der Wahl die vier Mandate auf die Liberale Partei (zwei Mandate) und auf die Jüdische Volkspartei und die Konservativen (jeweils ein Mandat).[323] Als dem Wahlbezirk ein fünftes Mandat zuerkannt wurde, entbrannte der Streit, an welche der beiden Seiten das Mandat vergeben werden sollte. Der Kasseler Gemeinde gelang es, Blumenfeld und Sally Kaufmann als Vermittler zu gewinnen, die tatsächlich den erhofften Vergleich um die Sitzverteilung erreichten. Die *Jüdische Wochen-Zeitung* konnte mitteilen, dass die Gemeinde Blumenfeld

---

320 Max P. Birnbaum, Staat und Synagoge 1918–1938. Eine Geschichte des Preußischen Landesverbandes jüdischer Gemeinden (1918–1938) (Wissenschaftliche Abhandlungen des Leo-Baeck-Instituts, 38), Tübingen 1981, zur Gründung und Übergangszeit bis zu den ersten Wahlen S. 59–69, zu den Auseinandersetzungen vor der Wahl S. 87–94; Avraham Barkai, Die Organisation der jüdischen Gemeinschaft, in: ders., Paul Mendes-Flohr, Deutsch-Jüdische Geschichte in der Neuzeit, Bd. 4: Aufbruch und Zerstörung 1918–1945, München 1997, S. 82–87.

321 Die Ergebnisse der ersten Gemeindetagswahl 1925 s. Max P. Birnbaum, Staat und Synagoge, S. 273, Anlage III; für Kassel vgl. Jüdische Wochen-Zeitung, 2. Jg., Nr. 4, vom 23.1.1925; vgl. Aufruf für Kassel in ebenda, 2. Jg., Nr. 5. vom 30.1.1925; vgl. Jüdische Wochen-Zeitung, 2. Jg., Nr. 3, vom 16.1.1925; zu den Ergebnissen der Wahlen ebenda, 2. Jg., Nr. 6, vom 6.2.1925.

322 Max P. Birnbaum, Staat und Synagoge, S. 210–214.

323 Jüdische Wochen-Zeitung, 7. Jg., Nr. 44, vom 7.11.1930.

und Kaufmann „nach Frankfurt gesandt“ habe, um „nochmals einen letzten Versuch zur Einigung zu unternehmen“. Es sei „ausschließlich das Verdienst des Herrn Dr. Felix Blumenfeld, der keine Mühe und Arbeit gescheut hat, die Parteien an den Verhandlungstisch zu bringen“. In einem Kompromiss einigte man sich auf die Vergabe des fünften Sitzes für jeweils ein Jahr. Die Zeitung betonte, dieser Kompromiss sei angesichts der schwierigen Zeitumstände besser als eine länger andauernde Uneinigkeit, die man sich dank der Vermittlung durch Blumenfeld und Kaufmann habe ersparen können.[324]

Felix Blumenfeld setzte sich auch vor Gericht gegen Nationalsozialismus und Antisemitismus zur Wehr, als er mit den Ortsverbänden des C. V. und des Reichsbunds jüdischer Frontsoldaten namens ihrer Vorsitzenden Dellevie und Grünbaum als Nebenkläger in einem Prozess gegen Diffamierung der jüdischen Religion auftrat. Der C. V. betrieb mit einer eigenen Rechtsschutzstelle die justizielle Verfolgung und Ahndung antisemitischer Gewalttaten und Beleidigungen.[325] Im Rahmen eines Verfahrens der Staatsanwaltschaft Kassel hatte der Vorsitzende des C. V., Dr. Ludwig Holländer, Anzeige gegen den Schriftleiter des in Kassel erscheinenden NS-Blatts *Hessische Volkswacht*, Wolfgang Bergemann, erstattet.[326] In einem Artikel vom 19. März 1931 hatte ein anonymer Verfasser in einem Artikel des Blattes formuliert, das Judentum sei keine Religion, sondern „eine notwendige Maske zur Tarnung des rassemässig ausgeführten Weltbetruges“, der Talmud und die Schrift Schulehan Aruch bildeten „eine Geschäftsanweisung“. Zudem würden sich Juden durch „moralische Minderwertigkeit“ auszeichnen und seien als Nachkommen von „notorischen Verbrechern“ bekannt. Der C. V. stellte daraufhin am 30. April 1931 Anzeige nach § 166 StGB gegen Bergemann und den anonymen Autor. Bergemann – bereits wegen Beleidigung und Religionsbeschimpfung nach dem Republikschutzgesetz vorbestraft – hatte als Schriftleiter für das fragliche Ressort die Verantwortung, gab aber an, den Autor nicht preisgeben zu wollen, da „dessen Namen zu sagen mir meine nationalsozialistische Gepflogenheit verbietet“. Felix Blumenfeld hatte seine Zeugenaussage

324 Jüdische Wochen-Zeitung, 7. Jg., Nr. 44, vom 7.11.1930.

325 Arnold Paucker, Der jüdische Abwehrkampf, in: Mosse, Paucker, Entscheidungsjahr 1932, S. 443–448.

326 Alle Zitate aus den Prozessunterlagen in HStA Marburg, 274 Kassel, Nr. 969; vgl. die Berichte in der Jüdischen Wochen-Zeitung, 8. Jg., Nr. 30, vom 31. 7. 1931 und ebenda, 8. Jg., Nr. 43, vom 30.10.1931.

vor dem Schöffengericht am 30. Juli. Er erklärte, er habe von dem Artikel Kenntnis genommen und „allein schon von dem Wort: Jeder Jude ist ein Betrüger pp. Anstoss genommen, für den das Wort Aergernis noch zu milde ist. Der ganze Artikel stellt eine Gotteslästerung im höchsten Masse dar. Allein, dass der Gott des alten Testaments, nicht nur der Juden, hier verächtlich als der ‚Oberjude Jahwe' bezeichnet wird, stellt eine Gotteslästerung dar. Der Talmud und seine Erweiterung, der Schulchan Aruch, was auf deutsch m. W. soviel heisst wie ‚der gedeckte Tisch' sind religiöse Sittenvorschriften, wie es sie übrigens auch wohl in der christlichen Kirche gibt. Sie sind den meisten Juden nicht bekannt und nur Gegenstand des Studiums besonders frommer Juden, insbesondere von Schriftgelehrten. In der Kirche werden sie nicht gelehrt." Blumenfeld hob hervor, es gebe als religiöse Vorschriften für die jüdische Gemeinde nur die Zehn Gebote und das „Buch Mose mit seinem Satz: ‚Liebe deinen Nächsten wie dich selbst'". Zudem enthielten Talmud und Aruch-Schrift „nichts, was etwa menschlichen Gesetzen widersprechen würde".

Die Oberstaatsanwaltschaft Kassel hatte vier Monate Haft gefordert. Das Urteil des Schöffengerichts ergab zwei Monate Gefängnis wegen Gotteslästerung und öffentlicher Beschimpfung einer verfassungsrechtlich anerkannten Religion. Die Verurteilung beruhte wesentlich auf den Aussagen Blumenfelds: „Daß die Äusserungen Ärgernis erregt haben, hat der Zeuge, Dr. Blumenfeld, ein Jude, bekundet. Damit ist der Tatbestand der Gotteslästerung gegeben." Der Artikel habe den Talmud und die Schrift Schulchan Arun beleidigt und wie „der Zeuge Dr. Blumenfeld bekundet hat, enthalten diese, den Juden heilige Bücher, die schon Jahrtausende alt sind, religiöse Sittenvorschriften über die verschiedensten Vorkommnisse des Lebens, die aber in keinem Punkte irgendeiner Vorschrift eines weltlichen Gesetzes zuwider" liefen. Bei der Strafzumessung stellten die Schöffen fest, dass Bergemann bereits gegen den fraglichen § 166 verstoßen habe. Das von Bergemanns Rechtsanwalt Dr. Roland Freisler eingeleitete Revisionsverfahren bewirkte eine Abmilderung des Urteils, da die Große Strafkammer am Kasseler Landgericht am 27. Oktober 1931 das vorherige Urteil von 60 Tagen Gefängnis in eine Geldstrafe von 480 RM umwandelte. Das Landgericht erkannte zwar ebenso auf Gotteslästerung und Beleidigung der jüdischen Religion, machte aber geltend, Bergemann habe angegeben, eine Fortsetzung des Artikels verhindert zu haben, was nicht widerlegbar sei, zudem habe der Beklagte sein Bedauern geäußert. Angesichts seiner schlechten wirtschaftlichen Verhältnisse werde eine

Geldstrafe ihm, da waren sich die Richter sicher, künftig die „erforderliche Zurückhaltung“ auferlegen. Das *Kasseler Volksblatt* kritisierte das revidierte Urteil und die offenbare Milde der Richter der Strafkammer, die sich – so der bissige Kommentar der Zeitung – erneut als „Kammer der mildtätigen Brüder“ erwiesen habe. Hinzu kam, dass Bergemann die Strafsumme kaum bezahlte, da dessen Ehefrau im Mai 1932 eine schlechte Vermögenslage und die Erkrankung ihres Ehemannes geltend machte. Der Oberstaatsanwalt in Kassel stellte am 7. Januar 1933 fest, es lägen die Bedingungen des Gesetzes zur Straffreiheit vom 2. Dezember 1932 vor, sodass Bergemann amnestiert und ihm sogar die Zahlung der nach dem Urteil noch ausstehenden 360 RM erlassen wurde.

Das herabgesetzte Strafmaß folgte einer häufig vorgekommenen Rücksichtnahme von Richtern gegenüber politischen Straftaten von rechtsaußen. Solch nachlässiger Umgang von Gerichten und ein erkennbares Verständnis für die politischen Motive der Täter untergrub bei vielen jüdischen Bürgern und Bürgerinnen die Hoffnung auf Schutz durch den deutschen Rechtsstaat. Parteien, Reichsregierung und demokratische Kräfte in der Gesellschaft entwickelten eine zunehmende Bereitschaft, den Aufstieg des Nationalsozialismus und seine Präsenz in Kommunalparlamenten bis in den Reichstag zu akzeptieren, wie ein Zitat aus der *Jüdischen Wochen-Zeitung* vom 31. Januar 1930 verdeutlicht: „Nicht nur Deutschnationale, sondern auch liberale Parteien, wie die Deutsche Volkspartei, finden es durchaus in der Ordnung, trotz ihrer bürgerlichen bzw. liberalen Einstellung mit den Nationalsozialisten, den theoretischen Antiparlamentariern, zu kooperieren. Mit der wachsenden Stärke der Partei schwindet in der öffentlichen Meinung der programmatisch gar nicht antisemitischen deutschen Volkskreise der von der liberalen Presse behauptete Abscheu vor den Lehren und der Praxis der Nationalsozialisten.“[327] In der jüdischen Bevölkerung nährte dies Zweifel an der Haltung der mehrheitlich christlichen Bevölkerung und ihrer Bereitschaft, ihren jüdischen Mitbürgern gegen die zunehmende Gewalt beizustehen. Ein Beitrag in der *Jüdischen Wochen-Zeitung* beschrieb diesen bemerkbaren Vertrauensverlust gegenüber staatlichen Behörden, den demokratischen Parteien sowie der nichtjüdischen Bevölkerung. Man habe es stets unterlassen, das deutsche

327 Anonym, „Zur Lage der Juden in Deutschland“, Jüdische Wochen-Zeitung, 7. Jg., Nr. 5, vom 31.1.1930; Cornelia Hecht, Deutsche Juden und Antisemitismus in der Weimarer Republik, Bonn 2003, S. 368–376.

Volk für antisemitische Exzesse „verantwortlich zu machen. Sie haben immer genau unterschieden zwischen Reichsleitung, dem deutschen Volke und den antisemitischen Parteien. Die letzten Ereignisse haben die Juden in Deutschland in dieser Ansicht wankend gemacht."[328]

Die innenpolitischen Verhältnisse riefen in der jüdischen Bevölkerung vielschichtige Reaktionen hervor. In der jüngeren Generation erfolgte ein Linksruck, und die überlieferte Bindung vieler Juden und Jüdinnen an den politischen Liberalismus schwächte sich ab. Bei anderen wuchs die Überzeugung, die Auswanderung nach Palästina sei die einzige Alternative, da eine Zukunft in Deutschland nicht mehr möglich schien. Es kam in Teilen zu einer Rückwendung zu einem bewussteren Judentum und zu einer Besinnung auf die jüdische Identität.[329] Zahlreiche Juden hielten jedoch an ihrer Identität als jüdische Deutsche und ihrer Zugehörigkeit zur deutschen Kultur und Sprache fest. In diesem Sinne vertrat auch der C. V. weiter seine Linie, eine deutsche Identität der jüdischen Bevölkerung zu verteidigen. Viele Mitglieder des C. V. meinten, die antisemitische Haltung habe lediglich einen propagandistischen Zweck für die NSDAP und sei keine echte Überzeugung. Die deutschen Juden müssten darauf mit Zusammenhalt und Treue zu Deutschland reagieren. In der Mitgliederversammlung des Kasseler C. V. am 10. Juli 1932 sprachen der Vorsitzende Dellevie und Dr. Ludwig Holländer aus Berlin unter dem Titel „Vor der Entscheidung – unsere Aufgaben im Wahlkampf". Sie argumentierten, die NSDAP habe propagandistisch erfolgreich auf die Massenmobilisierung gesetzt und dazu den Hass auf Juden geschürt. Holländer warnte daher vor Pessimismus, vielmehr dürfe die Verbundenheit mit Deutschland nicht beeinträchtigt werden, zumal selbst Nationalsozialisten den Antisemitismus ablehnten, wie er vermutete. In der Diskussion betonten Dellevie und Blumenfeld „die Wichtigkeit der von dem Vortragenden [Ludwig Holländer] gegebenen Anregungen. Beide Redner wiesen darauf hin, daß heute wie stets nur Ueberzeugungstreue und Opfermut die Gefahren abwenden könnten, die eine im tiefsten gewissenlos betriebene Hetze auf die

328 Text in der Jüdische Wochen-Zeitung im Abschnitt für den Gemeindebezirk Kassel, 8. Jg., Nr. 38, vom 25.9.1931.

329 Kurt Loewenstein, Die innerjüdische Reaktion auf die Krise der deutschen Demokratie, in: Werner E. Mosse, Arnold Paucker (Hrsg.), Entscheidungsjahr 1932. Zur Judenfrage in der Endphase der Weimarer Republik, 2. Auflage Tübingen 1966, S. 349–403; Arnold Paucker, Das Berliner liberale jüdische Bürgertum, in: Reinhard Rürup (Hrsg.), Jüdische Geschichte in Berlin. Essays und Studien, Berlin 1995, S. 215–228, hier S. 217.

deutschen Juden zu laden vermöge."[330] Den Vertretern des C. V. wurde daraufhin vorgeworfen, die gesellschaftlichen und politischen Entwicklungen zu unterschätzen. Viele der deutschen Juden sahen wohl klar die Gefahr für Demokratie und Rechtsstaat. Zugleich war das, was nur wenige Jahre später mit dem Versuch der systematischen Vernichtung der europäischen Juden folgen sollte, nicht vorstellbar.

Welche unterschiedlichen Schlüsse die Vertreter jüdischer Vereinigungen für das Verhältnis der Juden zu Deutschland zogen, spricht aus einer Vortragsveranstaltung der C. V.-Jugend mit der Gruppe Jüdischer Jugendring in Kassel im Oktober 1932. Der Gastreferent Max Bacher aus Berlin sprach über die nationalistische Bewegung in Deutschland und deren Verhältnis zu den deutschen Juden. Er argumentierte für eine Neuorientierung, da der politische Liberalismus für die jüdische Jugend keine Bedeutung mehr habe. Desillusioniert meinte Bacher, gegen „Verhetzung und Verleumdung läßt weder die Regierung noch ein freiheitliches Bürgertum seine Stimme hören. Auch das geistige Deutschland schweigt." Er meinte, die deutschen Juden müssten die „wesensnotwendige Verknüpfung des Judentums mit dem Liberalismus lösen und sich wieder stärker nach der jüdisch geistigen Seite hin orientieren". In der darauf folgenden Diskussion wurde dem allerdings auch widersprochen und darauf gedrungen, Judentum selbstbewusst zu leben, sich aber die Zugehörigkeit zur deutschen Kultur und Nation nicht absprechen zu lassen. So „betonte Dr. Blumenfeld seine volle Uebereinstimmung mit dem Redner, wenn er auch die Hoffnung nicht verliert, daß die antisemitische Welle wie alle früheren wieder abebbt. Auch er ist der Meinung, daß die Juden sich wieder auf sich besinnen sollen."[331]

330 Jüdische Wochen-Zeitung, 9. Jg., Nr. 27, vom 15.7.1932.
331 Jüdische Wochen-Zeitung, 9. Jg., Nr. 39, vom 14.10.1932.

Die Familie Blumenfeld in der Zeit des Nationalsozialismus

„Ein wertvoller Arzt und Mensch ging uns verloren [...]“[332]

Die antisemitisch motivierte Ausschaltung und rassistisch begründete Beseitigung jüdischen Lebens in Deutschland gilt als das wesentliche Kennzeichen der nationalsozialistischen Herrschaft. In Ideologie und Programmatik der Hitlerbewegung galt seit jeher das deutsche und europäische Judentum als der vordringlichste Feind. Sie setzte damit auf ältere Vorurteile und neuen, seit dem ausgehenden 19. Jahrhundert rassisch begründeten, antisemitischen Hass. Es wurde eine jüdische Dominanz in Staat, Wirtschaft und Politik behauptet, die sich gegen die Lebensinteressen Deutschlands richte. Nach 1918 und in der Weimarer Republik dienten Juden zudem als Sündenböcke für Revolution und verlorenen Weltkrieg. Diese nationalistischen Ideen radikalisierten sich zu wahnhaften Vorstellungen einer jüdisch-kommunistischen Gefahr, mit der sich die Deutschen in einem existentiellen Kampf befänden. Ziel der völkisch-nationalistischen Politik war es deshalb schon vor 1933, die jüdische Bevölkerung aus Deutschland hinauszudrängen, mindestens jedoch ihre staatsbürgerlichen Rechte aufzuheben, sie einer Fremdengesetzgebung zu unterstellen sowie jüdische Einkommen und Vermögen drastisch zu besteuern.[333]

Die Nationalsozialisten wollten eine „Volksgemeinschaft“ schaffen, die sich durch Abstammung und Blut definierte. Das bedeutete die radikale Abkehr von rechtsstaatlichen Prinzipien und der Staatsangehörigkeit durch Geburt und förmlichen Erwerb mit allen Rechten und Pflichten im demokratisch-republikanischen Rechtsstaat.

Schon unmittelbar nach der Machtübergabe an die Nationalsozialisten am 30. Januar 1933 folgten die ersten Maßnahmen und Aktionen gegen die jüdische Bevölkerung. Ihre gesellschaftliche Isolation und

332 HHStA Wiesbaden, Bestand 518, Nr. 63136, I, fol. 52.

333 Susanne Meinl, „Das gesamte bewegliche und unbewegliche Vermögen der in Deutschland aufhältlichen Angehörigen des jüdischen Volkstums ist beschlagnahmt.“ Antisemitische Wirtschaftspropaganda und völkische Diktaturpläne in den ersten Jahren der Weimarer Republik, in: Irmtrud Wojak, Peter Hayes (Hrsg.), „Arisierung“ im Nationalsozialismus. Volksgemeinschaft, Raub und Gedächtnis (Jahrbuch des Fritz-Bauer-Instituts, 2000), Frankfurt am Main 2000, S. 31–58.

wirtschaftliche Verdrängung zielten zunächst darauf ab, sie zur schnellen Auswanderung zu zwingen. Damit war in einem weiteren Schritt deren finanzielle und materielle Beraubung verbunden, die durch die Überzeugung von einer vermeintlich traditionellen Übervorteilung und ökonomischen Ausbeutung der Deutschen durch jüdischen Geschäftssinn motiviert war. Begleitet wurde dies von propagandistischer Herabwürdigung und Diffamierung des jüdischen Lebens überhaupt: Juden galten als kriminalisierte Gefahr für das deutsche Volk, dargestellt als Krankheitserreger im deutschen „Volkskörper". Das deutsche Volk stehe mit dem jüdischen in einem Krieg, in dem es um die Existenz und Zukunft der germanischen Rasse gehe, in dem alle kriegs- und wehrrechtlichen Maßnahmen einsetzbar seien. Damit liegt es nahe, die Maßnahmen zur Diffamierung und Entrechtung der jüdischen Bevölkerung ab 1933 als schrittweise Vorstufen eines gezielten Vernichtungswillens zu deuten.[334]

Im Januar 1933 war mit der Regierungsbeteiligung der NSDAP das eingetreten, was auch Felix Blumenfeld befürchtet hatte. Der Antisemitismus der NSDAP war in der Regierung und drohte nun zur offiziellen Politik in Deutschland zu werden. Blumenfeld gehörte zu den zahlreichen deutschen Juden, die zwar eine bedrohliche Zukunft erwarteten, aber zunächst noch glaubten, ein rechtsstaatlicher Schutz werde nicht ausgehebelt.

Seine Sorge spricht aus dem Brief, den er am 13. Februar 1933 an den durch den preußischen Ministerpräsidenten Hermann Göring zwangsweise abgesetzten Regierungspräsidenten Ferdinand Friedensburg schrieb. Zwischen Friedensburg und Blumenfeld scheint eine engere, persönliche Verbindung bestanden zu haben. Wie aus dem Brieftext hervorgeht, hatte diese sich wohl aus Begegnungen durch das Amt und den

334 Jonny Moser, Die Entrechtung der Juden im Dritten Reich. Diskriminierung und Terror durch Gesetze, Verordnungen und Erlasse, in: Walter H. Pehle (Hrsg.), Der Judenpogrom 1938. Von der „Reichskristallnacht" zum Völkermord, Frankfurt am Main 1988, S. 118–131; Hermann Graml, Zur Genesis der „Endlösung", in: Ursula Büttner (Hrsg.), Das Unrechtsregime. Internationale Forschung über den Nationalsozialismus, Bd. 2: Verfolgung – Exil – Belasteter Neubeginn, Festschrift Werner Jochmann (Hamburger Beiträge zur Sozial- und Zeitgeschichte, 22), Hamburg 1986, S. 2–18; unter Verweis auf vor 1933 publizierte Programmatik Peter Steinbach, Die Andeutung des Vorstellbaren. Zur Vorbereitung des Sonderrechts für die Juden durch den NS-Staat als Vorstufe der „Endlösung", in: Andreas Hedwig, Reinhard Neebe, Annegret Wenz-Haubfleisch (Hrsg.), Die Verfolgung der Juden in der NS-Zeit. Stand und Perspektiven der Dokumentation, der Vermittlung und der Erinnerung, Marburg 2011, S. 15–27.

bezeugten demokratischen Gesinnungen des preußischen Beamten und des jüdischen Arztes begründet. Friedensburg hatte sich in seiner Kasseler Amtszeit immer wieder gegen politisch radikale Anwürfe und Beleidigungen zu wehren. Er hatte als überzeugter Demokrat und mit seiner republikanischen Gesinnung die Gefahren von links- und rechtsextremistischer Politik gegenüber dem parlamentarischen Staat erkannt und versuchte, mit konsequentem Handeln rechtsstaatliche Ordnung zu wahren. Einen möglichen Schutz der Verfassung sah er in der Zusammenarbeit der republikanisch ausgerichteten Parteien im Land und in den Kommunen. Er musste immer wieder untergebene Behörden im Regierungsapparat und Landräte kontrollieren und zu korrekter Verwaltungsarbeit und Wahrung rechtsstaatlicher Formen anmahnen.[335] In seinen später entstandenen Erinnerungen an seine Kasseler Zeit als Regierungspräsident hat er diese Jahre beschrieben, ohne dass erkennbar wird, bei welchem Anlass er und Felix Blumenfeld in Kontakt miteinander gekommen sein könnten.[336]

Dankbar erinnerte sich Blumenfeld jedenfalls an Hilfe und Unterstützung durch Friedensburg, die er mehrfach hatte in Anspruch nehmen müssen. Friedensburg war am 12. Februar 1933 neben einigen weiteren demokratisch gesinnten Beamten von der nationalsozialistischen preußischen Regierung abberufen worden. Dies war wohl der direkte Anlass für Blumenfelds Brief. Er schrieb darin: „Ob es angemessen ist, Ihnen gerade in dieser Stunde zu schreiben, weiss ich nicht. Aber eine Formalität kommt ja auch für mich nicht in Frage, sondern ich möchte der Stimme des Herzens folgen, die mir sagt, dass es doch der rechte Augenblick ist. Ich möchte Ihnen nämlich dankbar die Hand drücken für all das, was Sie in wahrhaft treuer Pflichterfüllung der Allgemeinheit gegeben haben, aber auch dafür, dass ich immer bei Ihnen ein offenes Ohr fand, wenn ich in Wahrung berechtigter Interessen gezwungen war, Ihre Hilfe zum

335 Nadine Freund, Teil der Gewalt. Das Regierungspräsidium Kassel und der Nationalsozialismus (Veröffentlichungen der Historischen Kommission für Hessen, 85), Marburg 2017, S. 51–68.

336 Ferdinand Friedensburg, Meine Kasseler Jahre 1927–1933, Abdruck in: Kurt Dülfer, Die Regierung in Kassel vornehmlich im 19. und 20. Jahrhundert, Kassel 1960, S. 411–445, bes. S. 420–428; ders., Politik und Wirtschaft. Aufsätze und Vorträge, Berlin 1961, S. XIII–XIV; Nadine Freund, Teil der Gewalt. Das Regierungspräsidium Kassel und der Nationalsozialismus (Veröffentlichungen der Historischen Kommission für Hessen, 85), Marburg 2017, S. 51–68.

Schutze von Recht und Gerechtigkeit in Anspruch zu nehmen. Möge auch über dieses Dunkel der Finsternis, dessen Zeugen wir sind, in nicht allzu ferner Zeit die Sonne der Wahrheit siegen. Genehmigen Sie, sehr verehrter Herr, den Ausdruck vorzüglichster Hochachtung."[337] Worin die Hilfe des Regierungspräsidenten bestanden hatte, entzieht sich leider unserer Kenntnis. Die Berufung auf Recht und Gerechtigkeit, die dadurch gewahrt worden sei, spricht jedoch für das Eintreten beider für die gleichen politischen Ziele und deren Verteidigung.

Ab Januar 1933 traf die Verdrängung zunächst Beamte und Angestellte der kommunalen, Landes- und Reichsbehörden, Richter, Staatsanwälte, jüdische Mitglieder von Lehrkörpern der Universitäten und Hochschulen. Zudem richteten sich Boykottaufrufe und gewalttätige Aktionen gegen Angehörige freier Berufe wie Mediziner sowie Rechtsanwälte und Notare, deren Praxen und Kanzleien beschmiert oder demoliert wurden.

Erklärte Absicht der Nationalsozialisten war es, die jüdischen Ärztinnen und Ärzte rücksichtslos – auch gegen das Interesse der sogenannten arischen Bevölkerung – aus dem medizinischen Versorgungssystem zu entfernen. Im Juli 1930 hatte die NSDAP erklärt, dass nur ein „beruflich freier und ethisch hochstehender deutscher Ärztestand – frei von jüdischem Einfluß in seinen eigenen Reihen – den Aufgaben gerecht werden kann, die der Dienst am deutschen Volke im kommenden dritten Reich [...] verlangen wird".[338]

Der Antisemitismus agitierte bereits vor 1900 gegen eine angeblich zu hohe Zahl jüdischer Medizinstudenten und forderte Zugangsbeschränkungen zum Studium. Gewarnt wurde vor kalter Geschäftemacherei und jüdischen Ärzten, vor deren Listigkeit vor allem Patientinnen gewarnt werden müssten. Solche Vorwürfe wurden durch die antisemitische Literatur tradiert, sodass die NS-Propaganda nach 1933 an Stereotypen wie medizinische und Medikamentenversuche und eine sexualisierte Sicht auf jüdische Ärzte anknüpfen konnte. Schließlich diffamierte die Propaganda jüdische Mediziner aufgrund der unter ihnen weit verbreiteten liberalen und linken Überzeugungen.[339]

---

337 Teilnachlass Friedeburg im Bundesarchiv Band 15, N 1114.

338 Zitiert nach Werner Friedrich Kümmel, Die Ausschaltung rassisch und politisch mißliebiger Ärzte, in: Fridolf Kudlien (Hrsg.), Ärzte im Nationalsozialismus, Köln 1985, S. 55–81, hier S. 61.

339 Werner Friedrich Kümmel, Die Ausschaltung rassisch und politisch mißliebiger Ärzte, S. 58–60; ders., Antisemitismus und Medizin im 19./20. Jahrhundert, in: Jürgen Peiffer

Dabei scheinen jüdische Ärzte und Ärztinnen einen ausgesprochen guten Ruf und hohes Ansehen auch bei ihrer nichtjüdischen Patientenschaft genossen zu haben, und einige blieben ihren jüdischen Ärzten auch noch nach 1933 treu.[340] Jüdische Mediziner wiesen früh im 20. Jahrhundert eine ausgeprägte fachliche Spezialisierung auf – unter ihnen ein hoher Anteil an Ärztinnen –, wie das Beispiel von Frankfurt am Main zeigt. 50 Prozent der Ärzteschaft dort hatte als Internist, Hautarzt, Neurologe/Psychiater, Kinder- oder Frauenarzt einen Facharzttitel.[341] Zahlreiche jüdische Ärzte taten sich zugleich an der dortigen Hochschule in der medizinischen Forschung hervor.[342]

Ab März 1933 erfolgte reichsweit eine Verdrängung der jüdischen Ärzteschaft, die aus kommunalen Ämtern und Aufgaben, aus Vorständen und Leitungspositionen sowie Pflegeeinrichtungen entlassen wurde. Die Kooperation von ärztlichen Spitzenverbänden wie dem Ärztebund und der Ärztekammer mit dem NS-Ärztebund ermöglichte es, Vorstands- und Ausschussposten durch sogenannte arische Ärzte zu ersetzen. Ärzteverbände drängten Krankenkassenvereinigungen zum Ausschluss von jüdischen Kassenärzten aus dem Behandlungssystem. Dieses rücksichtslose Vorgehen unter Beteiligung und Duldung städtischer Verwaltungen und freier Träger, etwa von Kliniken, um die berufliche Existenz jüdischer Ärzte und Ärztinnen zu schädigen, ist in regionalen und lokalen Studien beschrieben worden. Sie schildern einen durchaus vergleichbaren Verlauf in der Lebens- und wirtschaftlichen Situation der betroffenen Ärzte nach 1933, der sich in Diskriminierung, Einschränkung der praktischen und ehrenamtlich-medizinischen Tätigkeit bis hin zur beruflichen

(Hrsg.), Menschenverachtung und Opportunismus. Zur Medizin im Dritten Reich, Tübingen 1992, S. 53–56.

340 Werner Friedrich Kümmel, Wie die Nationalsozialisten die jüdischen und die politisch mißliebigen Ärzte aus dem Berufe verdrängten, in: Johanna Bleker, Norbert Jachertz (Hrsg.), Medizin im Dritten Reich, Köln 1989, S. 30–37, hier S. 30–31; s. Zitate bei Werner Friedrich Kümmel, Antisemitismus und Medizin, S. 58–62.

341 Birgit Drexler-Gormann, Jüdische Ärzte in Frankfurt am Main 1933–1945. Isolation, Vertreibung, Ermordung, Frankfurt am Main 2009, S. 23.

342 Ute Daub, Zur Vertreibung und Vernichtung der jüdischen Ärzteschaft in Frankfurt am Main zwischen 1933 und 1945, in: Herbert Bareuther, Karola Brede, Marion Ebert-Saleh u. a. (Hrsg.), Medizin und Antisemitismus. Historische Aspekte des Antisemitismus in der Ärzteschaft (Sigmund-Freud-Institut, Materialien, 17), Münster 1998, S. 49–73, hier S. 52–54.

Existenzvernichtung zeigte.[343] Mittlerweile liegen auch für das nördliche Hessen regionale Studien vor.[344]

Lokale Gewaltmaßnahmen wie Blockaden vor Geschäften und Übergriffe gegen jüdische Einrichtungen ereigneten sich nach dem 30. Januar 1933 auch in Kassel. Hier zeichneten lokale SA-Führungen und Parteistellen verantwortlich, die sich durch die NS-Machtübernahme im Reich motiviert sahen, nun ungehemmt und gewaltsam gegen die jüdische Bevölkerung vorzugehen. Anfang März erfolgten erste Boykottaktionen gegen jüdische Ladenlokale in der Kasseler Altstadt. Anfang März 1933 gab es im Straßenbild Kassels ein vermehrtes Auftreten von SA-Leuten. Bereits jetzt legten sie ein Verhalten an den Tag, wie sie sich bei den reichsweiten Aktionen am 1. April ereigneten. Am 10. März meldete die *Jüdische Wochen-Zeitung*, dass kurz vor Mittag vor jüdischen Geschäften in der Oberen und Unteren Königstraße SA aufmarschiert sei, „um die Passanten und Kauflustigen vom Einkauf in diesen Geschäften möglichst fernzuhalten. Hierbei wurden auch Filmaufnahmen von Leuten gemacht, die in die Geschäfte traten. Später wurden Plakate vor den Geschäftseingängen aufgestellt, die dazu auffordert[en], nur in nichtjüdischen Häusern zu kaufen. In der oberen Königstraße sammelten sich derartig große Menschenmassen an, daß die Schutzpolizei und die Hilfspolizei zur Aufrechterhaltung des Verkehrs eingesetzt wurden. Am Nachmittag riegelten SA-Leute einige Geschäfte ab, so daß diese gezwungen waren, ihren Betrieb zu schließen. Kurz darauf schlossen alle jüdischen Firmen in der Königstraße ihre Geschäfte." Gespräche des Polizeipräsidenten und der NSDAP ergab deren Zusicherung, dass solche „aktiven Demonstrationen" nicht fortgesetzt würden. Ihr Ziel, die Ladengeschäfte zum Schließen zu bringen,

343 Renate Jäckle, Schicksale jüdischer und „staatsfeindlicher" Ärztinnen und Ärzte nach 1933 in München, München 1988, S. 13–14; Günter Plum, Wirtschaft und Erwerbsleben, in: Wolfgang Benz (Hrsg.), Die Juden in Deutschland 1933–1945. Leben unter nationalsozialistischer Herrschaft, München 1988, S. 268–313, hier S. 289–290; zu jüdischen Schulärzten in Bayern und Wohlfahrtsärzten in Berlin s. Werner Friedrich Kümmel, Die Ausschaltung rassisch und politisch mißliebiger Ärzte, S. 64; insges. Kümmel, Antisemitismus und Medizin im 19./20. Jahrhundert, S. 33–34.

344 Georg Lilienthal, Jüdische Ärztinnen und Ärzte in Nordhessen während des Nationalsozialismus, in: Gerhard Aumüller, Andreas Hedwig (Hrsg.), Regionale Medizingeschichte. Konzepte – Ergebnisse – Perspektiven (VHKH, 92), Marburg 2022, S. 207–230; Horst Hecker, Jüdische Ärzte in Frankenberg, in: ZHG 113, 2008, S. 245–256; York-Egbert König, Zum Schicksal jüdischer Ärzte in und aus dem Werraland, in: Eschweger Geschichtsblätter 24, 2013, S. 25–34.

war offenkundig erreicht. Polizei und Behörden waren ohne Zugriff und konnten oder wollten die Abläufe nicht verhindern.[345]

Aktionen gegen jüdische Geschäfte und Betriebe wurden im reichsweiten und zentral organisierten Boykott am 1. April 1933 mit inszenierten Aufmärschen durch SA, Mahnwachen, Schmierereien und gewalttätigen Angriffen verwirklicht. Sie richteten sich auch gegen Rechtsanwalts- und Notarkanzleien sowie Arztpraxen, und selbst das jüdische Personal in Justizverwaltungen und Kommunen traf zum Teil brutale, sogar tödliche Gewalt. Auch Kassel erlebte solche gewalttätigen Übergriffe, Demonstrationen und Boykottaufforderungen gegen jüdische Einrichtungen und Geschäfte sowie gegen Einrichtungen von Gewerkschaften, Repräsentanten demokratischer Parteien und missliebige Beamte, die aus dem Rathaus geworfen wurden. Kasseler Bürger wurden festgenommen, geschlagen und über Tage gequält. Jüdische Kaufleute, Bankiers und Juristen waren erste Ziele des nationalsozialistischen Hasses. Der Rechtsanwalt Dr. Max Plaut starb infolge der Misshandlungen am 31. März 1933.[346] Am 1. April erfuhren die antisemitischen Ausschreitungen in Kassel einen weiteren Höhepunkt, der sich gezielt gegen jüdische Ärzte richtete. Der Kasseler Arzt Dr. Sally Strauss erlebte an diesem Tag vor seiner Praxis in der Ulmenstraße den Aufmarsch von fünf SA-Leuten, die den Zugang zur Praxis versperrten. Vor dem Wohnhaus des Kasseler Arztes Dr. John Katzenstein, in dem auch dessen Praxis untergebracht war, hatte man ein Schild angebracht, um den Arzt als Juden zu markieren, sogar Steine flogen in das Wohnhaus.[347] Ob auch vor den Praxisräumen Felix Blumenfelds in der Oberen Königstraße SA-Männer den Zugang blockierten, ist nicht bekannt. Möglicherweise wurde er noch bewusst ausgelassen oder entsprechende Meldungen sind nicht überliefert. Dennoch hatte Blumenfeld zweifellos Kenntnis von diesen Vorfällen gegen seine jüdischen Kollegen

345 Jüdische Wochen-Zeitung, Nr. 10, 10. Jg., vom 10.3.1933; vgl. Hannah Alheim, „Deutsche, kauft nicht bei Juden!" Antisemitismus und politischer Boykott in Deutschland 1924 bis 1935, Göttingen 2011, S. 241–262.

346 Dietfrid Krause-Vilmar, Hitlers Machtergreifung in der Stadt Kassel, in: Wilhelm Frenz, Jörg Kammler, Dietfrid Krause-Vilmar (Hrsg.), Volksgemeinschaft und Volksfeinde. Kassel 1933–1945, Bd. 2, (Kasseler Quellen und Studien, 7), Kassel 1987, S. 13–36, hier S. 24–30; ders., Korrespondenten der Chicago Herald Tribune berichten im Frühjahr 1933 über die Jugendverfolgung in Kassel, in: ZHG 106, 2001, S. 293–298; Wolfgang Matthäus, Kaiserstraße 13, S. 46–50.

347 Georg Lilienthal, Jüdische Ärztinnen und Ärzte in Nordhessen, S. 208–209.

in Kassel und andernorts. Wenige Meter von Dr. Blumenfelds Praxis an der Oberen Königstraße errichteten SA-Abteilungen auf dem Opernplatz einen Stacheldrahtverhau, in den vor den versammelten Zuschauern ein Esel eingepfercht wurde – ein Schauspiel, das sich drohend gegen die jüdische Bevölkerung richtete. Vor allem aus der eigenen Familie dürften ihm diese Ereignisse direkt geschildert worden sein. Sein Großneffe Hans Loeser, dessen Eltern unweit der Praxis Blumenfelds an der Oberen Königstraße ein Textilwarengeschäft betrieben, berichtete später, wie der Ladenzugang seiner Eltern von vier SA-Leuten versperrt wurde, um kaufwillige Personen abzuschrecken. Auf das Schaufenster war das Wort „Jude" in schwarzer, weißer und roter Farbe aufgemalt. Der 13 Jahre alte Hans wurde zur Sicherheit durch die nichtjüdische Haushälterin der Familie von der Schule abgeholt.[348]

Wenige Tage darauf folgte das „Gesetz zur Wiederherstellung des Berufsbeamtentums" vom 7. April 1933. Es richtete sich gegen Gegner des Nationalsozialismus, die als Beamte, die in der Rassenideologie des NS als jüdisch markiert wurden oder vermeintlich marxistischer Gesinnung waren, in den Ruhestand versetzt wurden. Eine Ausnahme gestand man jenen zu, die vor dem 1. August 1914 verbeamtet worden waren oder als „Frontkämpfer" gedient oder einen gefallenen Sohn oder Vater im Weltkrieg zu beklagen hatten. Diese Ausnahme galt auch für „Frontärzte" und Ärzte in Lazaretten, wozu auch Felix Blumenfeld gehörte. Bald darauf weitete man in den Ausführungsvorschriften vom 24. April 1933 das Gesetz auf Angestellte und Arbeiter im öffentlichen Dienst aus.[349] Auf Grundlage dieser Bestimmungen wurden jüdische Ärzte und Chefärzte aus ihren Stellungen in kommunalen und Landeskrankenhäusern sowie Heimen entfernt, was für zahlreiche der Betroffenen neben der psychischen Wirkung einen oft harten Schlag gegen ihre wirtschaftliche Existenz darstellte.[350]

Kündigungen und Entlassungen trafen allerdings zahlreiche angestellte Mediziner – leitende Ärzte und Ärztinnen in Kliniken, Sanatorien und Heilstätten – schon vor den um sich greifenden Boykotten im April

348 Hans Loeser, Hans's story, S. 42.

349 Joseph Walk, Das Sonderrecht für die Juden im NS-Staat. Eine Sammlung der gesetzlichen Maßnahmen und Richtlinien, Heidelberg 1981, S. 17, Nr. 74.

350 Werner Friedrich Kümmel, Wie die Nationalsozialisten die jüdischen und die politisch mißliebigen Ärzte aus dem Berufe verdrängten, in: Medizin im Dritten Reich, S. 32; ders., Ärzte im Nationalsozialismus, S. 70–71.

1933. Eine förmliche Entlassungswelle richtete sich selbst gegen jene jüdischen Mediziner, die wie Felix Blumenfeld ehrenamtlich in der öffentlichen Fürsorge mitwirkten. Kommunale und private Träger sowie Gesellschaften oder Vereine, die etwa über Stiftungen eigene Gesundheitseinrichtungen betrieben, trennten sich zum Teil über Nacht von ihren in jahrelanger Zusammenarbeit bewährten jüdischen Ärzten in einem Akt freiwilliger Gleichschaltung.[351] Auch Felix Blumenfeld wurde noch vor dem Boykott vom 1. April aus seiner über 25 Jahre wahrgenommenen Aufgabe im Kinderheim an der Frankfurter Straße in einem solchen Akt freiwilliger Einordnung und aufgrund des parteiamtlichen Drucks hinausgeschoben und durch einen Facharzt mit NSDAP-Parteibuch ersetzt.

Die Vorsitzende des Kasseler Ortsverbands des Deutschen Evangelischen Frauenbundes, Anna Schönian, teilte ihrem versammelten Vorstand am 3. April 1933 die zu diesem Zeitpunkt bereits erfolgte Trennung von Felix Blumenfeld mit und versicherte sich nur noch nachträglich der Zustimmung ihrer Vorstandskolleginnen. Schönian rechtfertigte die Entfernung Blumenfelds mit den herrschenden Umständen. Anscheinend war indirekt Druck auf den Klinikträger ausgeübt sowie die städtische Unterstützung durch eine reduzierte Zuweisung von behandlungsbedürftigen Kindern eingeschränkt worden. Dies könnte für einen Rückgang der Pflegegelder verantwortlich gewesen sein. Schönian erläuterte, „in letzter Zeit“ würden sich „die Zustände im Heim immer mehr zuspitzen, es fehlte an Geld, Schw. Margarete klagte sehr, daß so wenig Kinder da seien, müßte man an einen Wechsel in der ärztl. Leitung denken“. Es habe sich ihr „schon länger gezeigt, daß Dr. Blumenfeld das größte Hemmnis für eine günstige Weiterentwicklung sei“. Damit wurde Felix Blumenfeld für die gesunkene Auslastung und die verschlechterte wirtschaftliche Bilanz der Einrichtung verantwortlich gemacht. Sie habe daher „mit Wissen der K.[ranken] H.[aus] Kommission“ einen Brief geschrieben, „in dem sie ihm unter Darlegung der Verhältnisse in höflicher Form bat, von sich aus zu kündigen. Der Brief ging am 24. III. ab, ehe die eigentliche Judenhetze begann.“ Sie hatte sich vorher bei Dr. Haarfeld, dem Vorsitzenden des Kasseler Ärztevereins und der Wirtschaftlichen Ärztevereinigung,[352]

351 Renate Jäckle, Schicksale jüdischer und „staatsfeindlicher“ Ärztinnen und Ärzte nach 1933 in München, München 1988, S. 13.

352 Dr. Hans Heinrich Haarfeld (1891–?), seit 1932 Gauobmann des NS-Ärztebundes Kurhessen, ab 1933 Unterkommissar des Ärztevereins Kassel, s. Benno Hafeneger,

erkundigt, „ob eine solche Kündigung möglich sei u. derselbe hatte ihr sehr zugeraten. Kaum war der betr. Brief in den Händen von Dr. B.[lumenfeld], so rief er Frl. Schönian telefonisch an und sprach sich sehr empört über ihren Brief aus, machte ihr bittere Vorwürfe, daß man ihn jetzt so behandle, nach allem was er für das Heim in langen Jahren getan habe." Nach einigen Tagen, so erläuterte Schönian weiter, habe sie „eine Zuschrift der Gauleitung der N.S.D.A.P., in der energisch die Entlassung von Dr. Blumenfeld gefordert wurde", erhalten. Dr. Blumenfeld schrieb „dann selbst an Frl. Schönian u. sprach die verlangte Kündigung aus. Inzwischen waren auf Rat[353] von Dr. Haarfeldt schon Verhandlungen mit Dr. Benzing, der die Kinderstation im Landeskrankenhaus leitet, angeknüpft und nach einigem Besinnen erklärte sich dieser bereit, seine bisherige Tätigkeit aufzugeben u. die Leitung unseres Kinderheims u. Kinderkrankenhauses zu übernehmen vom 15. April an." Schönian ergänzte, dass in einer Kommissionssitzung des Trägervereins dies beraten worden sei. Auch dort habe man ihr Vorgehen zur Ersetzung Blumenfelds gebilligt, womit auch der zweite Arzt in Heim und Klinik, Dr. Vogt, einverstanden gewesen sei. In der anschließenden Diskussion drückten die Vorstandsmitglieder Schönian ebenso ihre „Zustimmung u. ihr Vertrauen aus". Sie konnte noch mitteilen, dass pflegebedürftige Kinder aus dem städtischen Wohlfahrtsheim herausgeholt und dem Kinderheim an der Frankfurter Straße zugeteilt werden würden, was die erhoffte erhöhte Auslastung bedeutete. Um den Bruch mit der bisherigen Krankenhausleitung unter Blumenfeld nach außen deutlich zu machen, wurde schließlich die die Einrichtung in „Kinderheim Park Schönefeld" umbenannt: „Auf den Vorschlag dem Kinderheim eine neue leicht verständliche Bezeichnung zu geben war beschlossen, es ‚Kinderheim am Schönfelder Park' zu nennen."[354]

Neben Dr. Richard Benzing blieb der Kinderarzt Dr. Fritz Vogt als zweiter betreuender Arzt in seiner bisherigen Funktion, und ebenso arbeitete Oberin Margarete Wiebeck als Leitungskraft weiter. Benzing, leitender Arzt der Kinderabteilung in den Städtischen Kliniken Kassels, übernahm

---

Marcus Velke, Lucas Frings, Geschichte der hessischen Ärztekammern, S. 148 und S. 437–438.

353 In der handschriftlichen Niederschrift der Vorstandssitzung wurde später „Rat" gestrichen und durch „Veranlassung" ersetzt.

354 Archiv der Deutschen Frauenbewegung, Kassel, Deutscher Evangelischer Frauenbund, NL-K-16, J 332, S. 19–21; in den Adressbüchern der Stadt Kassel firmierte es seitdem unter Kinderkrankenhaus und Kinderheim Park Schönfeld.

nach der fachärztlichen Betreuung der Milchküche 1927 nun auch die zweite der von Felix Blumenfeld für Kassel mitgeschaffenen Einrichtungen. Benzing war seit dem 1. Februar 1932 NSDAP-Mitglied und begann nach 1933 den Aufstieg in der NS-Gesundheitspflege in der Provinz Hessen-Nassau. So war er seit 1933 Leiter des Hauptamts für Volkswohlfahrt im Gau Kurhessen und arbeitete ab August 1935 als Gaufachbeauftragter der sogenannten Reichsarbeitsgemeinschaft für Mutter und Kind im Reichsausschuss für den Volksgesundheitsdienst. Im Zuge der Gleichschaltung der Ärztekammer der Provinz Hessen-Nassau wurde Benzing im Dezember 1933 zu deren Vorsitzenden ernannt. Gleich in seiner ersten Ansprache in dieser Funktion bekannte sich Benzing im März 1934 zu eugenischen Prinzipien. Eine „qualitative Bevölkerungspolitik" des neuen Staates zählte er zum neuen Aufgabenbereich der deutschen Ärzteschaft.[355] Zu seinen ersten dokumentierten Maßnahmen im Kinderkrankenhaus gehörte die Reduzierung von Lebensmittelrationen. Im Jahresbericht 1933/34 vermerkte die Verfasserin, trotz der zugesicherten Überweisung der Krankheitsfälle aus dem städtischen Wohlfahrtsheim habe sich die erhoffte Mehrbelegung für 1933/34 nicht erfüllt. Es werde überall gespart und nur die „allernötigsten Fälle" würden überhaupt in eine Krankenanstalt verbracht. Sie vermerkte weiter, der Arztwechsel habe „keine große Veränderung gebracht", es sei in der Folge aber „doch manches anders" geworden. So habe Dr. Benzing die „Nahrungsmengen [...] zur besseren Übersicht des Arztes in bunten Farben in die Kurven eingezeichnet; manches Stöhnen hörte man zuerst bei der Berechnung der Kalorien und des Energiequotienten". Diese Maßnahme gezielter Sparsamkeit, die psychisch Kranke und der Heimerziehung überwiesene junge Menschen vielfach als sogenannte Ballastexistenzen verstand und in psychiatrischen Einrichtungen und Heimen der Bezirkskommunalverbände Kassel und Wiesbaden Platz griff, sollte Personal und durch die eingesparten Ausgaben Kosten reduzieren.[356] Zudem wurde im Kinderkrankenhaus politische Bildung betrieben. Die Schülerinnen hielten laut Jahresbericht 1933/34 „nationale

355 Benzing sah die NS-Bevölkerungspolitik als „einzigartige politische Tat des Führers", durch sie seien künftig die „Erbtüchtigen mit allen Mitteln zu fördern und die kranken Erblinien dagegen zum Versiegen zu bringen", zitiert nach Hafenegger, Velke, Frings, Geschichte der hessischen Ärztekammer 1887–1956, S. 149.

356 Peter Sandner, Verwaltung des Krankenmordes. Der Bezirksverband Nassau im Nationalsozialismus (Historische Schriftenreihe des LWV Hessen, 2), Gießen 2003, S. 280–287.

Feierstunden und Vorträge" ab und lasen gemeinsam in Hitlers *Mein Kampf*.[357] Ob und in welchem Umfang das Kinderkrankenhaus durch Benzings Leitung aktiv an der amtsärztlichen Überwachung und Ausführung des 1934 erlassenen „Gesetzes zur Verhütung erbkranken Nachwuchses" teilnahm, ist bislang unbekannt. Ärzte, Hebammen und Krankenhäuser waren verpflichtet, mögliche Fälle von erblichen Erkrankungen – „Schwachsinn", Schizophrenie, Blind- oder Taubheit, Alkoholismus – an die örtlichen Gesundheitsämter zu melden, sodass die dort eingerichteten „Erbgesundheitsgerichte" eine zwangsweise Sterilisation anordnen konnten.[358] Der entsprechende Fallaktenbestand im Kasseler Stadtarchiv ist im Detail noch nicht untersucht worden.[359]

Benzing übernahm neben seinen Funktionen in der nationalsozialistischen „Volksgesundheitspflege" 1942 eine Honorarprofessur an der Universität Marburg.[360] Zu seinem 50. Geburtstag feierte ihn die Presse als treibende Kraft der „Volksgesundheitspflege" in Kassel, die er aus dem direkten Kontakt mit dem sozialen Elend in der Stadt geschöpft habe: „So übernahm er schon im Jahre 1927 die damalige ‚Städtische Milchküche' in der Fuldagasse, die er mit den Jahren immer mehr ausbaute zu einem Mittelpunkt der verschiedensten Einrichtungen der offenen Fürsorge, die noch heute im Reich seinesgleichen" suche.[361] Damit wurde die Aufbau- und Leitungsarbeit Felix Blumenfelds komplett unterschlagen und der

357 Archiv der Deutschen Frauenbewegung, Kassel, Deutscher Evangelischer Frauenbund, J 324, Teil 2.

358 Johannes Vossen, Erfassen, Ermitteln, Untersuchen, Beurteilen. Die Rolle der Gesundheitsämter und ihrer Amtsärzte bei der Durchführung von Sterilisationen im Nationalsozialismus, in: Margret Hamm (Hrsg.), Lebensunwert, zerstörte Leben. Zwangssterilisation und „Euthanasie", Frankfurt am Main 2005, S. 86–97.

359 Angela Pietzschke, Geschichte der Jugendhilfe, S. 189–193; Doris Vater-Dargel, Die Tätigkeit des Amtsarztes im Nationalsozialismus am Beispiel des Staatlichen Gesundheitsamtes Kassel, Diss. Göttingen 1991, gemäß des „Gesetzes zur Verhütung erbkranken Nachwuchses" von 1934 waren approbierte Ärzte und Krankenhäuser verpflichtet, Erbkrankheiten anzuzeigen und damit eine Untersuchung anzustoßen, die zur gerichtlich angeordneten Sterilisation führen konnte; in Kassel seien nach einer Stichprobe Vater-Dargels, ebenda S. 83, ein Drittel der Anzeigen auf Initiative des Amtsarztes ergangen, je etwa 10 Prozent auf Meldung durch praktische Ärzte und Krankenanstalten.

360 Inge Auerbach, Catalogus professorum academiae Marburgensis. Die akademischen Lehrer an der Philipps-Universität Marburg 1911 bis 1971 (Veröffentlichungen der Historischen Kommission für Hessen, 15, 2), Marburg 1979, S. 198–199.

361 Beitrag in der Kasseler Landeszeitung vom 14.4.1942, in: StA Kassel, S 1, Nr. 3253.

Erfolg dieser Einrichtungen allein der Tatkraft anderer systemkonformer Personen zugeschrieben.

Die im Laufe des Jahres 1933 erlassenen gesetzlichen Maßnahmen gegen die wirtschaftliche Existenz jüdischer Ärzte erschwerten fraglos auch den Praxisbetrieb Blumenfelds. Seit dem 22. April 1933 waren „nichtarische" Ärzte nicht mehr als Kassenärzte zugelassen, Neuzulassungen wurden nicht mehr erlaubt.[362] Zwar erreichten das Reichsarbeitsministerium als oberste Beschwerdeinstanz immerhin 1377 Klagen gegen die Verweigerung einer Kassenzulassung und immerhin waren 40 Prozent dieser Klagen erfolgreich,[363] dennoch bedeutete der Ausschluss von Patienten mit gesetzlicher Krankenversicherung für viele jüdische Ärzte einen weiteren existentiellen Schlag, der für manche schon in diesem Moment zur Aufgabe der Praxis führen konnte.[364]

Seit dem 18. Mai 1933 durfte keine Gutachtertätigkeit mehr ausgeübt werden, ebenso wenig eine Beratung für Ausschüsse und Aufsichtsgremien.[365] Ab Juli 1933 verweigerten die Ersatzkassen die Übernahme von Behandlungskosten durch jüdische Mediziner. Die vielfach geübte Kooperation zwischen Arztpraxen, etwa durch gegenseitige Vertretung, wurde unterbunden, als am 10. August 1933 eine Verordnung des Kommissars der ärztlichen Spitzenverbände jede Zusammenarbeit zwischen jüdischen und nichtjüdischen Ärzten untersagte.[366] Einen gewissen Schutz besaßen noch jene jüdischen Ärzte, die als „Frontkämpfer" einen Einsatz im Ersten Weltkrieg nachweisen konnten. So rechneten seit Juli 1933 die privaten Krankenkassen nach einer Vereinbarung mit dem Hartmannbund die Rechnungen „nichtarischer" Ärzte nur dann noch ab, wenn diese einen Nachweis als „Frontkämpfer" beibrachten.[367]

Der politisch motivierte Druck auf jüdische Ärzte wurde auf jede mögliche Weise erhöht. Zahlreiche Kommunen hatten mit ansässigen Kassenärzten Vereinbarungen geschlossen, um sozial bedürftige Kranke unentgeltlich behandeln zu lassen. Die entstandenen Kosten rechneten die

362 Joseph Walk, Das Sonderrecht für die Juden, S. 16, Nr. 71; Günter Plum, Wirtschaft und Erwerbsleben, in: Wolfgang Benz (Hrsg.), Die Juden in Deutschland, S. 289–290.

363 RGesBlatt 1934 II, S. 180–181.

364 Friedrich Werner Kümmel, Ärzte im Nationalsozialismus, S. 71.

365 Joseph Walk, Das Sonderrecht für die Juden, S. 27, Nr. 127; Günter Plum, Wirtschaft und Erwerbsleben, in: Wolfgang Benz (Hrsg.), Die Juden in Deutschland, S. 291.

366 Joseph Walk, Das Sonderrecht für die Juden, S. 43, Nr. 203, vom 29.7.1933.

367 Birgit Drexler-Gormann, Jüdische Ärzte in Frankfurt, S. 12.

Ärzte gegen ein festes Entgelt mit der Kommune ab. Die Stadt Kassel hatte, wie aus einer Aufstellung aus den späten 1920er Jahren hervorgeht, eine solche Vereinbarung mit einer Reihe von Ärzten getroffen. Anspruchsberechtigte Personen konnten demnach allgemeine und fachmedizinische Hilfe in Anspruch nehmen, deren Kosten die Stadt übernahm.[368]

In mehreren deutschen Städten jedoch kündigten die Verwaltungen derlei Regelungen – letztlich zum Schaden der betroffenen Kranken. Im Juni 1933 unterband zum Beispiel die Stadt Görlitz ärztliche Behandlungen auf Grundlage einer solchen Regelung, dann auch Frankfurt am Main. In München sollten jüdische Ärzte nur noch bedürftige Glaubensgenossen behandeln dürfen. Der Reichsbund jüdischer Frontkämpfer und die Reichsvertretung der deutschen Juden intervenierten daraufhin beim Deutschen Gemeindetag, dem Reichsinnen- und dem Reichsarbeitsministerium und beriefen sich auf die Klauseln für Weltkriegskämpfer. Der Ausschluss jüdischer Ärzte blieb jedoch bestehen, da sich die Ministerien ausgerechnet hier auf die kommunale Entscheidungsfreiheit in einer rein lokal aufgefassten Frage zurückzogen.[369]

In Kassel war dem Facharzt Dr. Otto Homberger die Behandlung sogenannter Ortsarmer gegen städtische Kostenübernahme untersagt worden. Ein Vertrag zwischen der Wirtschaftlichen Ärztevereinigung und der Stadt Kassel hatte zuvor angewiesen, dass sogenannte nichtarische Ärzte keine Kranken mehr auf Kosten der Stadt – Wohlfahrtsunterstützungsempfänger, Kriegsbeschädigte und -hinterbliebene – behandeln dürften. Otto Homberger hatte daraufhin beim Landgericht Kassel geklagt, das allerdings gegen ihn entschied und ihm als Juden die weitere Behandlung von Bedürftigen auf Kosten der Stadt entzog. Die Ärztevereinigung ließ sich vor dem Landgericht durch Dr. Roland Freisler vertreten. Dr. Homberger hatte vergeblich auf seine Taufe, seine „arische" Ehefrau, Tochter eines evangelischen Pfarrers, und auf seine Weltkriegsauszeichnungen hingewiesen. Das Landgericht stellte fest, da er „semitischer Abstammung" sei, bestehe sein Ausschluss „zu Recht". Das Landgericht nahm in seiner Begründung die offensichtliche Ungleichbehandlung auf: „Wohl würden die nichtarischen Frontkämpfer in der Ausübung ihres Berufes

368 Verzeichnis in: Rat und Hilfe Wo? Wohlfahrtseinrichtungen der Stadt Kassel. Ein Führer, herausgegeben vom Städtischen Wohlfahrtsamt, Kassel o. J. [um 1927], S. 157.

369 Wolf Gruner, Öffentliche Wohlfahrt und Judenverfolgung. Wechselwirkung lokaler und zentraler Politik im NS-Staat (1933–1942) (Studien zur Zeitgeschichte, 62), München 2002, S. 56–60.

nicht behindert und würden auch zu den Krankenkassen zugelassen, aber sie hätten keinen Anspruch bei Vergebung von Dienstleistungen, die durch den Staat oder Kommunalbehörden bezahlt werden, Berücksichtigung zu finden."[370] Die Bemühungen Hombergers, seine ärztliche Praxis weiterhin in dem Umfang wie bisher betreiben zu dürfen, schlugen fehl. Auch seine Bittgesuche an Reichskanzler Hitler und Reichspräsidenten von Hindenburg, denen gegenüber er auf seinen Fronteinsatz im Weltkrieg, seine Auszeichnungen und seine christliche Taufe verwies und sogar abstritt, jemals Kontakte in die jüdische Gemeinschaft Kassels gehabt zu haben, blieben ohne Erfolg.[371]

In Kassel war die Zeitungsleserschaft über den Fall informiert. In einem der Akte beigehefteten, nicht genannten Zeitungsartikel vom 31. Oktober 1933 wurden die Leser auf ein „interessantes Urteil, das wegen seiner allgemeinen Bedeutung Beachtung verdient", hingewiesen.[372] Diese richterliche Entscheidung dürfte in der Kasseler Ärzteschaft tatsächlich Beachtung gefunden haben und von jüdischen Ärzten als mahnendes Zeichen kommender politischer Entwicklungen wahrgenommen worden sein. Das Urteil und seine Folgen betraf wahrscheinlich auch die Praxis Blumenfelds, der zumindest in den späten zwanziger Jahren zu jenem Kreis von Wohlfahrtsärzten in Kassel gehörte, die von der Kommunalverwaltung für die Behandlung Bedürftiger entlohnt worden waren.[373]

Ausgrenzung und Boykott führten viele der betroffenen Ärzte in eine materielle Notlage und berufliche Isolation.[374] Ähnliches galt für

---

370 Nicht genannter Zeitungsartikel über die Entscheidung des Landgerichts Kassel, in: HStA Marburg, Bestand 330, Frankenberg, B, Nr. 2583.

371 HStA Marburg, Bestand 165, Nr. 5951, fol. 465–489.

372 Vgl. hierzu Horst Hecker, Jüdische Ärzte in Frankenberg, in: ZHG 113, 2008, S. 245–256, hier S. 255; der Fall in: HStA Marburg, Bestand 330, Frankenberg, B Nr. 2583; Wolf Gruner, Öffentliche Wohlfahrt, S. 59, mit Verweis auf den Bericht in der Frankfurter Zeitung vom 13.09.1933.

373 Vgl. die Übersicht der vom städtischen Wohlfahrtsamt zur Behandlung von Unterstützungsempfängern zugelassenen Allgemein- und Fachärzte, darunter die Kinderärzte Dr. Blumenfeld und Dr. Voigt, in: Rat und Hilfe Wo? Wohlfahrtseinrichtungen der Stadt Kassel. Ein Führer, herausgegeben vom Städtischen Wohlfahrtsamt, Kassel o. J. [um 1927], S. 157.

374 So die Formulierung bei Günter Plum, Wirtschaft und Erwerbsleben, in: Wolfgang Benz (Hrsg.), Die Juden in Deutschland, S. 292; vgl. Antje Koch, Matthias Koch, Das Schicksal der jüdischen Ärzte, Zahnärzte und Dentisten in Dresden nach 1933, in: Medizin und Judentum, Heft 1, 1994, S. 34–41.

zahlreiche jüdische Einzelhändler, Unternehmer und Handwerker, deren Zahl reichsweit durch Betriebsschließung, Verkauf und Aufgabe schon in den Jahren vor den staatlich betriebenen „Arisierungen" kontinuierlich abnahm.[375] Im Zuge des Wiedergutmachungsverfahrens schilderte Helene Blumenfeld am 25. Juli 1950 gegenüber der Entschädigungsstelle beim Regierungspräsidium Kassel den Niedergang der Praxis ihres Mannes. Sie wollte die Höhe des Lohnausfalls aus ihrer Arbeit in der Praxis nachweisen, um sich eine verfolgungsbedingte Entschädigung für die Zeit von Oktober 1934 bis zum 8. Mai 1945 auf ihre Rente anrechnen zu lassen. Sie argumentierte, schon im April 1933 habe ihr Ehemann „seine öffentlich-aerztliche Taetigkeit niederlegen" und als Arzt im Kinderkrankenhaus aufhören müssen. Dadurch und wegen der „fortgesetzten Boykottmaßnahmen" seien die Einkünfte ihres Mannes minimal geworden.[376] 1953 reklamierte der Frankfurter Rechtsanwalt Max Cahn, der die Interessen der Söhne Edgar und Gerd Blumenfeld gegenüber dem in den Wiedergutmachungsverfahren mit zuständigen Hessischen Innenministerium vertrat, deren Vater Felix Blumenfeld habe vor 1933 in der Oberen Königstraße eine erfolgreiche Kinderarztpraxis betrieben und daraus ein jährliches Einkommen von etwa 20 000 RM bezogen. „Bereits im April 1933 musste er infolge der von der nationalsozialistischen Regierung getroffenen Massnahmen seine öffentlich-ärztliche Tätigkeit als leitender Arzt des Kinderkrankenhauses Park Schönfeld, als Schularzt, als Arzt der Mütterberatungsstelle u.s.w. aufgeben. Hierdurch sowie infolge der fortgesetzten Boykottmassnahmen gegen jüdische Ärzte ging sein Einkommen seit April 1933 ganz erheblich zurück. Ende Oktober 1934 war er unter dem Druck der durch das nationalsozialistische Regime geschaffenen Verhältnisse schliesslich gezwungen, seine Praxis völlig aufzugeben."[377]

Für die folgenden Jahre sind für Nordhessen Fälle nachweisbar, bei denen der Verfolgungsdruck mithilfe gerichtlicher Verfahren wegen angeblichen ärztlichen Fehlverhaltens noch weiter verschärft wurde. Nun wurden tradierte antisemitische Vorwürfe hervorgeholt und Anklagen

375 Avraham Barkai, „Schicksalsjahr 1938". Kontinuität und Verschärfung der wirtschaftlichen Ausplünderung der deutschen Juden, in: Ursula Büttner (Hrsg.), Das Unrechtsregime. Internationale Forschung über den Nationalsozialismus, Bd. 2: Verfolgung – Exil – Belasteter Neubeginn, Festschrift Werner Jochmann (Hamburger Beiträge zur Sozial- und Zeitgeschichte, 22), Hamburg 1986, S. 45–68, bes. S. 49.

376 HHStA Wiesbaden, Bestand 518, Nr. 63136, I, fol 18.

377 HHStA Wiesbaden, Bestand 518, Nr. 75571, fol 17.

wegen vermeintlicher Übergriffe und sexuell konnotierter Vergehen von jüdischen Medizinern konstruiert. Siegmund Freudenthal aus Kassel erhielt 1935 wegen angeblicher illegaler Betätigung drei Jahre Zuchthaus. Philipp Frank in Fulda saß wegen des Vorwurfs illegaler Abtreibungen 1937 bis 1939 in Haft und Paul Richard Brück wurde 1935 wegen vermeintlicher Vergewaltigung zu neun Jahren Zuchthaus verurteilt.[378]

In der bitteren Erkenntnis wirtschaftlicher Verdrängung, gesellschaftlicher Diffamierung und schlussendlich drohender Verfolgung erschien schon Anfang 1933 für zahlreiche jüdische Deutsche der Ausweg in einer Auswanderung zu liegen. Dies traf insbesondere für jüngere, gut ausgebildete Menschen zu. So verließen etwa Ärzte und Ärztinnen schon 1933 in einer ersten Welle Deutschland ins europäische Ausland, nach Übersee oder ins britische Mandatsgebiet Palästina.[379]

Die Verdrängung zwang nach Schätzungen insgesamt etwa die Hälfte der praktizierenden jüdischen Ärzte in Deutschland zur Auswanderung. Von den etwa 9000 jüdischen Medizinerinnen und Medizinern, die am 1. April 1933 noch praktizierten, hatten während des Jahres 1933 422 und bis Ende 1934 noch einmal 1307 Ärztinnen und Ärzte Deutschland verlassen. Etwa 500 weitere hatten ihre berufliche Tätigkeit gewechselt. Die Zahl der 1934 praktizierenden Kassenärzte ging bis Anfang 1936 auf 3000 jüdische Ärzte zurück, von denen nur mehr 2800 eine Kassenzulassung hatten. Nach dem *Deutschen Ärztekalender* für 1937 waren nur noch 4220 jüdische Ärzte in Deutschland ansässig. Bis zum Sommer 1938 reduzierte sich deren Zahl auf noch 3152 Ärzte, während ab dem am 30. September 1938 verordneten Entzug der Approbationen nur noch 709 „Krankenbehandler“ tätig sein durften – damit waren 90 Prozent der jüdischen Ärztinnen und Ärzte des Jahres 1933 ausgeschaltet oder vertrieben.[380]

---

378 Georg Lilienthal, Jüdische Ärztinnen und Ärzte in Nordhessen, S. 212.

379 Beispielhaft die Berliner Kinderärztin Käthe Beutler und ihre Familie, s. Sabine Hildebrandt, Thomas Kammertöns, u. a., Dr. Käthe Beutler, 1896–1999, in: Medizinhistorisches Journal 54, 2019, S. 294–346, bes. S. 314–321; Barbara Stambolis, Lebenswege deutsch-jüdischer Ärzte: berufsbiographisch und persönlich, in: Medizinhistorisches Journal, 55, 2020, S. 318–337.

380 Susanne Hahn, Die Verfolgung, Vertreibung und Vernichtung jüdischer Ärzte nach 1933 in Deutschland, dargestellt am Beispiel der Stadt Leipzig, in: Medizin und Judentum 1, 1994, S. 7–14, hier S. 10; Günter Plum, Wirtschaft und Erwerbsleben, in: Wolfgang Benz (Hrsg.), Die Juden in Deutschland, S. 291; Birgit Drexler-Gormann, Jüdische Ärzte in Frankfurt S. 15, S. 22; Ute Daub, Zur Vertreibung und Vernichtung der jüdischen Ärzteschaft in Frankfurt am Main zwischen 1933 und 1945, in: Herbert Bareuther, Karola

Georg Lilienthal nennt zehn Ärzte in Nordhessen, die sich aufgrund der dramatisch verschlechterten Erwerbsmöglichkeiten und der erkennbar fortgesetzten persönlichen und wirtschaftlichen Diskriminierung zur Auswanderung entschlossen.[381] Bis zu diesem Berufsverbot und den Novemberpogromen 1938 waren etwa 40 Prozent der 1933 zugelassenen jüdischen Ärzte und Ärztinnen nicht mehr tätig oder ausgewandert. Ab Ende 1938 gab es für die verbliebenen jüdischen Ärzte keine Aussicht mehr, in Deutschland weiter arbeiten zu können, und es folgte eine zweite Auswanderungswelle.[382] Das schrittweise herbeigeführte und schließlich fast vollständige Verbot ihrer Tätigkeit hatte für die medizinische Versorgung der in Deutschland noch verbliebenen Juden verheerende Folgen.[383] Jüdische Krankenhäuser, etwa in Berlin und Hamburg, hielten unter erheblichem persönlichem Druck und enormem materiellen Mangel eine medizinische Versorgung aufrecht, bis auch diese Stätten geräumt und Bewohner und Personal in die Vernichtung deportiert wurden.[384]

Dennoch verblieben Jüdinnen und Juden aus Sorge vor einem Neuanfang in fremder Kultur, Sprache und Umgebung in Deutschland. Schließlich hatten sie durch „Arisierung“, Sondersteuern und Vermögensentzug ihr Vermögen weitgehend verloren, sodass vielfach kaum noch Mittel vorhanden waren, um eine Ausreise und einen Neuanfang finanzieren zu können. Tatsächlich gelang eine Niederlassung und Anerkennung

---

Brede, Marion Ebert-Saleh u. a. (Hrsg.), Medizin und Antisemitismus. Historische Aspekte des Antisemitismus in der Ärzteschaft (Sigmund-Freud-Institut, Materialien, 17), Münster 1998, S. 68–69.

381 Georg Lilienthal, Jüdische Ärztinnen und Ärzte in Nordhessen, S. 211.

382 S. Leibfried, Stationen der Abwehr – Berufsverbote für Ärzte im Deutschen Reich 1933–1938 und die Zerstörung des sozialen Asyls durch die organisierten Ärzteschaften des Auslandes, in: Bulletin des Leo Baeck Instituts 1982, Nr. 62, S. 3–39.

383 In Dresden existierte nach 1938 nur noch ein Arzt für die verbliebene jüdische Bevölkerung der Stadt, s. Antje Koch, Matthias Koch, Das Schicksal der jüdischen Ärzte, Zahnärzte und Dentisten in Dresden nach 1933, in: Medizin und Judentum, Heft 1, 1994, S. 37.

384 Konrad Kwiet, Nach dem Pogrom: Die Stufen der Ausgrenzung, in: Wolfgang Benz (Hrsg.), Die Juden in Deutschland 1933–1945. Leben unter nationalsozialistischer Herrschaft, München 1988, S. 545–659, hier S. 547–560; Rebecca Schwoch, „Krankenbehandler“ im Jüdischen Krankenhaus Berlin und im Israelitischen Krankenhaus Hamburg zwischen 1938 und 1945, in: Gunnar Stollberg, Christina Vanja, Ernst Kraas (Hrsg.), Außereuropäische und europäische Hospital- und Krankenhausgeschichte – Ein Vergleich (Historia Hospitalium. Jahrbuch der Deutschen Gesellschaft für Krankenhausgeschichte, 28 2012/13), S. 269–291.

ihrer medizinischen Diplome im Exil nur unter vielfachen bürokratischen Schwierigkeiten. In den USA und England – bevorzugte Auswanderungsziele – wurde schließlich in den späten dreißiger Jahren die Einwanderung von Ärzten beschränkt oder nicht mehr zugelassen.[385] Andere blieben in Deutschland, weil sie sich in einer sogenannten Mischehe mit einem „arischen" Ehepartner vor Verfolgung noch sicher wähnten.[386] Felix Blumenfeld, aufgewachsen in einer in Marburg lange ansässigen, assimilierten Familie, im Bewusstsein seiner akademischen Ausbildung und im Gefühl gesellschaftlicher Anerkennung, empfand vermutlich eine gesellschaftliche und soziale Verbundenheit mit einer bis dahin als Heimatstadt wahrgenommenen Umgebung. Hinzu kam sein Lebensalter, da er im Mai 1933 61 Jahre alt geworden war. Dies mag Bedenken befördert haben, einen Neubeginn im Ausland ohne oder nur mit ungenügenden Sprachkenntnissen zu wagen. Anscheinend hatte er mit seiner nichtjüdischen Ehefrau lange Zeit nicht an Emigration gedacht. Schon vor 1933 hatte es in den Familien Blumenfeld, Löser und Erlanger angesichts des stetig erstarkenden Nationalsozialismus und immer brutaleren Antisemitismus intern Diskussionen über das Auswandern gegeben.[387] In seinen Erinnerungen beschrieb Hans Loeser immer wieder hitzig geführte Gespräche zwischen zionistisch eingestellten Familienangehörigen und jenen, die sich trotz der Situation noch zu Deutschland bekannten. Bei den gegenseitigen familiären Treffen sei es wiederholt zu Streit um Politik und Zionismus gekommen: Die Besuche „always, without fail, generated heated political arguments that tended to end in shouting matches which astonished us children greatly. I believe the subject of most of these debates was politics and Zionism and failure to understand my parents' and the rest of the familiy's commitment to Germany and to good German citizenship."[388] Der Gegensatz zwischen auswanderungswilligen Juden und jenen Familienmitgliedern, die in Deutschland bleiben wollten, scheint immer wieder aufgebrochen zu sein.

385 Zu Leipzig s. Susanne Hahn, Die Verfolgung, Vertreibung und Vernichtung jüdischer Ärzte, S. 8–9; Werner Friedrich Kümmel, Die Ausschaltung rassisch und politisch mißliebiger Ärzte, S. 77–79.

386 Antje Koch, Matthias Koch, Das Schicksal der jüdischen Ärzte, Zahnärzte und Dentisten in Dresden nach 1933, S. 36.

387 Konrad Kwiet, Gehen oder Bleiben? Die deutschen Juden am Wendepunkt, in: Walter H. Pehle (Hrsg.), Der Judenpogrom 1938, S. 132–145.

388 Hans Loeser, Hans's Story, S. 9–10.

Gesellschaftliche und soziale Isolation

In kurzer Zeit wirkte sich die ökonomische und gesellschaftliche Verdrängung der jüdischen Bevölkerung in Deutschland auch in Alltag und Beruf des Felix Blumenfeld aus. Im März 1933 und bis Oktober 1934 wurde seine ehrenamtliche Arbeit beendet bzw. die Tätigkeit als praktizierender Arzt unmöglich gemacht, da Eltern mit ihren Kindern seine Praxis nun mieden. Hinzu trat eine zunehmende gesellschaftliche Isolation. Zum einen endete seine bisherige Aufklärungs- und Vortragsarbeit zu Themen der Säuglings- und Kleinkinderpflege und -ernährung in Kassel, die er in einer selbstverständlichen Zusammenarbeit mit bürgerlichen Vereinigungen in der Stadt und über Jahrzehnte wahrgenommen hatte. Dieses anerkannt erfolgreiche Wirken für die Stadt und ihre Bevölkerung war nunmehr unerwünscht, ebenso wie nach 1933 selbst die Erinnerung an seine Beteiligung an Gründung und Betrieb der Kleinkinder- und Säuglingseinrichtungen ausgelöscht wurde. In seiner erweiterten Familie musste Blumenfeld solche Ausgrenzungs- und Abgrenzungsverfahren erleben, als nach der Machtübernahme der Nationalsozialisten plötzlich zahllose Menschen als Nachbarn, Vereinsfreunde, Kollegen die bisherigen Kontakte und den Umgang mit Jüdinnen und Juden eingrenzten oder ganz abbrachen. Der Sohn seiner Cousine, Hans Loeser, erfuhr solche Zurückweisungen seitens seiner Geigenlehrerin, die sich weigerte, ihn weiterhin zu unterrichten. Ebenso wurde dem Jungen die fernere Teilnahme am Skifahren in seiner Schulgruppe verwehrt und sein Boot durfte er nicht mehr in einem der Bootshäuser an der Fulda liegen lassen.[389] Antisemitisch motivierte Ausgrenzung wurde damit zu einer täglichen Erfahrung.

Zum anderen erfuhr Blumenfeld auch in anderen Bereichen seines gesellschaftlichen Umgangs und in seinen sozialen Kontakten Zurückweisung. Die antisemitischen Kampagnen in der Öffentlichkeit wirkten sich schnell aus und führten zu einer Abkehr der nichtjüdischen Mitglieder, zum Teil aus vorauseilendem Gehorsam, von jüdischen Mitgliedern in Vereinen und Gesellschaften.

Dies galt für seinen Verein „Schlaraffia" und den Kunstverein, aus dem im April 1933 jüdische Vorstandsmitglieder entfernt wurden und

---

389 Ebenda, S. 45–47.

spätestens mit der neuen Satzung von 1935 nur noch „arische" Mitglieder zugelassen waren.[390]

Der NS-Staat kontrollierte zunächst die Gesellschaften und Vereine, um dann mit Gleichschaltung und schließlich vielfach mit Verbot die Vereinszwecke auf NS-Organisationen zu übertragen. Nach Aussage der Festschrift der „Schlaraffia Chasalla" von 1983 hatte man dort, wie in anderen solchen Zusammenschlüssen, anfänglich gehofft, durch betonte Harmlosigkeit und unpolitisches Auftreten nicht unter ein Verbot zu fallen. Dabei war angesichts des programmatischen Antisemitismus der NS-Bewegung klar, dass der Verein durch seine jüdischen Mitglieder Gefahr lief, aufgelöst zu werden. Vielfach äußerte sich dies in „Arierparagraphen" oder im Druck auf die jüdischen Vereinsmitglieder, den Zusammenschluss von sich aus zu verlassen.

Felix Blumenfeld beendete seine Mitgliedschaft in der „Schlaraffia Chasalla" am 21. April 1933. In der Festschrift des Vereins von 1983 ist sein Austritt und der der weiteren jüdischen Mitglieder Curt Loewenbaum und Anatole Gobiet als Versuch beschrieben worden, mit einem freiwilligen Ausscheiden dessen Verbot zu verhindern: ein „verzweifelter Versuch, Schlimmeres zu verhüten und der nach einigen Jahrungen erzwungenen äußeren Auflösung entgegenzuwirken". Dieses Opfer sei jedoch umsonst gewesen. Einem zur Kontrolle der abendlichen Treffen anwesenden Parteimitglied habe man Sand in die Augen streuen müssen. Vortragsthemen, die inhaltlich in die neue Zeit passten, seien lediglich pro forma angeboten worden. Nach dem Krieg sei die Witwe Blumenfeld mehrfach Gast im Kreis der wieder eingesetzten Schlaraffen gewesen und dort stets „freudig begrüßt" worden.[391] Ob diese in der Festschrift so betonte Teilnahme der Witwe Helene Blumenfeld eine nachträgliche Entschuldigung ist oder nicht, bleibt offen. Die Erwähnung sollte sicherlich den Eindruck vermitteln, der Austritt Blumenfelds sei freiwillig zum Schutz des Vereins erfolgt und lediglich durch den äußeren Druck der Zeitumstände zu erklären.

Die meisten freimaurerischen Großlogen in Deutschland bemühten sich seit Frühjahr 1933, sich den Nationalsozialisten anzupassen, indem

390 Archiv Hessen Kassel Heritage, Hessisches Landesmuseum Kassel, Bestand 7.0., Nr. A 125, § 8c zur Mitgliedschaft: „Nichtarier können nicht Mitglieder des Vereins sein."

391 Hundert Jahrungen Chasalla a. U. 24 – a. U. 124. 1883–1983, herausgegeben von der Schlaraffia Chasalla, Kassel 1983, Zitate S. 25 und S. 26.

sie sich als christliche Orden bezeichneten und Statuten änderten, vor allem zum Zweck des Ausschlusses jüdischer Brüder, um ihre Auflösung zu verhindern.[392] Eine besondere Rolle nahm Blumenfelds Loge „Einigkeit und Treue" in diesen Monaten ein, da sich dessen Mitglieder einer oft vorauseilenden Anpassung an die neuen Verhältnisse verweigerten. Der Eklektische Bund und einige seiner Tochterlogen waren bis 1933 den humanitär-toleranten Prinzipen treu geblieben. Folgerichtig sah die Großloge im Frühjahr 1933 und angesichts einer breiten Anpassung deutscher Freimaurerlogen keinen anderen Ausweg als ihre Selbstauflösung, wollte man nicht den freimaurerischen, humanitären Prinzipien widersprechen und sich von seinen jüdischen Brüdern trennen. Die Großloge in Frankfurt stellte es daher ihren Tochterlogen in Deutschland frei, sich selbst aufzulösen oder sich den neuen politischen Maßgaben zu fügen. Die Großloge selbst löste sich am 20. März 1933 auf. Am Schluss ihrer Jubiläumsschrift von 1933 stellte der Verfasser lakonisch fest, die Große Mutterloge des Eklektischen Bundes stelle „aus zwingenden Gründen ihre Arbeit ein".[393] Manche Tochterloge wandelte sich vorsorglich in einen Wohltätigkeitsverein um, um den immobilen Logenbesitz zu retten, musste aber dennoch bald darauf ihre Auflösung und Beschlagnahmung ihres Besitzes erfahren.[394] Die Kasseler Loge, deren Meister vom Stuhl Blumenfeld in dieser Endzeit war, beschloss, es ihrer Großloge gleichzutun, und löste sich im März 1933 auf.[395] Die Räumlichkeiten im Logenhaus am Ständeplatz wurden gekündigt, Mitglieder nahmen Utensilien und Dokumente an sich und verwahrten diese. In den folgenden Jahren und während des Krieges ging jedoch zahlreich schriftliches Material verloren. Einige hielten untereinander Kontakt, so ist aus späteren Berichten von gemeinsamen Wanderungen und privaten Treffen die Rede.[396] Mindestens drei Brüder aus der gemeinsamen Logenzeit wahrten ihre Verbindung mit Felix und Helene Blumenfeld: der Bergwerksdirektor Gustav Römer,

392 Ralf Melzer, Konflikt und Anpassung, S. 97–122; Franziska Böhl, Freimaurerei und Diktatur, S. 329–340.

393 Schlusssatz der Jubiläumsschrift Annalen des Eklektischen Freimaurerbundes zu Frankfurt, S. 96.

394 Johannisloge „Carl zum aufgehenden Licht" im Orient Frankfurt am Main. Festschrift zur 150. Gründungsfeier, Frankfurt o. J. [1966], S. 59–60.

395 Adolf Kallweit, Die Freimaurerei in Hessen-Kassel, Baden-Baden 1966, S. 41, überliefert den 20. März 1933.

396 Adolf Kallweit, Freimaurerei in Hessen-Kassel, S. 45.

der Buchhändler Arthur Munkel und der Kaufmann Willy Knöbber. Sie unterstützten die Blumenfelds und verwandten sich nach 1945 bei Gericht und Behörden für die rechtlichen Ansprüche der Witwe Helene und der Söhne Edgar und Gerd. Rechtsanwalt Dr. Erich Rocholl, bis 1933 Mitglied in derselben Loge wie Blumenfeld, fungierte nach 1945 in der Vertrauensstellung als Rechtsanwalt für die mit den Blumenfelds verwandte Familie Grünbaum, um deren Ansprüche auf Entschädigung gegenüber der Stadt Kassel und dem Land Hessen wahrzunehmen. Im Mai 1953 hielt er am Grab Blumenfelds zu dessen 80. Geburtstag vor den dort versammelten Mitgliedern eine nicht überlieferte Ansprache.

Die gesellschaftliche Isolation ab 1933 beförderte eine fortschreitende soziale Vereinzelung der Familie und insbesondere von Felix Blumenfeld. Blumenfeld erfuhr dies durch das Auseinanderbrechen seiner Familie: zunächst die Emigration des älteren Sohnes Edgar im Sommer 1933 und später – im Dezember 1938 – des zweiten Sohnes Gerd, der nach der „Arisierung" des Frankfurter Familienunternehmens mit seiner Ehefrau Deutschland verließ. Die erzwungene Zerstreuung betraf außerdem fast alle seine in Kassel lebenden Angehörigen, die vier Kinder seiner Schwester Thekla Grünbaum, seinen Vetter Karl Erlanger und die Familie seiner Großcousine Löser. Edgar Blumenfeld und Anne, die als Anne Hanau am 27. März 1906 im saarländischen Schiffweiler geboren war, hatten 1933 geheiratet und wohnten zunächst in Frankfurt, wo Edgar noch bis August 1933 für die Asbestwerke AG arbeitete. Welche Überlegungen oder möglichen konkreten Ereignisse zur Entscheidung Edgar Blumenfelds führten, mit seiner Ehefrau Deutschland zu verlassen, sind nicht bekannt. Offensichtlich kamen beide – wie zahllose andere jüdische Deutsche – im Laufe des Sommers 1933 zu der Erkenntnis, ihre bisherige Heimat, die ihnen keine Zukunft mehr bot, hinter sich lassen zu müssen. Edgar und seine Frau ließen eine als sicher geglaubte berufliche Zukunft bei den Frankfurter Asbestwerken AG zurück. Im Oktober 1934 und nach dem Tode des Onkels Max Wertheim übertrug Edgar seine Anteile an dem Frankfurter Unternehmen zur „Verwaltung und Nutznießung" an seinen Vater Felix in Kassel.[397] Edgar und Anne Blumenfeld zogen im August 1933 zunächst über die Heimat der Ehefrau im Saargebiet nach Paris und konnten dabei noch Mobiliar aus ihrem Frankfurter Hausstand ausführen.[398] In Paris versuchte

397 HHStA Wiesbaden, Bestand 677, Nr. 23, fol. 15.
398 HHStA Wiesbaden, Bestand 518, Nr. 75571, fol. 33–34.

Edgar mit seinem Schwager Ferdinand Hanau, eine Firma für Metzgereimaschinen zu gründen. Da Edgar das erforderliche Kapital nicht besaß, finanzierten sie das Unternehmen aus dem Vermögen der Ehefrau und des Schwagers. Es blieb aber ohne dauerhaften Erfolg. Ab dem 1. August 1936 war Edgar noch für die Asbestwerke AG bzw. KG beschäftigt, offiziell als Exportvertreter für europäische Länder und den Orient. Für diese Tätigkeit erhielt Edgar ein Gehalt von 250 RM im Monat. Nach dem Krieg schätzten die Eheleute gegenüber der Entschädigungsstelle in Wiesbaden ihr monatliches Einkommen während der Jahre in Paris auf höchstens 750 bis 800 RM.

Die Auflösung direkter familiärer Verbindungen musste Felix Blumenfeld bald nach 1933 auch in der Familie seiner Schwester Thekla Grünbaum miterleben. Deren Söhne Kurt Wilhelm und Moritz Franz Grünbaum waren – ähnlich wie die Söhne von Felix Blumenfeld – in ihrer beruflichen Ausbildung auf die Existenz des elterlichen Druckereibetriebs in Kassel ausgerichtet gewesen. Für ihre Mutter Thekla war das Unternehmen nach dem frühen Tod des Ehemanns ebenfalls eine Existenzgrundlage. Der Betrieb befand sich schon vor 1933 in finanzieller Schieflage, und es war ein Kredit über die Landeskreditkasse in Kassel von über 200 000 Goldmark zu dessen Stabilisierung erforderlich. Eine Rückzahlung konnte das Familienunternehmen im Sommer 1933 aber nicht leisten. Der vom Amtsgericht Kassel eingesetzte Nachlassverwalter Dr. Gustav Flöther sollte daher eine Umschuldung erwirken. In einem Schreiben vom 4. August 1933 wies er die Devisenstelle des Finanzamts Kassel auf die Zahlungsunfähigkeit der Firma hin. Der Kredit sollte durch eine Umschuldung abgelöst werden, um im Interesse der etwa 130 Mitarbeiter „eine wirtschaftliche Gesundung des Unternehmens herbeiführen zu können". Zugleich wies Flöther das Finanzamt Kassel auf den politischen Nutzen hin: Das Umschuldungsverfahren biete „anderseits [!] eine Voraussetzung für die Gleichschaltung des Unternehmens, die in den heutigen Verhältnissen anzustreben" sei.[399] Die Kommune übte zugleich wirtschaftlichen Druck auf die Eigentümer aus. In ihrem Schreiben vom 5. August 1933 an das Landesfinanzamt bemerkte die Direktion der Landeskreditkasse den Auftragsrückgang als Mitursache für die finanzielle Lage: „Abgesehen hiervon soll sich auch die politische Umstellung ungünstig auf die jüdische Firma ausgewirkt haben. Vor allen Dingen

399 HHStA Wiesbaden, Bestand 519/3, Nr. 36222, fol. 22v.

dadurch, dass, wie uns der Nachlassverwalter, Herr Rechtsanwalt Dr. Flöther, mitgeteilt hat, die städtischen und kommunalen Aufträge zurückgezogen worden sind."[400]

Schließlich gelang es, dem Betrieb der Grünbaums einen neuen Kredit bereitzustellen, mit dem die alten Verbindlichkeiten abgelöst wurden. Die Firma konnte zunächst noch weiterarbeiten, aber 1935/36 gab die Familie Grünbaum auf. Sicherlich wirkten sich die Verschuldung und eine verschlechterte Auftragslage wesentlich auf die Entscheidung aus, das Unternehmen zu veräußern. Im Dezember 1935 scheint der Kasseler Druckereibesitzer Edmund Pillardy Interesse an dem Konkurrenzbetrieb gezeigt zu haben. Er hatte zuvor die Zusammenarbeit mit einer regionalen NS-Parteizeitung verloren und erwarb über einen Mittelsmann am 30. Dezember 1935 für 50 000 RM die Grünbaum'sche Druckerei. Von einem Parteiverlag erhielt er gegen Abgabe von vier Druckmaschinen aus dem übernommenen Betrieb 70 000 RM, die er daraufhin in die Modernisierung der Druckerei investierte. Diese Intervention und die finanzielle Hilfe von Parteistellen erleichterten Pillardy wohl entscheidend diesen Kauf.[401]

Kurt Wilhelm ging 1936 nach Frankfurt und arbeitete dort noch einige Zeit für die Frankfurter Asbestwerke KG, verließ aber 1939 Deutschland, um in England, dann in den USA zu leben. Franz Moritz verließ schon 1935 Kassel. Wegen Verzögerungen bei der Ausstellung seines Visums ging er zunächst nach Südafrika, von dort in die USA. Felix und Helene Blumenfeld hatten ihn 1935 zum Hauptbahnhof in Kassel begleitet, von wo er nach Stuttgart aufbrach, um im US-Konsulat seine Papiere abzuholen. Von dort plante er, direkt über Italien in die USA auszureisen. Nach einer späteren Aussage von Helene Blumenfeld galt Franz Moritz Grünbaum als der Lieblingsneffe ihres Mannes. Der Abschied auf dem Kasseler Bahnhof dürfte daher ein einschneidendes Erlebnis für Felix Blumenfeld gewesen sein, das ihm die dramatischen Veränderungen im Leben seiner ganzen Familie und seiner Umgebung besonders spüren lassen musste.

Thekla Grünbaums älteste Tochter Cäcilie hatte 1921 den Krefelder Kaufmann Walter Herzog geheiratet und lebte seitdem bei ihrem Mann. Die jüngste Tochter Rosemarie Grünbaum hatte im Mai 1933 Kassel

400 HHStA Wiesbaden, Bestand 519/3, Nr. 36222, fol. 29r-v.

401 Horst Kottke, Die endgültige Verdrängung der Juden aus der Kasseler Wirtschaft im Jahre 1938, in: Wilhelm Franz, Jörg Kammler, Dietfrid Krause-Vilmar (Hrsg.), Volksgemeinschaft und Volksfeinde. Kassel 1933–1945, Bd. 2: Studien (Kasseler Quellen und Studien, 7), Kassel 1987, S. 227–229.

verlassen und war nach London gezogen. Zu Weihnachten 1935 besuchte sie ihre Schwester Cäcilie in Krefeld. Im Februar wurde sie dort für mehrere Tage von der Polizei in Gewahrsam genommen und darauf ins KZ Moringen verbracht. Dort wurde sie am 10. Juni 1936 entlassen, sodass sie zur Hochzeit ihres Cousins Gerd Blumenfeld mit Lotte Hedwig nach Gießen reisen konnte. In der Folge zog Rosemarie mit der Schwester und deren Mann nach Krefeld, wo sie 1937 selbst heiratete und im Januar 1938 endgültig nach England auswanderte.[402]

Felix Blumenfelds Vetter Karl Erlanger, Sohn seines Onkels Louis, der in den 1920er Jahren nach längerem beruflichen Aufenthalt in Spanien nach Kassel gekommen war, arbeitete in der Buchhaltung des Textilfachgeschäfts der Lösers. Er ging 1933 unverheiratet nach Argentinien und verstarb in den späten 1930er Jahren in Buenos Aires infolge eines Autounfalls.[403] Ein weiterer Vetter, der Zahnarzt Ludwig Erlanger, wanderte als überzeugter Zionist in den 1920er Jahren in das britische Mandatsgebiet Palästina aus und arbeitete in Jerusalem in seinem Beruf. 1927 zog er zwar für einige Jahre mit seiner aus Südafrika stammenden Ehefrau nach Fritzlar, kehrte aber 1933 endgültig nach Palästina zurück.[404] Die beiden Kinder der Lösers, Hans und Elisabeth – Lisl –, gingen 1937 nach England und dann in die USA. Ihre Eltern folgten den beiden nach der „Arisierung“ ihres Ladengeschäfts 1938 über Berlin und Palästina.

---

402 HHStA Wiesbaden 518, Nr. 19673, fol. 58.

403 So die Angaben bei Hans Loeser, Hans's Story, S. 9.

404 Ebenda, S. 9–10.

Neue Zugehörigkeit – Blumenfelds Eintritt in den B'nai-B'rith-Orden

„[...] under this pressure from outside families like ours became more Jewish."[405]

Die Verdrängung und Isolation, die der Antisemitismus des Nationalsozialismus nach sich zog, bekam Felix Blumenfeld auch in persönlichen Kontakten zu spüren. Der nach Anschluss und vielleicht gerade in dieser Situation nach menschlichem Miteinander suchende Blumenfeld verband sich daher mit seinen jüdischen Glaubensgenossen. Im April 1934 fand er für seine langjährige Mitgliedschaft in der Freimaurerloge und für die dortige Begegnung mit Gleichgesinnten einen Ersatz, indem er dem logenähnlichen Zusammenschluss B'nai B'rith beitrat, dem Unabhängigen B'nai-B'rith-Orden, U. O. B. B. Er war bei diesem Schritt nicht allein, denn mit ihm traten ehemalige Logen- und Vereinsmitglieder wie Curt Loewenbaum aus der „Chasalla" dem Bund bei.

Der Kasseler Ableger des Ordens B'nai B'rith war am 9. Dezember 1888 als Sinai-Loge XXIV, Nr. 378, unter Vorsitz von Adolf Gotthelft gegründet worden. Bis 1932 konnten sich die Mitglieder wöchentlich im renommierten Hotel Schirmer treffen.[406] Nach 1933 traf sich der Orden unter Vorsitz von Hans Mosbacher mit nun 120 Mitgliedern im jüdischen Gemeindehaus in der Großen Rosenstraße – Termine im Hotel Schirmer waren demnach nicht mehr erwünscht.[407] Als ihr Ziel sah die Verbindung die „geistige und sittliche Fortentwicklung ihrer Mitglieder und der jüdischen Gemeinschaft überhaupt". Neben einer brüderlichen Gemeinschaft wollte man die „reinsten Grundsätze der Menschenliebe pflegen, den Sinn für Ehre, für Wohltätigkeit und gemeinnütziges Wirken anregen". Mitglied konnten auch in Kassel nur jüdische Männer mit einem Mindestalter von 24 Jahren werden. Aufnahmeanträge waren ausschließlich über bereits aufgenommene Ordensmitglieder möglich, ein sogenannter Erkundungsausschuss informierte sich über die um Aufnahme nachsuchenden Männer und empfahl diese dem Vorstand. Der Orden förderte die Beteiligung der Schwestern genannten Ehefrauen, die sich in beigeordneten, eigenen Zirkeln trafen.

405 Ebenda, S. 47.
406 StA Kassel, S 3, Nr. 264, Satzung der Sinai-Loge und Mitgliederverzeichnis von Dezember 1934.
407 StA Kassel, S 3, Nr. 263, fol. 140.

Nach 1933 hatten sich anscheinend noch andere jüdische Bürger dem B'nai-B'rith-Orden angeschlossen. In einer erhaltenen Akte lässt sich jedenfalls eine rege Aufnahmetätigkeit der Kasseler Sinai-Loge nachweisen. Damit ermöglichte der Orden eine Verbindung und brüderliche Zusammenkünfte jüdischer Männer, um ihnen freien Austausch und Kontakt gerade in einer Zeit völliger Ausgrenzung zu bieten.[408] Ein wesentlicher Unterschied zu Freimaurerlogen war freilich die rein jüdische Umgebung. Diese Geschlossenheit zeigt die Isolation und Ausgrenzung von Jüdinnen und Juden aus dem kulturellen und sozialen Leben.

Felix Blumenfeld wurde am 22. April 1934 gemeinsam mit zwei weiteren Herren, dem Frauenarzt Dr. Walter Lieberg und dem Kaufmann Dr. Hermann Fröhlich, aufgenommen. Der Aufnahmeakt fand in der Privatwohnung des Kaufmanns Eugen Marcus statt.[409] Der Sekretär des Ordens wies in seinen Einladungsschreiben an Lieberg und Fröhlich darauf hin, dass ihre Aufnahme an diesem Tag durch den Großmeister des U.O.B.B., Dr. Leo Baeck, vorgenommen würde, der eigens nach Kassel komme. Ein solches Einladungsschreiben an Felix Blumenfeld ist ebenso wenig in der Akte erhalten wie die Antwortkarten der ihn empfehlenden Brüder, sodass nicht überliefert ist, wer Blumenfeld dem Orden zur Aufnahme vorgeschlagen hatte. Aufgrund des gleichen Aufnahmedatums darf dennoch davon ausgegangen werden, dass an diesem Tag auch Blumenfeld von Leo Baeck persönlich in den U. O. B. B. aufgenommen worden ist. In der Folge war Blumenfeld für seine Sinai-Loge recht aktiv. So empfahl er im November 1934 Dr. Theodor Korn als neues Mitglied und bürgte im Oktober 1934 im Erkundungsausschuss für den Aufnahmewilligen Kurt Loewenbaum, den er als ehemaligen Schlaraffen gut kannte und daher sicher empfehlen konnte.[410]

Mit der Schließung seiner Praxis und der erzwungenen Beendigung seiner ehrenamtlichen Tätigkeiten, angesichts familiärer Verlassenheit und begleitet vom Verlust des gesellschaftlichen Anschlusses in Vereinen und der Kasseler Öffentlichkeit musste sich für das Ehepaar Blumenfeld die Frage gestellt haben, wie es mit ihnen weitergehen sollte. Um sie herum verließen Familienmitglieder und Bekannte Kassel und Deutschland, Ärztekollegen gaben auf und emigrierten. Schließlich kamen die

408 StA Kassel, S 3, Nr. 263, fol. 166.

409 StA Kassel, S 3, Nr. 263, fol. 86v und 87v.

410 StA Kassel, S 3, Nr. 263, fol. 96r und 94.

Eheleute Blumenfeld, vermutlich in Beratung mit ihrem Sohn Gerd, der in Frankfurt seit 1934 die Asbestwerke AG leitete, zu dem Schluss, nach Frankfurt überzusiedeln, um angesichts des zunehmenden behördlichen Drucks gegen jüdische Unternehmen und Geschäfte den Betrieb des eigenen Unternehmens aufrechtzuerhalten. Die Großstadt Frankfurt könnte in der Erwartung der Blumenfelds zudem eine relative Anonymität geboten haben.

Umzug nach Frankfurt am Main

Die Blumenfelds konnten fraglos die erheblichen ökonomischen Einbußen von jüdischen Unternehmen und Geschäften auch in ihrer eigenen Umgebung wahrnehmen. Nicht zuletzt durch das Beispiel der Schwester Thekla und das Ende ihres Familienbetriebs in Kassel zeichnete sich eine drohende Entwicklung für das Frankfurter Unternehmen in Familienbesitz ab. In dieser Situation dürfte sich der Vater vor allem um die künftige materielle Absicherung seiner beiden Söhne gesorgt haben. Sohn Edgar blieb nach der Emigration nach Paris mit seiner Familie fortdauernd auf finanzielle Unterstützung angewiesen, auch wenn er ab 1936 für eine gewisse Zeit ein schmales monatliches Gehalt als Exportvertreter beziehen konnte. Sohn Gerd war mit Ehefrau Hedwig Lotte in seiner Leitungsfunktion direkt vom Bestand des Unternehmens und dessen Erträgen abhängig. Gerd Blumenfeld führte seit 1932/33 mit seinem Onkel Max Wertheim, letzter lebender männlicher Nachkomme des Firmengründers Louis, den Frankfurter Betrieb als dessen Stellvertreter. Als Max Wertheim 1934 starb, rückte Gerd zum Generaldirektor auf und übernahm sogar im Industrieverband und der Fachgruppe Verbandsaufgaben. Er bezog ein vertraglich vereinbartes Jahresgehalt von 7200 RM und erhielt zusätzlich 12,5 Prozent des Reingewinns als Vergütung.[411]

Die Fortexistenz der Firma sicherte also mehrere Personen ab – vor allem die Söhne, deren berufliche Ausbildung seit den 1920er Jahren darauf ausgerichtet gewesen war, das Unternehmen für die Familie einmal fortzuführen.

Felix Blumenfeld und seine Frau zogen vermutlich Ende 1934 nach Schließung der Arztpraxis nach Frankfurt und blieben in den folgenden vier Jahren dort. Ihr bisheriges Domizil in der Kasseler Fürstenstraße diente in dieser Zeit anscheinend nur als Ausweichquartier, da beide in

411 HHStA Wiesbaden, Bestand 518, Nr. 51767-1, fol. 54 und fol. 60.

Kassel amtlich gemeldet blieben. Felix Blumenfeld arbeitete in Frankfurt offiziell als Arzt und Kaufmann.[412] Tatsächlich galt er nach Aussage des *Verzeichnisses der deutschen Ärzte und Heilanstalten* von 1937 als in Frankfurt niedergelassener, approbierter Arzt. Freilich wurden sein Name und die Adresse in diesem Verzeichnis wie bei anderen Ärzten und Ärztinnen mit einem Doppelpunkt als „jüdisch" gekennzeichnet. Das Kreis-Symbol wies auf seine fehlende Erlaubnis zur Behandlung von Privat- und Kassenpatienten hin. Der Wohnort in der Bruchfeldstraße in Frankfurt-Niederrad galt als Sitz seiner Praxis.[413]

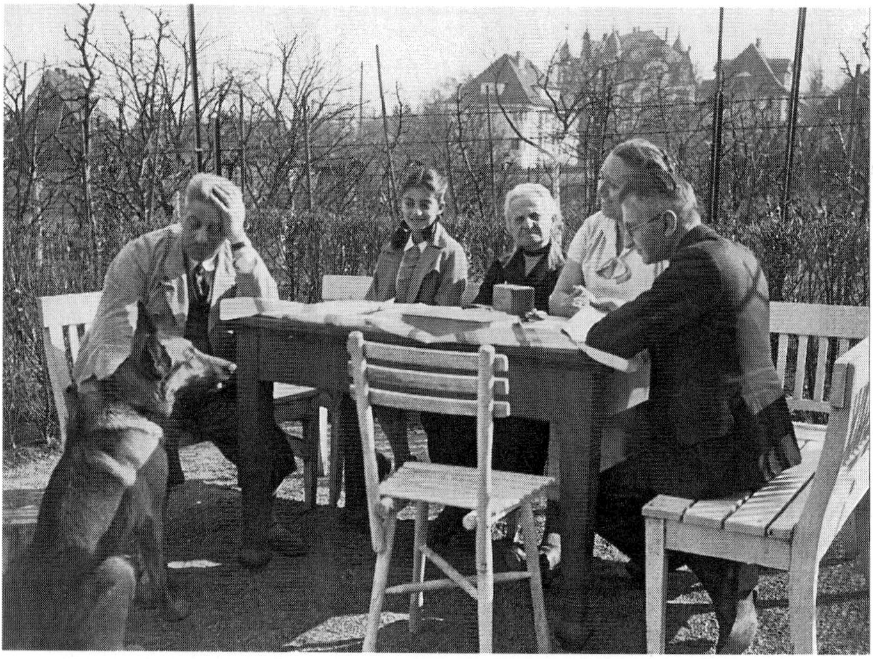

Im Garten des Hauses von Dr. Felix Blumenfeld an der Fürstenstraße, um 1938, von links Felix Blumenfeld, Elisabeth Löser, Thekla Erlanger, Helene Blumenfeld, Gerd Blumenfeld, Stadtmuseum Kassel, 00/0208.01-02

412 Vgl. StA Kassel, Bestand A 3.33., Nr. 5, Kennkarte des Felix Blumenfeld, nach der er als Arzt und Kaufmann geführt wurde; seine im StA Kassel, Bestand A. 3. 33., Nr. 2, erhaltene Meldekarte vermerkt keinen Wegzug nach Frankfurt.

413 Verzeichnis der deutschen Ärzte und Heilanstalten. Reichs-Medizinalkalender 1937, Teil II, hrsg. von Lautsch, Dornedden, Leipzig 1937, S. 356; s. den Abdruck der die Ärzte in Frankfurt betreffenden Seiten in: Siegmund Drexler, Siegmund Kalinski, Hans Mausbach, Ärztliches Schicksal unter der Verfolgung 1933–1945 in Frankfurt am Main und

Nach einer späteren Information litten die Frankfurter Asbestwerke nach 1933 ebenfalls unter dem Boykott jüdischer Unternehmen. So sollen staatliche Aufträge und Bestellungen für den Bedarf der Marine und der Reichsbahn zurückgestellt worden sein. Reduzierte oder gar stornierte Bestellungen von bisherigen Kunden sowie fehlende Neukunden bewirkten Umsatzausfälle, sodass die Firmenleitung an betriebliche Einschränkungen denken musste, wie der sogenannte Treuhänder der Arbeit in einer Denkschrift des Wirtschaftsamtes der Stadt Frankfurt mitteilte. „Starker Umsatzrückgang" prägte demnach die Lage der Asbestwerke Anfang 1934.[414] Die schlechte ökonomische Lage und der allenthalben bemerkbare Druck seitens der Behörden auf jüdische Eigentümer, ihre Betriebe aufzugeben und zu veräußern, bewirkte möglicherweise die zum 1. Januar 1937 erfolgte Umwandlung der bislang als Aktiengesellschaft geführten Asbestwerke in eine Kommanditgesellschaft. Sie dürfte der Versuch gewesen sein, sich gegen politisch motivierte Einflussnahme abzusichern. Anhand von Beispielen in Frankfurt sind Strategien von jüdischen Unternehmern und Geschäftsinhabern nachweisbar, einen sogenannten nichtarischen Besitz nach außen zu verschleiern oder den Besitzhintergrund durch die Beteiligung eines „arischen" Partners oder die Bestellung eines solchen Geschäftsführers unsichtbar zu machen. Das Ziel war, die seit 1933 bemerkbaren Umsatzeinbrüche abzuwenden und die Aufkündigung der geschäftlichen Verbindungen mit „arischen" Kunden zu verhindern.[415] Die Entscheidung, die Frankfurter Asbestwerke ab 1937 als KG zu führen, ließ Helene Blumenfeld, nichtjüdische Ehefrau des Hauptkommanditisten, als Mitbeteiligte nach außen verstärkt in Erscheinung treten. Auch bei anderen Gelegenheiten sollte Helene Blumenfeld für ihren Mann und ihre Stiefsöhne als Vertretung fungieren, etwa 1938 als Ansprechperson bei der Auswanderung Gerd Blumenfelds, der

Offenbach. Eine Denkschrift, 2. Auflage Frankfurt am Main 1990, S. 70; vgl. Drexler-Gormann, Jüdische Ärzte in Frankfurt, S. 36 und S. 130.

414 Denkschrift des Wirtschaftsamtes vom 17.2.1934, in: Dokumente zur Geschichte der Frankfurter Juden 1933–1945, herausgegeben von der Kommission zur Erforschung der Geschichte der Frankfurter Juden, Frankfurt 1963, Nr. IV 2, S. 178–185, Zitat S. 182; vgl. HHStA Wiesbaden, Bestand 518, Nr. 75571, fol. 37.

415 Benno Nietzel, Sichtbarkeit/Unsichtbarkeit. Die Konstruktion „jüdischer Unternehmen" und die Öffentlichkeit der Judenverfolgung in Frankfurt am Main 1933–1939, in: Christiane Fritsche, Johannes Paulmann (Hrsg.), „Arisierung" und „Wiedergutmachung" in deutschen Städten, Köln, Weimar, Wien 2014, S. 65–87, hier S. 79–83.

sie gegenüber den Finanzbehörden als zeichnungsberechtigte Person benannte. Dennoch sollten sich solche Verfahren – wie in anderen Beispielen auch – bald darauf als erfolglose Strategie herausstellen.

Nachdem Blumenfeld seinen Beruf in Kassel aufgeben musste und nach Frankfurt gezogen war, führte er zumindest noch bis 1936 eine Praxis als Kinderarzt. In seiner Austrittserklärung aus der Gesellschaft für Kinderpflege zum 28. April 1936 begründete er diesen Schritt mit seiner „Praxisaufgabe".[416] Damit beendete er nun endgültig seine Arzttätigkeit, auch wenn der *Reichsmedizinalkalender* für 1937 ihn noch als approbierten Kinderarzt in der Wohnung in der Bruchfeldstraße aufführte. Aber selbst nach der Schließung seiner Praxis verbot die Ärztekammer der Provinz Hessen-Nassau Felix Blumenfeld am 3. Juli 1937 schriftlich sogar noch jede notärztliche Tätigkeit. Zwei Tage später sah sich der Arzt umgehend veranlasst nachzufragen, ob dieses Verbot etwa auch bei einem Unfall zu gelten habe, bei dem er eigentlich helfend eingreifen könnte. Felix Blumenfeld erkundigte sich, um vor dann folgenden Vorwürfen wegen unterlassener Hilfeleistung abgesichert zu sein. Er bat, ihm „zu bestätigen, dass der letzte Satz Ihres Schreibens (Enthaltung jeder ärztlichen Tätigkeit) auch dahin zu verstehen ist, dass ich, obgleich es bekannt ist, dass ich Approbation als Arzt habe, nicht berechtigt bin, bei einem Betriebsunfall einzugreifen und einem Verletzten ärztliche Hilfe zu leisten. Sie werden einsehen, dass ich in der Lage sein muss, mich auf eine autoritäre Anweisung berufen zu können, wenn meine Weigerung bei dem Laien wiederum zu einer falschen Beurteilung oder gar zu einer erneuten Anschuldigung führen würde."[417] Die Ärztekammer Hessen-Nassau antwortete ihm am 8. Juli 1937 und teilte mit: „Wunschgemäß bestätigen wir Ihnen, daß in der Auflage einer Enthaltung jeder ärztlichen Tätigkeit selbstverständlich auch sich auf das Eingreifen bei einem Betriebsunfall bezieht, es sei denn, daß ein anderer Arzt nicht erreichbar und aus diesem Grunde die Pflicht der Hilfeleistung im Notfalle gegeben ist."[418] Es war ihm daher selbst im laufenden Produktionsbetrieb seiner Firma wie auch grundsätzlich in jeder anderen Situation nur im Ausnahmefall erlaubt, anderen Menschen zur Hilfe zu kommen. Dies verbot medizinische Hilfe, allein da

416 Eduard Seidler, Verfolgte Kinderärzte 1933–1945. Entrechtet – geflohen – ermordet, Bonn 2000, S. 267.

417 HHStA Wiesbaden, Bestand 518, Nr. 63136, I, fol. 61.

418 HHStA Wiesbaden, Bestand 518, Nr. 63136, I, fol. 60.

der helfende Arzt Jude war und damit für den Schutz von Leben und Gesundheit eines „arischen" Menschen für nicht geeignet gehalten wurde. Mehrfach belegt ist der umgekehrte Fall, dass es „arischen" Betriebs- und Fachärzten untersagt war, jüdische Patienten selbst in Notfällen zu behandeln oder medikamentös zu versorgen. 1942 schrieb die Kreishauptstellenleitung der NSDAP in Wiesbaden vor, jüdische Arbeiter nur bei schweren Unfällen zu versorgen. Aus demselben Jahr stammt die Anweisung der Ärztekammer Hessen-Nassau an „arische" Ärzte, jüdische Kranke lediglich dann zu versorgen, wenn damit eine Gefahr für sogenannte deutsche Volksgenossen abgewendet werden würde.[419]

Die materielle Ausplünderung der jüdischen Bevölkerung in Deutschland

Die gesellschaftliche Isolierung der jüdischen Bevölkerung, ihr Ausschluss aus dem Wirtschafts- und Erwerbsleben und ihre freiwillige oder erzwungene Entfernung aus Deutschland waren zentrale Ziele nationalsozialistischer Ideologie. Als Voraussetzung dieser Entwicklung planten die Nationalsozialisten die schrittweise Entziehung wirtschaftlicher Existenzgrundlagen, die Beschränkung von Eigentums- und Handlungsrechten und damit den Verlust verfassungsgemäßer staatsbürgerlicher Ansprüche der jüdischen Bevölkerung. In einem Entrechtungsprozess betrieben Parteistellen und Behörden seit Anfang 1933 den Besitzwechsel von Ladenlokalen, Betrieben sowie Produktionsstätten und allen damit verbundenen Rechten. In einer umfassenden Besitzumschichtung gingen diese an „arische" Erwerber – private Unternehmer, Handwerker, geschäftliche Konkurrenten, aber auch Kommunen, NS-Einrichtungen und NS-Organisationen oder das Deutsche Reich. Dieser Prozess wird gemeinhin als „Arisierung" oder im bürokratischen Schriftverkehr der Zeit als „Entjudung" bezeichnet.[420]

419 Werner Friedrich Kümmel, Antisemitismus und Medizin im 19./20. Jahrhundert, in: Jürgen Peiffer (Hrsg.), Menschenverachtung und Opportunismus. Zur Medizin im Dritten Reich, Tübingen 1992, S. 44–67, hier S. 65–66.

420 Insgesamt Frank Bajohr, „Arisierung" als gesellschaftlicher Prozeß. Verhalten, Strategien und Handlungsspielräume jüdischer Eigentümer und „arischer" Erwerber, in: Irmtrud Wojak, Peter Hayes (Hrsg.), „Arisierung" im Nationalsozialismus. Volksgemeinschaft, Raub und Gedächtnis (Jahrbuch des Fritz-Bauer-Instituts, 2000), Frankfurt am Main 2000, S. 15–30; Christine Fritsche, Johannes Pohlmann, „Arisierung" und „Wiedergutmachung" vor Ort: Perspektiven auf die Vernichtung der wirtschaftlichen

Schon vor 1933 wurde durch Plakatanschläge, Wurfzettel oder Zeitungsinserate aufgerufen, als „Deutsche“ Ladengeschäfte von Juden nicht zu betreten. In zahlreichen Städten setzten sofort mit der Machtübernahme im Januar 1933 Boykottaufrufe, SA-Wachen vor Ladenlokalen und diffamierende Hinweise auf deren Kundschaft ein. Einen ersten Höhepunkt dieser Einschüchterungen und gewalttätigen Übergriffe ereignete sich reichsweit am 1. April 1933. Weitere Agitationswellen durch Parteistellen und durch lokale behördliche Maßnahmen trieben die Eigentümer zunehmend in finanzielle Schwierigkeiten, die sich infolge der Kaufverweigerung ihrer bisherigen Kundschaft ebenso verschärften wie durch die Kündigung von Geschäftsbeziehungen und den Ausschluss von öffentlichen Aufträgen.[421] Die Erhöhung von kommunalen Steuern und Abgaben sowie Kreditkündigungen etwa von kommunalen Sparkassen verschärften finanzielle Notlagen, um jüdische Eigentümer zum Verkauf ihrer Immobilien oder zur Veräußerung von Kunstsammlungen und Bibliotheken zu zwingen.[422] Die Wirkung dieser Maßnahmen zeigte sich im Regierungsbezirk Kassel 1933 und 1934 in einer zunehmenden Zahl von Immobilienverkäufen, die der Regierungspräsident in seine Lageberichte aufnahm. Die sinkenden Kaufpreise für Häuser erklärte er mit der großen Zahl von Immobilienverkäufen ihrer jüdischen Besitzer.[423]

Eine wesentliche Rolle bei den „Arisierungen“ spielten Polizei- und Verwaltungsstellen, die bereitwillig die politischen Vorgaben umsetzten. Dabei gingen diese Stellen in einer zeitlich und inhaltlich abgestimmten

---

Existenz deutscher Juden und der Entschädigung nach 1945, in: dies. (Hrsg.), Köln 2014, S. 7–44, hier S. 8–13; zu Kassel s. Wolfgang Matthäus, Kaiserstraße 13, S. 86–92, S. 125–128.

421 Christiane Fritsche, Mannheim „arisiert“. Die Mannheimer Stadtverwaltung und die Vernichtung jüdischer Existenzen, in: dies., Johannes Paulmann (Hrsg.), „Arisierung“ und „Wiedergutmachung“ in deutschen Städten, Köln, Weimar, Wien 2014, S. 137–161, bes. S. 138–144.

422 Britta Bopf, Diskriminierung und Enteignung jüdischer Immobilienbesitzer im Nationalsozialismus, in: Katharina Stengel (Hrsg.), Vor der Vernichtung. Die staatliche Enteignung der Juden im Nationalsozialismus (Wissenschaftliche Reihe des Fritz-Bauer-Instituts, 15), Frankfurt, New York, 2007, S. 182–203; Monica Kingreen, Systematische Politik der Ausplünderung. Die Aneignung „jüdischen Eigentums“ durch die Stadt Frankfurt am Main, in: Katharina Stengel (Hrsg.), Vor der Vernichtung, S. 226–241.

423 Lagebericht für den Monat Juli 1934 für die Stadt Kassel, s. Thomas Klein, Der Regierungsbezirk Kassel 1933–1936. Die Berichte des Regierungspräsidenten und der Landräte (Quellen und Forschungen zur hessischen Geschichte, 64), Darmstadt, Marburg 1985, S. 5.

Weise gegen die Existenz jüdischer Unternehmer vor. Eine zentrale Rolle spielten neben den kommunalen Rechts- und Liegenschaftsämtern die Gauwirtschaftsberater und, oft personell mit diesen Parteiinstitutionen verbunden, Industrie- und Handelskammern.[424] Sie legten schon 1933/34 Verzeichnisse örtlich ansässiger „jüdischer" Geschäfte und Firmen als Grundlage für Boykottaufrufe an, die später als Verzeichnisse der zu „arisierenden" Unternehmen herangezogen werden konnten.

Der Verkaufsdruck hatte zwar 1933 begonnen, wurde jedoch anfänglich wegen befürchteter wirtschaftlicher Schäden für die deutsche Volkswirtschaft noch vorsichtig betrieben. Dennoch verlief der erzwungene Rückzug von jüdischen Unternehmern, Handwerkern und Geschäftsinhabern schleichend und stetig. Der „Arisierungsprozess" beschleunigte sich seit Ende 1937 und 1938, als Hermann Göring die Planungen zum „Vierjahresplan" übertragen wurden. In den Jahren 1938 und 1939 scheint sich, wie für Hamburg und Frankfurt zu sehen, der Besitzwechsel dramatisch zu einem „Bereicherungswettlauf" um jüdische Unternehmen entwickelt zu haben.[425] Im Juni 1938 wurde bestimmt, „jüdische" Betriebe in lokalen Gewerbeverzeichnissen aufzulisten.[426] Die Verordnungen vom 12. November und 3. Dezember 1938 machten die gesetzliche Ausschaltung der Juden aus dem Wirtschaftsleben Deutschlands komplett. Der Betrieb von Geschäften, das Führen eines Unternehmens oder Handwerksbetriebs sowie Handel jeder Art wurden untersagt.[427] Die Eindrücke der Novemberpogrome

424 Eva Moser, „... geht damit in arischen Besitz über." Die Verdrängung der Juden aus der Münchner Wirtschaft, in: Entehrt. Ausgeplündert. Arisiert. Entrechtung und Enteignung der Juden, hrsg. von der Koordinierungsstelle für Kulturgutverluste, bearb. von Andrea Baresel-Brandt, Magdeburg 2005, S. 131–146; Gerhard Kratzsch, Der Gauwirtschaftsapparat der NSDAP. Menschenführung – „Arisierung" – Wehrwirtschaft im Gau Westfalen-Süd, Münster 1989, S. 115–216; ders., Der Gauwirtschaftsberater im Gau Westfalen-Süd, in: Dieter Rebentisch, Karl Teppe (Hrsg.), Verwaltung contra Menschenführung im Staat Hitlers. Studien zum politisch-administrativen System, Göttingen 1986, S. 173–207.

425 So die Formulierung von Frank Bajohr, Hamburg, S. 15; vgl. Benno Nietzel, Handeln und Überleben, S. 159–160.

426 Maren Janetzko, Die „Arisierung" mittelständischer jüdischer Unternehmen in Bayern 1933–1939. Ein interregionaler Vergleich (Mittelfränkische Studien, 22), Ansbach 2012, S. 183–210; Christiane Kuller, Bürokratie und Verbrechen. Antisemitische Finanzpolitik und Verwaltungspraxis im nationalsozialistischen Deutschland, München 2013, S. 263–267.

427 RGesBlatt 1938, I, S. 1580; Joseph Walk, Das Sonderrecht für die Juden, Nr. 8, S. 254, ebenda, Nr. 45, S. 262.

vom 9. November 1938 offenbarten vielen Juden, dass sie keine Zukunft in Deutschland mehr hatten. Ende 1938 war die überwiegende Zahl der 1933 noch in jüdischem Eigentum befindlichen Betriebe und Geschäfte verschwunden. Im Ergebnis wurde die ökonomische Existenzgrundlage der jüdischen Bevölkerung innerhalb weniger Jahre vernichtet. Liegender Besitz und Finanzvermögen wurden in dem wohl größten Eigentumswechsel in der deutschen Geschichte entzogen.

Die zweite Seite desselben Vermögensentzugs war die scheinlegale, schrittweise steuerrechtliche und finanzielle Ausplünderung der jüdischen Bevölkerung. Der NS-Staat beabsichtigte, über die gesonderte Besteuerung ihrer Vermögen die deutschen Juden zur Auswanderung zu drängen. Vor allem ging es darum, Vermögen und Besitz vor deren Auswanderung sowie vor und nach ihrer Deportation abzuschöpfen.[428] Die historische Forschung hat in der zurückliegenden Zeit die zentrale Rolle der deutschen Finanzverwaltung des Reiches und der Länder bei dieser Ausplünderung, die Verfahren und ihre behördlichen Akteure ausleuchten können. Dabei ist die enge Kooperation zwischen staatlicher Finanzverwaltung, Zoll, Gestapo und Banken deutlich geworden, die Hinweise und Sachinformationen über jüdischen Besitz, Vermögenslagen und Einkommen austauschten.[429] Die Finanzämter als untere Finanzbehörden wurden zum Teil vorauseilend tätig oder fügten sich bereitwillig bürokratischen Vorgaben, die dem massenhaften Vermögensentzug einen rein verwaltungstechnischen, scheinlegalen Charakter gaben.[430]

Der NS-Staat nutzte die Finanz- und Steuergesetze der Weimarer Republik, die man in der Folge ausbaute und verschärfte. Unterhalb des Reichsfinanzministeriums waren 1919 Landesfinanzämter, seit 1937 in Oberfinanzpräsidien umbenannt, eingerichtet worden. Diesen Provinzstellen waren jeweils eine Devisenstelle und ein Hauptzollamt zugeordnet. Das Oberfinanzpräsidium der preußischen Provinz Hessen-Nassau

---

428 Erlaß des Reichsfinanzministeriums vom 26. Juli 1933, das Mittel der Reichsfluchtsteuer zu diesem Zweck heranzuziehen, s. Joseph Walk, Das Sonderrecht für die Juden, S. 42, Nr. 199.

429 Susanne Meinl, Jutta Zwilling, Legalisierter Raub. Die Ausplünderung der Juden im Nationalsozialismus durch die Reichsfinanzverwaltung in Hessen (Wissenschaftliche Reihe des Fritz Bauer Instituts, 10), Frankfurt, New York 2004, S. 49–72.

430 Walter Rummel, Die Enteignung der Juden als bürokratisches Verfahren. Funktion und Grenzen der pseudo-legalen Formalisierung eines Raubes, in: Katharina Stengel (Hrsg.), Vor der Vernichtung, S. 61–79.

– die Regierungspräsidien Wiesbaden und Kassel – hatte seinen Sitz in Kassel. Ihm waren die Devisenstellen Kassel und Frankfurt am Main zugeordnet.[431]

Einen wesentlichen Zugriff auf Vermögenswerte politischer und antisemitisch definierter Regimegegner ermöglichte seit 1933 die „Reichsfluchtsteuer". Sie war bereits 1931 erlassen worden, um vor dem Hintergrund der Weltwirtschaftskrise einer Kapitalflucht aus Deutschland und der zunehmenden Devisenknappheit im Reich entgegenzuwirken.[432] Die Finanzämter kontrollierten seitdem Transferierungen von Vermögen ins Ausland. Nach 1933 wandten die Steuerbehörden die „Reichsfluchtsteuer" vor allem gegen jüdische Emigranten an, die bei einem individuellen Vermögen von mehr als 200 000 RM oder einem Jahreseinkommen ab 20 000 RM 25 Prozent vom Wert ihres Besitzes dem Fiskus überlassen mussten. Die Erträge der Finanzämter stiegen mit der Fluchtbewegung von April 1933 bis März 1934 auf 17,5 Mio. RM, bis März 1935 auf 38,1 Mio. RM. Im Mai 1934 wurde zudem die Vermögensgrenze auf 50 000 RM sowie das Jahreseinkommen auf 10 000 RM gesenkt. Diese Maßnahmen ließen die fiskalischen Einnahmen weiter ansteigen und erreichten 1938/39 mit 342,6 Mio. RM den Höchstwert.[433]

Zur Kontrolle des wirtschaftlich unumgänglichen Devisenverkehrs von Deutschland mit dem Ausland waren ebenfalls 1931 Devisenstellen bei den Landesfinanzämtern sowie Oberfinanzpräsidien eingerichtet worden. Die Devisenstellen prüften und genehmigten Erwerb und Verwendung von Devisen für den auswärtigen Kapitalverkehr, im Wertpapierhandel und im Falle einer Auswanderung den Kapitalabfluss aus Deutschland. Die Devisenstellen entwickelten sich in dieser Funktion zum entscheidenden Instrument in der Überwachung insbesondere jüdischer Vermögensverhältnisse, bei deren Transferierung ins Ausland und

---

431 Susanne Meinl, Jutta Zwilling, Legalisierter Raub, S. 284–285; Christiane Kuller, Bürokratie und Verbrechen. Antisemitische Finanzpolitik und Verwaltungspraxis im nationalsozialistischen Deutschland, München 2013, S. 32–42.

432 RGesBlatt 1931, Teil I, S. 421; Jutta Meinl, Susanne Zwilling, Legalisierter Raub, S. 40–42; Christoph Franke, Die Rolle der Devisenstellen bei der Enteignung der Juden, in: Katharina Stengel (Hrsg.), Vor der Vernichtung, S. 80–93, Zitat S. 80; Gerd Blumberg, Etappen der Verfolgung, S. 18.

433 Gerd Blumberg, Etappen der Verfolgung, S. 17–18, S. 22; Axel Drecoll, Der Fiskus als Verfolger. Die steuerliche Diskriminierung der Juden in Bayern 1933–1941/42 (Studien zur Zeitgeschichte, 78), München 2009, S. 125–158.

schließlich für die Einziehung des Besitzes deportierter Juden. Die Kompetenzen der Devisenstellen wurden per Verordnung vom 1. Dezember 1936 mittels der Sicherungsanordnung noch ausgeweitet.[434] Dieses Verfügungsrecht erlaubte es dem zuständigen Finanzamt, sofort den Zugang zu Kontovermögen zu beschränken oder ganz zu untersagen, vorgeblich, um Vermögensverschiebungen ins Ausland zu unterbinden. Erhielt das Finanzamt von Seiten anderer Stellen, wie Reichspost, Reichsbahn, Notaren oder Spediteuren, die seit 1935/36 zur Auskunft verpflichtet waren, Hinweise auf eine mögliche Auswanderung oder eine Flucht aus Deutschland, wurden die zuständigen Devisenstellen umgehend aktiv.

Der Transfer von Geldvermögen mittels Überweisung ins Ausland lief grundsätzlich über die Deutsche Golddiskonto-Bank (Dego-Bank), eine Tochter der Reichsbank. Sie war allein autorisiert, Reichsmark in ausländische Währung umzutauschen, tat dies aber in den Jahren nach 1933 mit immer höheren Abschlägen. Seit Januar 1934 zog sie 20 Prozent der Tauschsumme ab, ab August dieses Jahres schon 65 Prozent und bis September 1939 bis zu 96 Prozent – die Überweisung von lediglich 4 Prozent der Geldbestände von Emigranten bedeutete somit die faktische Beschlagnahmung ihres noch verbliebenen Geldvermögens. Zudem waren Emigranten seit Mai 1938 gezwungen, Gegenstände, die mit ausgeführt werden sollten, gegenüber der Devisenstelle mindestens 14 Tage vor Abfahrt anzuzeigen. Dies sollte Umzugsgut kontrollieren und eine Ausfuhr wertvoller Gegenstände als verdeckte Vermögensausfuhr verhindern. Das gesamte Umzugsgut wurde überprüft und nach dem 1. Januar 1933 getätigte Neuanschaffungen durften nur gegen eine besondere Abgabe an die Dego-Bank ausgeführt werden.

Am 26. April 1938 schrieb eine Verordnung die Anmeldung jüdischer Vermögen vor. Dies erlaubte den Finanzämtern den genauen Überblick über den finanziellen und immobilen Besitz der noch in Deutschland lebenden Juden. Auf Grundlage dieser Aufstellungen konnte die schon länger vorbereitete Vermögensabgabe vorgenommen werden. Sie wurde unmittelbar nach dem reichsweiten Pogrom vom 9. November 1938 als sogenannte Sühnemaßnahme der jüdischen Bevölkerung auferlegt. Die Zahlung von einer Milliarde RM sollte von allen deutschen Juden mit einem Vermögen von über 5000 RM geleistet werden. In zunächst vier, dann in

434 RGesBlatt I, S. 1000–1001; Joseph Walk, Das Sonderrecht für die Juden, S. 176–177, Nr. 234.

fünf Raten wurden 20 Prozent des Vermögens der Betroffenen durch ihre Banken an den Reichsfiskus überwiesen. Die Abgabe wurde auch von jenen eingezogen, die zwar emigriert waren, deren Konten aber in Deutschland dem Zugriff der Finanzbehörden unterlagen. Das Reich machte aus dieser Zwangszahlung einen Gewinn von 1,13 Mrd. RM. Das Oberfinanzpräsidium in Kassel zog eine Summe von 60,7 Mio. RM ein.[435]

Vollends zogen Finanzämter das verbliebene Vermögen sowie Haus- und Grundbesitz ein, sobald den emigrierten Menschen ihre Staatsbürgerschaft aberkannt wurde. Das einschlägige Gesetz vom 14. Juli 1933 hatte sich zunächst gegen die vor 1933 aus osteuropäischen Staaten eingewanderten sogenannten Ostjuden gerichtet, wurde dann bei jenen Deutschen angewandt, denen man aufgrund ihrer Flucht aus dem nationalsozialistischen Deutschland fehlende Treue gegenüber dem deutschen Staat unterstellte.[436] Die Einziehung aller Vermögenswerte setzte sich mit der 11. Verordnung zum Reichsbürgergesetz vom 25. November 1941 fort. Auf ihrer Grundlage erfolgte nun die vollständige Zwangsenteignung jener Juden, die sich zum Stichtag 25. November 1941 im Ausland aufhielten – dies betraf die bereits deportierten und ermordeten Juden sowie jene, die in der Folgezeit noch verschleppt wurden.[437] Damit fielen neben Vermögensbeständen und Immobilien die von den Deportierten zurückgelassenen Sachwerte – Möbel, Hausrat, Schmuck, Kunstgegenstände, Bücher – komplett an das Reich, das den Besitz über die Finanzbehörden einziehen ließ, zum Teil an Kommunen überschrieb und über Auktionierung und Verkauf „verwertete".

Die Politik der gezielten Verdrängung aus dem Wirtschaftsleben und der Aufhebung der Eigentumsrechte der jüdischen Bevölkerung in den Jahren nach 1933 führte letztendlich zum Ende des Familienbetriebs der Blumenfelds. Auch die Asbestwerke KG wurden „arisiert", deren zwangsweiser Verkauf an einen „arischen" Neueigentümer erreicht. Die Familie Blumenfeld unterlag seit 1933 den antisemitisch motivierten Sondersteuern und -abgaben in Deutschland, die die finanzielle Ausplünderung der deutschen Juden und eine ungeheure Besitzumschichtung infolge der

435 Legalisierter Raub. Der Fiskus und die Ausplünderung der Juden in Hessen 1933–1945, hrsg. von Bettina Leder, Frankfurt am Main 2002, S. 14.

436 Reichsgesetzblatt I 1933, S. 480; Joseph Walk, Das Sonderrecht für die Juden, S. 36, Nr. 172.

437 Reichsgesetzblatt I, 1941, S. 722–724; Joseph Walk, Das Sonderrecht für die Juden, S. 357, Nr. 272.

„Arisierung“ und den Entzug von Geldvermögen, mobilem Eigentum und Kulturgütern vor ihrer Emigration bzw. ihrer Deportation ins Werk setzte.

Die „Arisierung“ der Frankfurter Asbestwerke KG

Nach der Heirat von Thekla Wertheim und Felix Blumenfeld waren sie und ihre beiden Söhne Mitbesitzer des 1898 in eine Aktiengesellschaft umgewandelten Betriebs. Mit dem Ableben Max Wertheims, des letzten Sohnes des Firmengründers, verblieb seit 1934 das gesamte Unternehmen in der Hand der Familie Blumenfeld. Ein Ehevertrag mit seiner zweiten Ehefrau Helene hatte dieser 1928 eine geringe Beteiligung am Eigentum und an den Einkünften zugesprochen. Die notarielle Vereinbarung der vier Blumenfelds über die Regelung ihrer Besitzansprüche beabsichtigte im Grunde eine materielle Absicherung Helenes für deren möglichen Witwenstand, da sie 21 Jahre jünger als ihr Ehemann Felix war.

Schon vor 1938 dürften die Asbestwerke AG, später KG, in das Blickfeld der Parteistellen und Behörden geraten sein. In den Jahren 1937/38 beschleunigten sich die Bemühungen im NS-Staat, jüdische Wirtschaftsbetriebe zum Aufgeben zu zwingen und einen zwangsweisen Verkauf in „arisches“ Eigentum zu erreichen.

Im Vorfeld solcher „Arisierungen“ ist immer wieder ein koordiniertes Vorgehen der Steuerbehörden, Gerichtsstellen und Polizei nachweisbar. Mit Hilfe von zeitlich abgestimmten Maßnahmen – Durchsuchungen, Beschlagnahme, gerichtliche Verfahren wegen vermeintlicher Verfehlungen der jüdischen Besitzer – sollte der Druck erhöht und Angst vor Verfolgung und gewalttätigem Vorgehen verstärkt werden. Seit 1937 wurden seitens der Finanzbehörden in Kassel und Frankfurt Maßnahmen gegen die Geschäftsführung der Frankfurter Asbestwerke und vor allem gegen Felix Blumenfeld eingeleitet. Am 4. Oktober 1937 wurde auf Antrag der Gestapo in Frankfurt eine „Devisenprüfung“ in den Räumen des Unternehmens vorgenommen. Mit dem Bericht vom 10. Dezember 1937 über die „Devisen- und Zusatzausfuhrprüfung“ verschaffte man sich eine genaue Übersicht des Geschäftsbetriebs. Danach hatte die Eröffnungsbilanz der Kommanditgesellschaft zum 31. Dezember 1936 mit 149 Arbeitern und 37 Angestellten ein Geschäftsvermögen von 720 000 RM aufgewiesen, das sich auf die vier beteiligten Kommanditisten verteilte. Felix Blumenfeld besaß einen Anteil von 26,5 Prozent (190 785 RM Vermögensanteil), Edgar und Gerd jeweils 35 Prozent (je 251 965 RM) und Helene Blumenfeld

3,5 Prozent (25 285 RM). Die Einfuhr des Asbestgrundstoffs erfolgte aus Kanada und Südafrika, die Erzeugnisse wiesen einen europaweiten Absatz auf. Das Unternehmen profitierte von seinen volkswirtschaftlich wichtigen, devisenträchtigen Außenkontakten und als Produzent benötigter Bauteile etwa für Dampfkessel.[438] Die nach den Rückgängen ab 1933 wieder steigenden Umsätze dürften mit der Bedeutung des Unternehmens für die NS-Wirtschaftspolitik zu erklären sein. 1934 lagen die Umsätze bei 698 825 RM und 1936 schon bei 914 607 RM. Hinzu kam der Absatz der Firma ins Ausland. Im Jahr 1933 wurden 288 469 RM, 1934 dann 305 472 RM und 1936 357 481 RM exportweise erwirtschaftet.[439]

Zunächst blieb diese fiskalische Untersuchung, für die es anscheinend keinen konkreten Anlass gegeben hatte, ohne Auswirkungen. Verstöße gegen gesetzliche oder steuerrechtliche Bestimmungen konnten nicht festgestellt werden. Dennoch hielten die Behörden den Druck aufrecht, was sich im Jahr darauf in Durchsuchungen und der Beschlagnahme von Eigentum Felix Blumenfelds äußerte. Die Untersuchungen dürften als geplante und gezielte Maßnahmen gegen die jüdischen Eigentümer erfolgt sein. Im Frühling 1938 eröffnete zunächst das Oberfinanzpräsidium in Kassel eine Untersuchung gegen Felix Blumenfeld wegen vermeintlicher Verstöße bei der Angabe und der Entrichtung seiner Einkommenssteuer. Die Finanzstellen in Kassel und in Frankfurt hielten offensichtlich engen Austausch über ihr Vorgehen und informierten sich gegenseitig über ihre Ergebnisse. Das Kasseler Oberfinanzpräsidium teilte am 4. April 1938 den Frankfurter Kollegen mit, der „Steuerfahndungsdienst Kassel nimmt zur Zeit steuerliche Ermittlungen" gegen Felix Blumenfeld an dessen Heimatort vor, und man teilte den von „Reichsbankrat Schulze zu Papier gebrachte[n] Sachverhalt" mit. Die Devisenstelle in Frankfurt informierte ihrerseits am selben Tag telefonisch nach Kassel, dass „bei den Asbestwerken Ffm eine Prüfung vorgenommen worden" sei. Die Akten würden von dem dortigen Bearbeiter „zur Einsicht nach hier [Kassel] übersandt werden". Dabei wurden die Beamten auf regelmäßige Zahlungen an Edgar Blumenfeld aufmerksam, die jedoch nicht beanstandet werden konnten: „Für die Zahlungen von Unterstützungen an seinen Sohn in Paris habe Blumenfeld

438 Vgl. Benno Nietzel, Handel und Überleben, S. 112, zur erfolgreichen Anpassung an die herrschenden wirtschaftspolitischen Prioritäten.

439 Strafakten Dr. Felix Blumenfeld, HHStA Wiesbaden, Bestand 518, Nr. 63136, fol. 167–168.

Genehmigungen erhalten." Bis zum Eingang der Akten und dem Verlauf weiterer Untersuchungen solle die Angelegenheit zunächst ruhen.

Im Zuge der Untersuchungen ordnete der Steuerfahndungsdienst in Kassel drei Tage später, am 7. April, eine Durchsuchung im Wohnhaus der Blumenfelds an. Hier nun wurde man mit belastendem Material fündig, denn die „in der Wohnung zu Kassel vorgenommene Haussuchung führte zur Entdeckung und Beschlagnahme von ausländischen Scheidemünzen und dts. Goldmünzen". Schon einen Tag später wurde der Vorfall von der Devisenstelle des Oberfinanzpräsidium Kassel verhandelt. Felix Blumenfeld ließ sich durch seine Ehefrau Helene mit Vollmacht vertreten. Der Vorwurf gegen Blumenfeld lautete auf Verstoß gegen § 1 der Ausführungsbestimmungen zum Devisengesetz, die die Anmeldung solcher Edelmetallgüter vorschrieb.[440] Helene Blumenfeld teilte mit, ihr Mann wolle einräumen, „unter Außerachtlassung der erforderlichen Sorgfalt ausländische Zahlungsmittel und deutsche nicht kursfähige Geldstücke, nämlich 5 Silbermünzen zu 2 österreichischen Schilling, 1 Goldstück zu 5 schwedischen Kronen und 2 Goldstücke zu 5 Mark, welcher er seit vielen Jahren im Besitz habe, der zuständigen Reichsbankanstalt nicht angeboten" zu haben und somit gegen die Ausführungsbestimmungen verstoßen zu haben. Felix Blumenfeld gab den Gesetzesverstoß zu und akzeptierte am 19. April 1938 im „Unterwerfungsverfahren" die ihm auferlegte Strafe wegen Devisenvergehens. Er wurde zu einer Geldstrafe von 30 RM verurteilt, die bei ihm aufgefundenen Gold- und Silbermünzen wurden mit Ausnahme einer silbernen 5-Pesetenmünze eingezogen und von der Oberfinanzkasse zugunsten des Reichsfiskus mit einem Erlös von 22,57 RM veräußert.[441]

Infolge dieses Vergehens galt Blumenfeld nun als vorbestraft. Der stets gut beleumundete Mann und renommierte Bürger Kassels nahm das Urteil ohne Widerspruch an. Blumenfeld ließ erklären, er akzeptiere die Strafe und verzichte auf eine Revision. Solche sogenannten Unterwerfungsverfahren waren gängiges Vorgehen. In der steuerrechtlichen Praxis war dieses Verfahren zur Begleichung von geringfügigen Steuervergehen 1919 eingerichtet worden. Die NS-Finanzpolitik wandte das Verfahren gegen ihre Gegner immer wieder an, um ohne eine förmliche Feststellung auf dem ordentlichen Prüfungs- und Gerichtswege schuldhaftes

---

440 Devisengesetz vom 4.2.1935, s. Joseph Walk, Das Sonderrecht für die Juden, Nr. 508, S. 103.

441 HHStA Wiesbaden, Bestand 518, Nr. 63136, fol. 168.

Verhalten festzustellen und Strafe einzuleiten. Auch in Kassel war dieses im Grunde rechtlose Vorgehen gängige Praxis gegen jüdische Beschuldigte.[442] Das Verfahren ermöglichte der Behörde eine schnelle Erledigung, für viele rechtstreue Bürger und Bürgerinnen bedeutete die Anerkennung schuldhaften Verhaltens und die Akzeptanz einer Strafe eine demütigende Erfahrung. Die Bereitschaft, auf ein solches Verfahren einzugehen, verdeutlicht den enormen psychischen Druck, unter dem die betroffenen Menschen standen.

Im Zuge dieser Durchsuchung verlor Blumenfeld zudem noch eine umfangreiche und, laut späterer Angabe von Helene Blumenfelds Rechtsanwalt Max Cahn, wertvolle freimaurerische Bibliothek und weitere Kunstobjekte. „Im April 1938 wurde in dem Hause des Verfolgten Kassel-Wilhelmshöhe, Hugo Preusstraße 21 [vormals Fürstenstraße], auf Veranlassung von NS-Stellen eine Haussuchung vorgenommen. Dabei wurde eine sehr wertvolle Sammlung freimaurerischer Kunstgegenstände sowie eine Bibliothek von seltenen freimaurerischen Büchern beschlagnahmt", deren Wert bei mindestens 6000 RM gelegen habe. Helene Blumenfeld benannte als Zeugen für diesen Vorgang den Direktor der Wintershall AG, Gustav Römer, den städtischen Mitarbeiter Arthur Munkel und Willy Knöbber, Vizepräsident der Handelskammer in Kassel.[443]

Schließlich überliefern die im Verlauf der Entschädigungsverhandlungen nach 1945 entstandenen Akten noch ein weiteres Strafverfahren gegen Felix Blumenfeld. Am 31. Mai 1938 wurde er „wegen angeblich fahrlässigen Devisenvergehens" zu 5000 RM Strafe und erneut wegen Verstoßes gegen das Devisengesetz am 4. Februar 1935 verurteilt. Es wurde ihm „fahrlässige Verfügungen über ausländische Zahlungsmittel oder Forderungen in ausländischer Währung ohne Genehmigung der Devisenstelle" vorgeworfen. Auch in diesem Fall stimmte er widerspruchslos einem „Unterwerfungsverfahren" zu.[444]

Die genauen Hintergründe des schließlich im Juni 1938 erfolgenden Verkaufs der Frankfurter Asbestwerke KG an den Unternehmer Paul Kind aus Solingen bleiben bislang im Dunkeln.[445] Die Entscheidung für

442 Wolfgang Matthäus, Kaiserstraße 13, S. 160–161.

443 HHStA Wiesbaden, Bestand 518, Nr. 75571, fol. 16.

444 HHStA Wiesbaden, Bestand 518, Nr. 75571, fol. 169.

445 Siehe hierzu HHStA Wiesbaden, Bestand 467, Nr. 5988 fol. 19 ff., zu Paul Kind: geb. 1880 in Bielstein, verstorben 1964 in Frankfurt; 1906 Heirat mit Frieda Henckels, Familie der Eigentümer des Zwillingwerks in Solingen; Paul Kind wohnte seit März 1941 in

die Veräußerung wurde sicherlich unter dem mittlerweile herrschenden Druck auf die Familie Blumenfeld und einer offenkundigen Aussichtslosigkeit für Wirtschaftsbetriebe und Unternehmen in jüdischem Eigentum getroffen.

Das Unternehmen war angesichts seiner Größe und seiner Umsätze ein lukratives „Arisierungsobjekt" in Frankfurts Industrielandschaft.[446] Nach dem erwähnten „Prüfungsbericht" der Devisenstelle Frankfurt vom 10. Dezember 1937 hatte die AG laut Schlussbilanz zum 31. Dezember 1936 ein Aktienkapital von 612 000 RM sowie Reserven und Rückstellungen von 146 200 RM. Das Geschäftsvermögen der Asbestwerke KG lag 1937 bei 720 000 RM. Von 1930 bis Juni 1937 erreichte es jährliche Durchschnittsumsätze im Inland von 704 100 und durch Export ins Ausland immerhin 324 605 RM, erwirtschaftete also im Jahr einen durchschnittlichen Umsatz von 1 Mio. RM. Der Vertrag über den Verkauf an Paul Kind datiert vom 29. Juni 1938. Die Kaufsumme betrug danach 1 375 000 RM,[447] eine andere Quelle nennt 1 132 735 RM als Erlös.[448] Grundlage für den Kaufpreis scheint ein durch die Blumenfelds vorgelegtes und von einem Herrn Büscher erstelltes Bewertungsgutachten gewesen zu sein. Darin wurden zur Berechnung eines angemessenen Kaufpreises die Werte des gesamten Unternehmens – Immobilien, Vorräte, Material, Warenlager und Maschinen – einbezogen.[449] Nach dem Übergang an den „arisierenden" Erwerber standen Felix und Gerd Blumenfeld bis zum 30. September 1938 noch für „Einführungs- und Überleitungsarbeiten zur Verfügung" und erhielten aus dieser Beratertätigkeit eine monatliche Vergütung von jeweils 1250 RM.[450]

Der Erlös aus diesem kaum freiwillig erfolgten Verkauf verteilte sich auf die vier beteiligten Blumenfelds nach deren prozentualen Anteilen an

---

Frankfurt; Frau Miriam Braun, Stadtarchiv Solingen, sei für die Information herzlich gedankt.

446 Benno Nietzel, Handeln und Überleben, S. 245, Tab. 16.

447 Georg D. Falk, Ulrich Stump, Rudolf H. Hartleib, Klaus Schlitz, Jens-Daniel Braun, Willige Vollstrecker oder standhafte Richter? Die Rechtsprechung des Oberlandesgerichts Frankfurt am Main in Zivilsachen von 1933 bis 1956 (Veröffentlichungen der Historischen Kommission für Hessen, 90), Marburg, 2020, S. 138–145, zur Höhe des Kaufpreises siehe S. 139, Anm. 517.

448 HHStA Wiesbaden, Bestand 467, Nr. 5988, fol. 20; vgl. Benno Nietzel, Handeln und Überleben, S. 245, führt 1,1 Mio. RM an.

449 Georg D. Falk, Ulrich Stump u.a., Willige Vollstrecker oder standhafte Richter?, S. 138.

450 HHStA Wiesbaden, Bestand 467, Nr. 5988, fol. 69.

der KG. Das Geld floss auf Sperrkonten und stand den Verkäufern keineswegs zur freien Verfügung. Mittlerweile gab es Zugangsbeschränkungen für jüdische Kontoinhaber, sodass sie nur teilweise und in kleinen Summen Geld auf ihren Konten bewegen, abheben oder ins Ausland überweisen durften. Edgar konnte als Emigrant im französischen Exil ohnehin nicht über seine Konten verfügen. Letztlich fielen die Erlöse aus dem „arisierungsbedingten" Verkauf nach 1941 an das Reich, das das Geld mit den gesamten bis dahin noch verbliebenen Vermögenswerten auf Grundlage der Ausbürgerungsverordnung einziehen sollte.

Nachträglich versuchte der neue Eigentümer Paul Kind den Kaufpreis zu drücken, und zog deshalb 1940 klageweise in Frankfurt vor Gericht. Kind legte ein eigenes Gutachten vor, das zu dem Ergebnis kam, der Kaufpreis sei wegen zu hoch angesetzter Werte für Maschinen und Gebäude unredlich gewesen. Er verlangte daher, 258 000 RM vom Kaufpreis erstattet zu bekommen. Als seinen Vertreter bestellte Felix Blumenfeld den Rechtsanwalt Max Ludwig Cahn (1889–1967), der seit dem 1. Dezember 1938 nur mehr als jüdischer Konsulent in Frankfurt arbeiten durfte. Max Cahn dürfte schon länger in einem Vertrauensverhältnis mit den Blumenfelds gestanden haben. Tagebucheinträge Tilly Cahns (1892–1980), der nichtjüdischen Ehefrau des Anwalts, bezeugen bis Anfang 1942 einen vertrauensvollen Kontakt mit Felix Blumenfeld, den sie als ehrenwerten Menschen einzuschätzen wusste. Nachdem der Rechtsstreit tatsächlich mit einer Abweisung der Forderungen des neuen Eigentümers Paul Kind geendet hatte, drückte Tilly Cahn ihrem Tagebuch gegenüber ihre Erleichterung aus. Sie empfand „große Genugtuung: der Gegner gibt das Rennen auf. Er tut gut daran, mit seinem Klienten, dem mehrfach vorbestraften Fahrkartenfälscher, nicht mehr vor Gericht zu erscheinen. Aber daß solch ein Mensch den ehrenwerten Blumenfeld des Betrugs zeihen durfte, das ist zeitgemäß."[451]

Das Landgericht Frankfurt entsprach tatsächlich nicht den Absichten des Käufers Kind, sondern folgte den Argumenten und der gutachterlichen Äußerung Büschers und wies die Klage Kinds am 11. April 1940 ab. Auch das daraufhin von Kind angestrengte Berufungsverfahren endete mit einer Abweisung seiner Klage vor dem Oberlandesgericht Frankfurt.

451 Peter Cahn, Tagebuchaufzeichnungen und Briefe von Max L. Cahn und Tilly Cahn aus den Jahren 1933–1943, in: Archiv für Frankfurts Geschichte und Kunst, Bd. 65, 1999, S. 182–221, Zitat S. 201.

Dort wollte man sich der Argumentation Kinds nicht anschließen und bezweifelte ein böswilliges, schuldhaftes Verhalten der bisherigen Eigentümer Blumenfeld bei der Berechnung der Werte.[452]

Die weiter ablaufende Ausplünderung der jüdischen Bevölkerung zeigte sich auch bei Felix Blumenfeld, der sich dem Zugriff von Finanzämtern und Devisenstellen nicht mehr entziehen konnte. Zunächst wurde er 1940 in einem Steuerverfahren mit Nachforderungen zu seiner Einkommenssteuer konfrontiert. Der Vorwurf der Finanzämter Frankfurt-Außenbezirk und Kassel-Innenstadt lautete, er habe zu seinem Einkommen für 1937 und 1938 nicht zutreffende Angaben getätigt. Man habe höhere Gewinne festgestellt, als Blumenfeld diese angegeben habe. Insgesamt kamen die Finanzbehörden auf eine nachträgliche Gewinnfeststellung von 67000 RM.[453] In dem Steuerverfahren listete das Kasseler Finanzamt am 19. April 1940 sogar Rückstände aus Einkommenssteuerzahlungen für 1937 bis 1939 und das erste Quartal 1940 sowie die 5. Rate der „Judenvermögensabgabe" einschließlich der fälligen Säumniszuschläge und Vollstreckungskosten auf und berechnete eine Schuldsumme von sogar 95188,96 RM.[454] Das Oberfinanzpräsidium in Kassel lehnte Blumenfelds Einspruch am 22. Mai 1940 ab und setzte die genannten 67000 RM als Streitgegenstand fest. Es bezeichnete die vom Frankfurter Finanzamt berechnete einheitliche Gewinnfeststellung für 1937 und 1938 als korrekt. Dies sei Blumenfeld am 10. Juni 1939 ordnungsgemäß postalisch zugestellt worden. Der Widerspruch Blumenfelds, den er über einen Frankfurter Steuernotar eingereicht hatte, sei zu spät eingegangen und werde daher nicht berücksichtigt. Man räumte Blumenfeld immerhin ein, gegen diese Entscheidung beim Reichsfinanzhof in München Widerspruch einlegen zu können.[455]

Blumenfeld war anscheinend gezwungen, Wertpapiere zu verkaufen, um die reklamierte Steuerschuld nachzuzahlen. Helene Blumenfeld sprach beim Oberfinanzpräsidenten in Kassel vor und versuchte, die Ursache für die versäumte Einspruchsfrist ihres Mannes zu erklären. Sie argumentierte jedoch erfolglos, und in ihrer eidesstattlichen Aussage vor dem Oberlandesgericht Frankfurt am 28. Februar 1964 gab sie die

452 Georg D. Falk, Ulrich Stump u. a., Willige Vollstrecker oder standhafte Richter?, S. 142–145.

453 HHStA Wiesbaden, Bestand 518, Nr. 63136 II, fol. 328r.

454 HHStA Wiesbaden, Bestand 518, Nr. 63136 I, fol. 104.

455 HHStA Wiesbaden, Bestand 518, Nr. 63136 II, fol. 329r.

Reaktion des Beamten wieder. Dieser habe ihr demnach erwidert, Nachsicht gegenüber einem verspätet eintreffenden Einspruch könne es bei Juden nicht geben. Auf ihre Bemerkung, sie sei doch „Arierin", habe der Beamte entgegnet, ihr sei die „nationalsozialistische Weltanschauung" wohl bislang „noch nicht aufgegangen", sonst hätte sie sich scheiden lassen. Der Beamte habe noch ergänzt, beide sollten froh sein, „noch so davon gekommen" zu sein und „nicht noch mehr zu zahlen" zu haben.[456] Felix Blumenfeld hatte den Mut und legte am 11. Juni 1940 beim Reichsfinanzhof Rechtsbeschwerde gegen die Entscheidung des Oberfinanzpräsidiums vom 22. Mai ein. Er wiederholte seine Argumente und begründete die Fristverletzung mit einer falschen Adressierung der ihm zugestellten Bescheide, die nach Frankfurt und nach Kassel gesandt worden seien, obwohl er mit seiner Frau mittlerweile wieder fest in Kassel lebe. Der damit entstandene Zeitverlust erkläre die Fristversäumnis. Zudem beanstandete er, dass die eigentliche Sachfrage – der Vorwurf einer zu geringen Angabe seines Einkommens – gar nicht berührt werde. Er bezeichnete die amtliche Veranschlagung als nicht korrekt, vielmehr seien „mehrere offenbare Unrichtigkeiten bei der Veranlagung" entstanden, weswegen von ihm eine „berichtigte Veranlagung begehrt" würde.[457] Der Reichsfinanzhof in München lehnte jedoch Blumenfelds Anfechtung gegen das Kasseler Oberfinanzpräsidium am 11. Dezember 1940 ab und setzte den Streitwert auf nun 34 000 RM an.[458]

Der Verlust des Frankfurter Unternehmens durch dessen „Arisierung" dürfte bei den Eheleuten Blumenfeld die Entscheidung herbeigeführt haben, in ihr Haus in der Fürstenstraße in Kassel zurückzukehren. Ob Felix Blumenfeld zu dieser Zeit an eine Auswanderung aus Deutschland, etwa zu seinem Sohn nach Frankreich, gedacht hatte, ist nicht bekannt. Es scheint, er und seine Frau hätten es bis zum Schluss und trotz all ihrer Erfahrungen nicht für denkbar gehalten, Deutschland zu verlassen. Zahlreiche Juden in Deutschland hatten sich nach der Pogromnacht vom 9. November 1938 dazu entschlossen, zu emigrieren. Bei einem Leidensgenossen wie dem Frankfurter Rechtsanwalt Max Cahn hatten bereits die Ereignisse im März und April 1933 für eine innere Abkehr gesorgt, da Max Cahn von der Teilnahmslosigkeit und dem fehlendem

456 HHStA Wiesbaden, Bestand 518, Nr. 63136 II, fol. 317v.
457 HHStA Wiesbaden, Bestand 518, Nr. 63136 II, fol. 334–337, Zitate fol. 336.
458 HHStA Wiesbaden, Bestand 518, Nr. 63136 II, fol. 338.

Mitgefühl in der nichtjüdischen Bevölkerung entsetzt war.[459] Vielleicht wähnte sich Blumenfeld wegen seiner nichtjüdischen Ehefrau zunächst noch sicher. Auch das Verbleiben seiner Schwester Thekla, die im Sommer 1938 67 Jahre alt war und deren Kinder überwiegend Deutschland verlassen hatten, mag ihn dazu bewogen haben, in Kassel zu bleiben.

Der Lebensweg der Söhne Edgar und Gerd Blumenfeld nach 1938

Edgar Blumenfeld hatte nach dem Tode des Onkels Max Wertheim seine Anteile zur „Verwaltung und Nutznießung" an seinen Vater in Kassel übertragen.[460] Da er durch seine Emigration als staatsfeindlich eingestuft war, wurde sein in Deutschland verbliebenes Vermögen auf Sperrkonten festgelegt. So erhielt er seinen Anteil aus einem Immobilienverkauf in Kassel, an dem neben den Familien Erlanger und Löser auch sein Bruder und Vater Felix beteiligt waren, nur auf ein Sperrkonto ausbezahlt, auf das er vom Ausland keinen Zugriff hatte. Auch der Verkaufserlös aus der „Arisierung" 1938 ging auf sein bei der Deutschen Bank in Frankfurt gesperrtes Konto. Edgar bezog durch seine Tätigkeit als Vertreter für die Frankfurter Asbestwerke ein knappes monatliches Gehalt, bis im Januar 1938 weitere Gehaltszahlungen aus Deutschland unterbunden wurden. In einem Schreiben des Reichsfinanzministeriums vom 24. Juni 1938 an die Asbestwerke KG untersagte man die weitere Beschäftigung von Edgar Blumenfeld sowie die Zahlung seines Gehalts ins Ausland.[461] Damit verschlechterten sich die Existenzbedingungen der mittlerweile um einen Sohn vergrößerten Familie in Paris. Felix Blumenfeld unterstützte seinen Sohn finanziell, was den aufmerksamen Finanzbehörden in Kassel und Frankfurt durch ihre Nachforschungen nicht verborgen geblieben war. Zudem schien es im Kasseler Umfeld der Blumenfelds Zuträger gegeben zu haben oder es wurden Erkundigungen angestellt. Infolge der Durchsuchungen in Blumenfelds Haus in Kassel Anfang April 1938 erfuhr die Steuerfahndung, dass der Vater dem Sohn und dessen Familie in Paris finanziell unterstützte. Demnach, so notierte die Behörde, lebe der Sohn Edgar „in Paris seit Jahren, Dr. Bl.[umenfeld] soll selbst ca. alle 2 Monate in Paris sein". Nach Informationen des „hiesigen Hausverwalters soll Bl. geäußert haben, daß sein Sohn in Paris nichts verdiene und er

459 Peter Cahn, Tagebuchaufzeichnungen und Briefe, S. 191–192.
460 HHStA Wiesbaden, Bestand 677, Nr. 23, fol. 15.
461 HHStA Wiesbaden, Bestand 518, Nr. 75571, fol. 49.

ihn unterhalten müßte".[462] Möglicherweise reiste Blumenfeld mit Bargeld nach Paris. Kontrollen bei Grenzübertritten etwa in die Niederlande oder nach Frankreich sowie in Zügen und auf Bahnhöfen wurden durch den deutschen Zoll zwar vorgenommen worden sein, scheinen aber in den ersten Jahren der NS-Zeit wenig effektiv gewesen zu sein. Wer beim Schmuggel von Vermögenswerten und Barmitteln ertappt wurde, musste jedoch mit drastischen Strafen rechnen.[463] Überweisungen von Devisen waren bis 1934 in begrenztem Umfang möglich, bis Oktober 1937 konnten zumindest Beträge von bis zu 8000 RM überwiesen werden, freilich mit einem Abschlag von 50 Prozent der zu transferierenden Summe.[464]

Edgar Blumenfelds Familie musste sich mit einer immer kleiner werdenden Vermögenssubstanz und finanziellen Hilfen von Verwandten aus den USA über Wasser halten. Bei Kriegsausbruch 1939 wurde Edgar als deutscher Staatsbürger zunächst interniert, konnte aber die saarländische Staatsbürgerschaft, die er durch seine Heirat erworben hatte, für sich verwenden. Laut einer nach 1945 entstandenen Schilderung wurde er in eine Einheit der *Prestataires* einbezogen, die der Führung der französischen Armee unterstanden. Sie waren im April 1939 für alle männlichen Ausländer, die sich etwa als Asylsuchende in Frankreich aufhielten, geschaffen worden, um für das Land zu Arbeitsleistungen herangezogen werden zu können.[465] Im Sommer 1940 erkrankte Edgar an Typhus und Gelbsucht und befand sich in einem Militärlazarett in Albi, nordöstlich von Toulouse. Im Juni 1940 flohen Anne Blumenfeld und der am 20. August in Paris geborene Sohn Louis Gerard vor den vorrückenden deutschen Truppen in das unbesetzte Südfrankreich und ließen ihren Besitz in Paris zurück. Die 1933 aus Frankfurt noch ausgeführte Einrichtung – es handelte sich dabei um „alten ererbten Familienbesitz" – einer kompletten Wohnung mit einem Arbeitszimmer, etwa 1000 Bänden Fachliteratur,

462 Handschriftliche Notiz in der Akte HHStA Wiesbaden, Bestand 519/3, Nr. 35525.

463 Gerd Blumberg, Flucht deutscher Juden über die Grenze. Devisen- und Paßkontrollen der Zollbehörden an der Grenze in der NS-Zeit, in: Katharina Stengel (Hrsg.), Vor der Vernichtung, 2007, S. 94–113, bes. S. 96–97.

464 Jutta Meinl, Susanne Zwilling, Legalisierter Raub, S. 42.

465 Rita R. Thalmann, Die Emigration aus Deutschland und die öffentliche Meinung Frankreichs 1933–1939, in: Ursula Büttner (Hrsg.), Das Unrechtsregime. Internationale Forschung über den Nationalsozialismus, Bd. 2: Verfolgung – Exil – Belasteter Neubeginn, Festschrift Werner Jochmann (Hamburger Beiträge zur Sozial- und Zeitgeschichte, 22), Hamburg 1986, S. 249–264.

einem Schlaf-, Kinder- und einem Fremdenzimmer, Porzellan und Silberbesteck, Teppiche, Wäsche und Kleidung, verblieben in Paris. Die Eheleute gaben später die Höhe der Verluste mit 35 000 RM an. Nach zwei Monaten der Flucht fand die Familie schließlich in Albi wieder zusammen. Im Sommer 1941 planten sie von Marseille aus die Überfahrt in die USA. Im Oktober 1941 reisten sie nach Lissabon und von dort per Schiff nach Kuba, wo sie sechs Monate auf das Visum für die USA warteten. Ohne Arbeit und Verdienst gelang schließlich am 5. Juni 1942 über Miami die Einreise in die Vereinigten Staaten. Sein Bruder Gerd, der mit seiner Frau bereits seit 1939 in den USA lebte, hatte von dort aus und unter Einschaltung entsprechender Stellen die erforderlichen Visa beschafft und sie zusammen mit der Überfahrt finanziert. Gegenüber der Entschädigungsbehörde in Wiesbaden musste Gerd 1956 diesen finanziellen Einsatz detailliert nachweisen. Demnach hatte er, wie auch bei seinem Versuch Ende 1941, die Eltern aus Kassel herauszubekommen, das in New York ansässige Bureau for Financial Advice Inc., das sich „vornehmlich mit derartigen Geschäften" befasste, eingeschaltet. Er zahlte für die drei Visa und ein *interest for deposit* 6000 US-Dollar, weitere 750 US-Dollar *landing money* und deponierte bei der New Yorker Chase National Bank für seinen Bruder und dessen Frau jeweils 500 Dollar und seinen Neffen 75 Dollar als Sicherheit für ein mögliches *return ticket*. Noch einmal 1500 Dollar mussten bei einer Schweizer Bank für die Überfahrt von Frankreich nach Kuba hinterlegt werden.[466] Edgar und seine Familie lebten zunächst bei seinem Bruder in Chicago und wurden dort versorgt. Gelegenheitsarbeiten in untergeordneter Stellung mussten für den Lebensunterhalt ausreichen. Erst im Mai 1943 fand Edgar einen beruflichen Einstieg als Chemiker bei der Firma Crane Packing Co.

Trotz seiner frühen Auswanderung 1933 war Edgar Blumenfeld von der Beschlagnahme und Einziehung seines Vermögens betroffen. Zentral griff die Reichsfinanzverwaltung zu und bediente sich dabei der am 28. Februar 1933 erlassenen Bestimmung, dass die in Deutschland befindlichen Vermögenswerte von Emigrierten, denen eine feindliche Haltung gegen Deutschland unterstellt wurde, eingezogen und beschlagnahmt werden konnten. Diese Aufgabe nahm das Finanzamt Berlin-Moabit wahr, das

466 HHStA Wiesbaden, Bestand 518, Nr. 75571, fol. 70–71.

zuständig war für die Beschlagnahme von Vermögen ausgewanderter, geflüchteter oder deportierter Juden.[467]

So unterlag Edgar der „Reichsfluchtsteuer", ebenso wurde von seinem Kontovermögen im November 1938 die „Judenvermögensabgabe" erhoben. Auf behördliche Anweisung lieferten die Banken die entsprechenden Nachweise über die Höhe des auf den Konten liegenden Vermögens. Aufgrund dieser Informationen wurde der Umfang der „Fluchtsteuer" und der Vermögensabgabe berechnet, und die Banken überwiesen diese Summen an das Frankfurter Finanzamt. In den Wiedergutmachungsverfahren nach 1945 konnte daher das Regierungspräsidium Wiesbaden aus den erhaltenen Akten genaue Angaben der Vermögensverluste der Blumenfelds beziehen.[468] Anhand dieser Unterlagen wird der Umfang der Verluste Edgar Blumenfelds erkennbar. Aus der Zusammenstellung aus den Devisenakten ergab sich zu Ende 1938 ein Vermögen – Konto- und Immobilienwerte – von etwa 440 000 RM, die zugunsten von Edgar Blumenfeld bei Frankfurter Banken lagen. Von diesen Konten wurden 1938 die sogenannte Judenvermögensabgabe mit etwa 97 400 RM abgebucht.[469] Die Deutsche Golddiskonto-Bank behielt bei einer Überweisung ins Ausland schließlich 96 Prozent der Transfersumme ein, was im Fall von Edgar Blumenfeld etwa 217 000 RM bedeutete. Als „Reichsfluchtsteuer" wurden noch einmal knapp 5000 RM eingezogen.[470]

Die NS-Stellen setzten Edgar und Anne Blumenfeld unter Verweis auf die gesetzlichen Bestimmungen von 1933 auf die Liste jener Menschen, denen die deutsche Staatsbürgerschaft zu entziehen sei. Aus den Vorgängen wird erneut das enge Zusammenspiel der beteiligten Polizei- und Finanzamtsstellen erkennbar. Die Staatspolizeistelle Frankfurt wandte sich bezüglich der beabsichtigten Ausbürgerung von Edgar Blumenfeld am 7. Februar 1941 an den Leiter der Devisenstelle Frankfurt. Danach beabsichtigte das Reichssicherheitshauptamt in Berlin, Edgar Blumenfeld „zur Ausbürgerung vorzuschlagen". In der Folge griffen die bürokratischen

467 Hierzu s. Martin Friedenberger, Das Berliner Finanzamt Moabit-West und die Enteignung der Emigranten des Dritten Reichs 1933–1942, in: ZfG 49, 2001, H. 8, S. 677–694.

468 HHStA Wiesbaden, Bestand 518, Nr. 63136, I, fol. 166r–172r, Aktenvermerk über die Einsicht in verschiedene Devisenakten in Sachen Blumenfeld, Frankfurt am Main, 23.02.1955.

469 HHStA Wiesbaden, Bestand 518, Nr. 63136, I, fol. 105r; vgl. die Angaben in HHStA Wiesbaden, Bestand 518, Nr. 75571, fol. 15r.

470 HHStA Wiesbaden, Bestand 518, Nr. 75571, fol. 15 und fol. 25.

Abläufe, um den vollständigen Zugriff auf das Vermögen der Eheleute zu erlangen. Zunächst fragte man bei der Devisenstelle nach, ob Verstöße gegen Devisenvorschriften vorlägen. Die Devisenstelle Frankfurt teilte darauf am 21. Februar mit, „Vorgänge über Vermögenswerte und Verfehlungen gegen die Devisenbestimmungen sind hier nicht bekannt". Die Übersichten sollten ebenso die Vermögensverhältnisse von Verwandten berücksichtigen, um mögliche Vermögensverschiebungen aufzudecken: „Falls dort Vermögenswerte (auch der Familienangehörigen) im Inland bekannt sind, bitte ich um Mitteilung derselben."[471]

Die Stapo-Stelle Frankfurt wies schließlich die dortige Devisenstelle am 7. Mai 1941 an, mit der Ausbürgerung von Edgar und Anna Blumenfeld auf Grundlage des „Gesetzes zum Schutz von Volk und Staat" vom Februar 1933 „die gesamten Vermögenswerte der im Betreff genannten Personen" zu beschlagnahmen. Zugleich seien „Anträge auf Transferierung oder Erteilung von Unbedenklichkeitsbescheinigungen zur Leistung von Zahlungen ohne meine [Dr. Vollbrecht, Staatspolizeistelle Frankfurt] Genehmigung nicht zu gestatten. (Ausgenommen sind Zahlungen für Steuern und alle öffentliche Abgaben.)" Zu den Vermögenswerten wurde zugleich noch vorhandenes greifbares Umzugsgut der Eheleute gezählt. Deshalb sollte die Devisenstelle vorhandene Listen mit den für eine Auswanderung bereitgestellten Gegenständen sowie die Adresse der mit der Fracht beauftragten Spedition mitteilen. Eine „Genehmigung zum Abtransport ist nicht zu erteilen".[472] Da Edgar und Anne ihren gemeinsamen Hausstand bereits 1933 ausgeführt hatten und beide sich zu dieser Zeit im nicht besetzten Teil Frankreichs befanden, konnte die Devisenstelle Frankfurt am 15. Mai 1941 lediglich anmerken, ein Antrag auf Versendung von Umzugsgut sei nicht gestellt worden. Der aus Deutschland 1933 verbrachte mobile Besitz, die bereits genannte Wohnungseinrichtung, ging allerdings 1940 in Paris verloren und dürfte wie in anderen Fällen von der deutschen Besatzung eingezogen, nach Deutschland zurücktransportiert und auf dem Wege der Auktion verwertet worden sein. Der in Deutschland verbliebene Rest seines Geldvermögens von ca. 84000 RM wurde mit Vollzug der behördlichen Ausbürgerung der Eheleute 1941 beschlagnahmt und zugunsten des Reichsfiskus eingezogen. Die sorgfältige Weitergabe von relevanten Informationen bei derartigen Verfahren zum Vermögensentzug

471 HHStA Wiesbaden, Bestand 519/3, Nr. 25378, fol. 1.
472 HHStA Wiesbaden, Bestand 519/3, Nr. 25378, fol. 2.

verdeutlicht die Mitteilung der Devisenstelle Frankfurt an die dortige Stapo-Stelle vom 7. Juni 1941. Man informierte noch über einen Grundstücksverkauf in Kassel, bei dem der Kasseler Notar Dr. Nikolaus Ochs „soeben einen Antrag auf devisenrechtliche Genehmigung zum Verkauf des Grundstücks Wilhelmstr. 1/8 in Kassel, an dem der Obengenannte durch Erbengemeinschaft beteiligt ist, gestellt“ habe – kein Vermögensteil sollte übersehen werden.[473]

Die „Arisierung“ des Frankfurter Unternehmens entzog Gerd Blumenfeld und seiner Ehefrau Lotte Hedwig ihre direkte Existenzgrundlage. Für ihn als Juden war es nach dem erzwungenen Verkauf der Asbestwerke KG aussichtslos, eine andere Beschäftigung zu finden. Die Ereignisse der Novemberpogrome am 9. November 1938, die sie in Frankfurt erlebten, dürften Gerd Blumenfeld und seiner Ehefrau deutlich gemacht haben, dass Deutschland ihnen keine Zukunft mehr bot. Sie gehörten zur großen Auswanderungswelle ab Ende des Jahres 1938. Ihre Bemühungen, Deutschland zu verlassen, stießen auch hier das Räderwerk der Finanzbehörden an. Die Blumenfelds waren verpflichtet, vor der Auswanderung die vorgeschriebenen Sondersteuern und Abgaben zu leisten, um wenigstens kleine Teile ihres Geldvermögens ins Ausland transferieren zu können. Ihr mobiler Besitz – Wohnungsausstattung, Bücher, Textilien, Schmuck, Antiquitäten – war penibel aufzulisten und den Devisenstellen vorzulegen, die darüber bestimmten, was ausgeführt werden durfte und welcher Besitz entschädigungslos in Deutschland zu verbleiben hatte.

Gerd Blumenfeld stellte mit seiner Frau Lotte Hedwig bei der Devisenstelle in Frankfurt am 15. Dezember 1938 den Antrag auf Abfertigung seines Umzugsgutes nach Kanada. Sollte es ihnen möglich sein, vor der Abfertigung des Umzugsguts auszureisen, gab er seine „Mutter“ Helene Blumenfeld in Kassel als bevollmächtigte Bezugs- und Kontaktperson an.[474] Der Vorstand der Jüdischen Gemeinde in Frankfurt bescheinigte den Eheleuten am 23. Dezember 1938, ihren „Sondermitgliedsbeitrag zur Förderung der Auswanderung und Wohlfahrtspflege geleistet“ zu haben, sodass ihrer Ausreise „Bedenken seitens der Jüdischen Gemeinde nicht entgegen“ standen.[475] Gerd Blumenfeld hatte für seinen Antrag vom 15. Dezember auf „Auswandererfreigabe“ bei der Devisenstelle seinen

473 HHStA Wiesbaden, Bestand 519/3, Nr. 25378, fol. 3.
474 HHStA Wiesbaden, Bestand 519/3, Nr. 16002, fol. 1.
475 HHStA Wiesbaden, Bestand 519/3, Nr. 16002, fol. 2.

gesamten Vermögensstand offengelegt. So besaß er als „Altbesitz" Guthaben und Aktien, in Kassel hatte er wie sein Bruder Edgar Anteile an zwei Grundstücken – dem väterlichen Haus in der Fürstenstraße und einer Immobilie an der Kasseler Wilhelmsstraße. Mit weiteren Wertpapieren, Guthaben und einer Hypothekenforderung ergab sich ein Gesamtvermögen von 308 938,72 RM.

Die Eheleute mussten nun in drei Listen jene vor und nach dem 1. Januar 1933 erworbenen Gegenstände sowie die speziell für die Ausreise beschafften Dinge, vor allem elektrische Geräte, vermerken.[476] Liste I enthielt Möbel, Textilien, Porzellan und Geschirr, Bestecke sowie die Koffer mit der Bekleidung. Dem beigegeben folgte eine Bücherliste mit Titel und Verfasserangabe, dazu Bilder sowie eine Liste mit dem eigentlichen Reisegepäck mit Literatur und Reisebekleidung. Liste II führte die Gegenstände auf, die nach dem 1. Januar 1933 – vornehmlich im Zuge ihrer Heirat am 21. Juni 1936 – erworben worden waren, wie Möbel, weitere Kleidung, Küchenutensilien und Fotozubehör. Aus Liste III waren die elektrischen Geräte für die Wohnung zu ersehen. Die Ausfuhr solcher elektrischen Geräte drohte den deutschen Konsumenten derartige Waren zu entziehen. Zudem befürchteten die Finanzstellen, die Waren seien eigens für die Mitnahme ins Ausland gekauft worden, was eine indirekte Ausfuhr von Vermögensbeständen bedeutete.

Die Zollfahndungsstelle Frankfurt setzte den Wert des Umzugsgutes fest und teilte diesen der Devisenstelle mit. Es bestünden gegen die „Freigabe des Umzugsgutes [...] keine Bedenken, sofern für die im Hinblick auf die Auswanderung gemachten Neuanschaffungen vom Antragsteller eine Dego-Abgabe gezahlt wird, die ich nach Prüfung der Unterlagen auf den Betrag von 5750.- RM festzusetzen bitte". Weiter hieß es, das „Vermögen ist auf Sperrkonto [gelegt]. Das Silber, das sich beim Umzugsgut befand, wurde abgeliefert. Beleg wurde direkt bei der Dev.stelle abgegeben. Folgende Gegenstände fallen unter das Mitnahmeverbot und bitte ich um Streichung auf den Listen: 12 Frottiertücher, 6 Betttücher, 12 Tischtücher und 3 Tafeltücher. Ferner 1 Nähmaschine, 2 Paar Skistiefel, 1 Kühlschrank, 1 Einstellrevolver, 1 Vergrößerungsapparat (Focomat), 1 Filmstativ, die gesamte Umzugsliste (!) III bestehend aus 12 Positionen." Damit untersagte man die Ausfuhr der Elektrogeräte und der eigens für die Auswanderung beschafften Bekleidung.

476 HHStA Wiesbaden, Bestand 519/3, Nr. 16002, fol. 6–12.

Um eine Ausfuhr von Gegenständen mit materiellem sowie finanziellem Wert oder einen indirekten Transfer von Geldvermögen durch vor der Ausreise noch angekaufte Wertgegenstände zu unterbinden, mussten Kunstgegenstände und Antiquitäten bezüglich ihres Wertes fachkundig untersucht werden. Einzelne Positionen auf Gerd Blumenfelds Auswandererlisten wurden dem Frankfurter Antiquitätenhändler Otto Müller zur Begutachtung vorgelegt, bevor die Behörden sie mit dem Umzugsgut freigaben. Müller bewertete Bronzeplastiken, Bronzevasen und -kannen und taxierte sie gegenüber der Zollfahndungsstelle Frankfurt am 15. Juni 1939 auf den Wert von 520 RM. Er bescheinigte, dass in der Liste mit „Kulturgut-Antiquitäten [...] nichts enthalten" sei, was als „hochwertiges Kulturgut angesehen werden kann. Die von mir besichtigten Gegenstände sind nicht dem Ausfuhrverbot unterworfen." Das Oberfinanzpräsidium Kassel konnte am 5. Juli 1939 vermerken, das Ausbürgerungsverfahren der Blumenfelds laufe, die Gestapo sei informiert und das Verfahren seinerseits „eingestellt".

Nachdem Gerd und Lotte Blumenfeld im Januar 1939 aus Deutschland emigriert waren, wurden sie im Juni 1939 von der Gestapo zur Ausbürgerung vorgesehen. Laut der Mitteilung im *Reichssteuerblatt* wurden sie offiziell am 9. Juli 1940 ausgebürgert und ihr Vermögen als dem Reich verfallen erklärt.[477] Im Zuge ihrer Ausbürgerung fielen zum einen alle noch greifbaren Vermögensteile an das Reich. Zuständig für diese Einziehung war das Finanzamt Berlin Moabit-West in Zusammenarbeit mit der Devisenstelle in Frankfurt. Zum anderen legten Devisenstelle und Gestapo die Hände auf den noch in Frankfurt liegenden Hausrat des Ehepaares. Ihr Umzugsgut, das behördlicherseits freigegeben und für den Transport nach England bei einer Frankfurter Spedition eingelagert war, war jedoch den Blumenfelds nicht hinterhergeschickt, sondern zurückbehalten worden. Letztlich wurde das Umzugsgut eingezogen und in einer Versteigerung durch das Hauptzollamt in Frankfurt verwertet.

Gerd und Lotte Blumenfeld hatten Deutschland zunächst nach England verlassen, wo sie zwar Aufenthalt fanden, aber keiner bezahlten Arbeit nachgehen durften. Sie besaßen bis zu ihrer Weiterreise im November 1940 keine Arbeitserlaubnis und somit keine Einkünfte. Im November

477 Reichssteuerblatt, hrsg. vom Reichsfinanzministerium, Berlin 30. Jahrg., Nr. 57, vom 9.7.1940, S. 637: Gerhard Max und Hedwig Charlotte Blumenfeld, „Das Vermögen vorstehender Personen wird beschlagnahmt", ebenda, S. 639.

1940 gelangten sie in die USA. Gerd Blumenfeld fand jedoch dort zunächst keine geregelte Arbeit und bezog kein auskömmliches Gehalt. Erst 1945 gelangte er in einem Betrieb der chemischen Industrie in eine feste Anstellung.

Die in Blumenfelds Anträgen als berechtigt benannte Person, seine Stiefmutter Helene, versuchte nach der Ausreise von Stiefsohn und Schwiegertochter im Oktober 1940 bei der Moabiter Finanzstelle den verfallenen Besitz, vor allem Familienstücke, wiederzuerlangen – freilich vergeblich. Auch die Argumentation des damit beauftragten Frankfurter Devisenberaters und Steuerhelfers Willi Lang, Helene Blumenfeld hege familiäres Interesse an den Stücken, blieb im Oktober 1940 ungehört. Gerd und Lotte Blumenfeld erklärten nach 1945 eidesstattlich, durch den „Devisenberater Willi Lang jr., Frankfurt/M. versuchte meine Mutter, Frau Helene Blumenfeld, das Eigentum zurueckzugewinnen. Der Antrag war am 21. Oktober 1940 an das Finanzamt Moabit West, Berlin gerichtet und wurde von dem Sachbearbeiter Dr. Pfaffenrott abgelehnt mit der Massgabe, dass das Hauptzollamt Domplatz, Frankfurt angewiesen sei, das Umzugsgut ‚bestens' zu verwerten. Es wurde daraufhin oeffentlich versteigert."[478] Der Beauftragte Lang habe argumentiert, da „Frau Helene Blumenfeld Arierin" sei, habe sie „ohne Weiteres das Recht, in der bevorstehenden Versteigerung das Gut zu ersteigern". Helene Blumenfeld hatte angefragt, ob es möglich sei, gegen einen angemessenen Preis „die Gegenstände freihändig zurückkaufen zu dürfen". Zweifellos wollte man der Absicht der Behörden auf möglichst ergiebigen Gewinn entgegengekommen, was jedoch bedeutete, die Gegenstände, darunter wohl älterer Familienbesitz, letztlich ein zweites Mal zu erwerben. Pfaffenrott habe jedoch angeordnet, das „Umzugsgut des Ausgebürgerten bestens zu verwerten". Ob die erwünschten Erlöse aus einer Versteigerung oder durch deren freien Verkauf zustande kämen, überlasse er dem zuständigen Hauptzollamt in Frankfurt.

Die gesperrten Vermögenswerte Gerd Blumenfelds wurden wie bei dessen Bruder Edgar durch zuverlässige Mitwirkung der Banken eingezogen. Seinem Anteil an den Frankfurter Asbestwerken KG entsprach eine Beteiligung am Verkaufserlös von 385 000 RM. Diese Summe war auf sein Konto bei der Deutschen Bank in Frankfurt überwiesen und daraus die

---

478 Entschädigungsfall HHStA Wiesbaden, Bestand 518, Nr. 51767-1, siehe Anlage 1a: Schreiben Willy Langs, Frankfurt, an das Finanzamt Berlin-Moabit.

„Reichsfluchtsteuer“ mit insgesamt 76846 RM bezahlt worden. Von diesem Konto und teilweise mit Wertpapieren überwiesen die Deutsche Bank in Frankfurt und die Deutsche Effekten- und Wechselbank am 27. Dezember 1938 auch die „Judenvermögensabgabe“ in Höhe von 98000 RM, und im November 1939 folgte noch deren 5. Rate mit 19600 RM.[479] Des Weiteren zahlten die Banken die „Auswandererabgabe“ von 11070 RM an die Jüdische Gemeinde Frankfurt und eine Dego-Abgabe von 5750 RM. Aus dem Transfer des Geldvermögens Gerd Blumenfelds durch die Dego-Bank entstand ihm noch einmal ein Verlust von 233000 RM.[480]

Wieder in Kassel: Felix und Helene Blumenfeld bis 1942

Als die Eheleute Felix und Helene Blumenfeld nach der „Arisierung“ des Frankfurter Unternehmens wohl Ende 1938 nach Kassel zurückgingen und wieder in ihr Haus in der Fürstenstraße zogen, lebten in Kassel zu diesem Zeitraum lediglich Felix' Schwester Thekla Grünbaum und beider Tante Thekla Erlanger. Die weiteren Familienmitglieder hatten in den Jahren zuvor Kassel und in der Folge Deutschland nach Palästina, England sowie in die USA verlassen.

Blumenfelds Tante Thekla Erlanger hatte während der 1920er Jahre in einer Wohnung in der Hohenzollernstraße, heute Friedrich-Ebert-Straße, gewohnt und war später in das Altenwohnheim der Marie von Boschan-Aschrott Stiftung, dem sogenannten Aschrottheim, in Kassels Vorderem Westen gezogen. Das Gebäude war 1931 in zeitgenössisch moderner Architektur als Glasbeton-Bau durch den Architekten Otto Haesler errichtet worden. Solange es möglich war, hatten die Familien Blumenfeld, Grünbaum und Löser mit der allein lebenden Tante Kontakt gepflegt. Die Besuche ihrer Nichte Cäcilie Löser und ihres Manns mit den Kindern Hans und Elisabeth blieben dem Sohn Hans Loeser auch im Alter noch in guter Erinnerung. In seiner Lebensgeschichte beschrieb er Thekla Erlanger als eine in der Familie hoch angesehene Frau. Sie war „the family sage, greatly loved and respected“. Demnach habe sie im Aschrottheim in einem eigenen Appartement mit Bad und Küche gewohnt und den gemeinsamen Speiseraum benutzt. Hans Loeser erinnerte sich an die charakteristische, moderne Architektur des Heims mit einer nach Süden ausgerichteten hellen

479 Beleg des Finanzamts Frankfurt-Außenbezirk vom 13.11.1954, HHStA Wiesbaden, Bestand 518, 51767-1, fol. 42, fol. 77.

480 HHStA Wiesbaden, Bestand 518, Nr. 51767-1, fol. 41 und fol. 114.

Fensterwand und ihrem Zimmer, das voller Blumen und Pflanzen war. Jeden Sonntag führten regelmäßige Besuche Familie Löser mit der geliebten Tante zusammen. Diese Besuche seien für die Kinder keineswegs langweilig gewesen, da sie immer „very kind [...] with a twinkle in her eyes" gewesen sei.[481] Aus Sorge vor einem Neubeginn in einem fremden Land habe sie sich nach 1933 wie viele ältere Jüdinnen und Juden dagegen entschieden, Deutschland zu verlassen. Um 1939 musste Thekla ihre Wohnung in dem mittlerweile in Tannenkuppenheim umbenannten Altenwohnheim aufgeben, da sie dort als Jüdin unerwünscht war. Thekla Erlanger wurde nach Hans Loesers Kenntnissen aus dem Altenheim verwiesen: „We believe she was brutally evicted from the Aschrottheim." Sie musste darauf in das Israelitische Altersheim in der Mombachstraße ziehen, wo sie am 2. April 1940 verstarb.[482]

Felix Blumenfelds Schwester Thekla Grünbaum wohnte nach dem Verkauf des Druckerei- und Papierhandelsbetriebs noch weiter in ihrem Wohnhaus an der Wolfhager Straße, da ihr das Haus nach dem Verkauf 1935 verblieben war. Ab Februar 1941 war sie in der Fürstenstraße bei ihrem Bruder Felix wohnhaft.[483]

Seit 1938 waren Thekla und Felix Blumenfeld, wie die jüdische Bevölkerung im Deutschen Reich überhaupt, verpflichtet, als exkludierendes Symbol den sogenannten Judenstern in diffamierendem Gelb zu tragen. Seit dem 1. September 1941 galt die Polizeiverordnung, nach der Juden sich in der Öffentlichkeit nur mit dem Stern bewegen durften.[484] Ihre Kennkarten mussten den Stempel „J" aufweisen, und die erhaltene Kennkarte Felix Blumenfelds vom 19. Januar 1939 zeigt diesen Ausweis mit dem ergänzten Namenszug Felix Israel Blumenfeld, da Juden den Zusatzvornamen Israel, Jüdinnen den Vornamen Sara anzunehmen hatten.[485]

Die öffentliche, demütigende Kennzeichnung durch den sogenannten Judenstern markierte die recht- und schutzlose Position ihrer Träger. Blumenfeld erlebte trotz seiner über Jahrzehnte erwiesenen Verdienste

---

481 Zitate Hans Loeser, Hans's Story, S. 13.

482 Hartmut Thiele, Die jüdischen Einwohner zu Kassel: 1700–1942. Familiendaten und Adressen, Kassel, 2006, S. 363.

483 HStA Marburg, Bestand 275 Marburg, Nr. 4850, fol. 18, Klärung des Testaments ihrer Großmutter Rosa Erlanger; vgl. Beate Kleinert, Wolfgang Prinz, Namen und Schicksale der Juden Kassels, S. 105.

484 Joseph Walk, Das Sonderrecht für die Juden, S. 347, Nr. 229.

485 StA Kassel, A. 3.33, Nr. 5.

im öffentlichen Raum und in Gegenwart einer weitgehend teilnahmslos bleibenden Bevölkerung Anfeindungen, die er in seinem Abschiedsbrief an seine Söhne überliefert hat. Hierin schilderte er eine Begegnung auf dem zentralen Kasseler Königsplatz, aus der erkennbar wird, wie sehr er am Ende seines Lebens unter Demütigung und Hass leiden musste. Auf die Straßenbahn wartend und „durch den gelben Stern [...] ja sichtbar gemacht“ wurde er von einem jüngeren Mann mit den Worten „Was stehst Du da? Mach Dich sofort runter vom Trottoir, Du Schwein“ verjagt. Für Blumenfeld war diese niederträchtige Beleidigung ebenso „charakteristisch für die derzeitige Situation“ wie das ausbleibende Eingreifen von daneben stehenden Personen. Er schrieb, es sei „niemand da, dessen gerechtes, menschliches Empfinden stärker wäre als die Angst“.[486]

Die sicherlich wichtigste Unterstützung erfuhr Felix Blumenfeld durch die Haltung seiner Ehefrau. Wie viele nichtjüdische Ehepartner, so wurde auch Helene Blumenfeld gedrängt, ihre Ehe mit Felix Blumenfeld zu lösen. In seinem Abschiedsbrief an seine Söhne vom Januar 1942 erwähnt er dies, und er schrieb, er sei auch bereit gewesen, zum Schutz seiner Frau einer Scheidung zuzustimmen. Trotz einer 1939 vereinbarten Gütertrennung war Vermögen der Helene Blumenfeld beschlagnahmt worden. Sie hatte daraufhin bei Amts- und Parteistellen in Berlin mit Unterstützung eines Berliner Anwalts versucht, ihren Besitz zurückzuerhalten. Ihr Mann schrieb, man habe ihr in Aussicht gestellt, „einen Teil ihres Vermögens wieder zu bekommen, wenn sie sich scheiden“ ließe.[487] Die bis zum Selbstmord ihres Mannes beibehaltene Weigerung seiner Frau Helene, sich von ihrem jüdischen Ehemann zu trennen, zeugt von einer großen Standfestigkeit und von Mut.

Die Blumenfelds lebten seit 1938 von Erspartem und der ihnen verbliebenen, geringen finanziellen Substanz. Abhebungen von ihrem Konto war Felix Blumenfeld nur noch in kleinsten Beträgen erlaubt. Die Abgabe von Schmuck und Edelmetall beraubte sie möglicherweise noch vorhanden gewesener Tauschmittel. Dass Vermögensteile Helene Blumenfelds trotz der Gütertrennung beschlagnahmt wurde, hatte beiden weitere finanzielle Mittel zum Lebensunterhalt entzogen, und die Aussicht, diese

486 Abdruck des Abschiedsbriefs Felix Blumenfelds bei Monika Kingreen, Die Deportation der Juden aus Hessen 1940 bis 1945. Selbstzeugnisse, Fotos, Dokumente, Wiesbaden 2023, S. 243–245, Zitate S. 243 und S. 244.

487 Ebenda, S. 244.

wiederzuerlangen, waren gering.[488] Die Eheleute waren daher möglicherweise auf materielle Unterstützung seitens der jüdischen Wohlfahrt angewiesen. Nach 1933 hatten sich jüdische karitative Vereinigungen im Zentralausschuss für Hilfe und Aufbau zusammengeschlossen. Daneben zahlte die Jüdische Winterhilfe – unter dem Dach der 1917 gegründeten Zentralwohlfahrtsstelle der deutschen Juden – finanzielle Unterstützung und verteilte Kleidung, unter anderem Gaben an die bedürftige jüdische Bevölkerung, deren Zahl infolge einer zunehmenden Verarmung und Überalterung immer mehr anwuchs.[489] Sie finanzierte sich durch Abgaben und Spenden aus den örtlichen jüdischen Gemeinden, was sich jedoch immer schwieriger gestaltete, da die aus dem Wirtschaftsleben verstoßenen Juden kaum noch Verdienstmöglichkeiten fanden.

Angesichts des erklärten Willens, sich der Juden in Deutschland zu entledigen, und einer fast täglich spürbaren Gewalterfahrung erscheint die Haltung, lange am Verbleiben in Deutschland festzuhalten, im Nachhinein schwer verständlich. Der älteren Generation Juden, die auch in einer zweiten Welle nach den Novemberpogromen 1938 Deutschland nicht verlassen hatten, schien ein neuer Anfang in einem anderen europäischen Land oder gar in Übersee schwer vorstellbar, zudem schlossen sich Grenzen, da immer weniger Länder die mittlerweile ausgeplünderten Menschen aufzunehmen bereit waren. Schließlich wurde es ab Oktober 1941, als der NS-Staat die Auswanderung von Juden grundsätzlich verbot, unmöglich, Deutschland zu verlassen.[490] Gerd Blumenfeld hatte es in den

488 Helene Blumenfeld versuchte nach dem Selbstmord ihres Ehemanns Felix im Frühjahr 1942 wohl erneut über einen Anwalt in Berlin im Innenministerium und gegenüber der Gestapo die Beschlagnahme rückgängig zu machen; in einem Schreiben vom 26. März 1942 riet ihr Anwalt, sich darauf einzustellen, „dass das endgültige Resultat noch einige Zeit auf sich warten lässt. Natürlich lässt sich, wenn Sie mit einem zahlenmässig geringeren Erfolg zufrieden sein wollen, die Angelegenheit auch beschleunigen"; in ihrem Fall sei nur auf dem „Gnadenwege etwas zu erreichen"; man müsse „vermeiden [...], daß die Beschlagnahme in eine endgültige Einziehung umgewandelt" würde; er hielte es „für ratsam", wenn Helene Blumenfeld „einmal bei der Staatspolizeistelle in Kassel vorsprechen und sich dort erkundigen" würde; er mahnte, sie solle dort nur nach dem Stand der Angelegenheit fragen „und im übrigen möglichst wenig durchblicken" lassen, HHStA Wiesbaden Bestand 518, Nr. 63136, I, fol. 62 und fol. 63.

489 David Kramer, Jewish Welfare Work under the Impact of Pauperisation, in: Arnold Paucker (Hrsg.), Die Juden im nationalsozialistischen Deutschland. The Jews in Nazi Germany 1933–1943, Tübingen 1986, S. 173–188.

490 Joseph Walk, Das Sonderrecht für die Juden, S. 353, Nr. 256.

letzten Monaten 1941 noch vermocht, für seine Eltern in Kassel zwei Visa zu erhalten, die eine Ausreise nach Kuba ermöglicht und von dort die Reise zu den Söhnen in die USA sichergestellt hätten. Gerd Blumenfeld hatte im Oktober erneut die Vermittlung des Bureau for Financial Advise in New York eingeschaltet. Er hatte insgesamt 2380 US-Dollar aufgebracht, wovon 1330 US-Dollar für Landungsgeld und Passage hinterlegt wurden. Aufgrund der politischen Lage in Deutschland und der mittlerweile eingetretenen Reisebeschränkungen innerhalb Deutschlands gelang es den Eheleuten Blumenfeld nicht mehr, die Visa bei der kubanischen Botschaft in Berlin abzuholen. Gerd Blumenfeld konnte später der Entschädigungsbehörde in Wiesbaden als Beleg das Schreiben des New Yorker Büros vom 3. Februar 1942 vorlegen. Im September und Oktober 1941 waren zwei Touristenvisa für Kuba ausgestellt worden, deren Bezahlung am 3. November 1941 bei der Chase National Bank in New York hinterlegt und den kubanischen Stellen in Berlin mitgeteilt worden war. Die Transferierung war jedoch an der politischen Entwicklung gescheitert, da die Geschäfte der kubanischen Gesandtschaft in Berlin mittlerweile durch das neutrale Schweden übernommen worden waren.[491] Damit war der anscheinend einzige Versuch gescheitert, Felix Blumenfeld und seine Frau Helene noch rechtzeitig aus Deutschland herauszubekommen.

An die fiskalisch-materielle Ausplünderung der jüdischen Bevölkerung schloss sich schließlich als letzter Schritt vor der physischen Vernichtung die Ausbeutung ihrer Arbeitskraft an. Die in Deutschland verbliebenen Juden sollten ab März 1941 zwangsweise eingezogen und für verschiedene, überwiegend körperliche und nicht zuletzt erniedrigende Arbeiten in Betrieben, bei Baumaßnahmen und in kommunalen Diensten eingesetzt werden.[492] Es waren vielfach ältere Menschen, die auf Grundlage der Anordnung zu gefährlichen und kräftezehrenden Aufgaben beim Bau sowie in der Straßenausbesserung, zu Reinigungsarbeiten, zum Schneeräumen und zur Müllentsorgung gezwungen wurden. Perfider-

491 HHStA Wiesbaden, Bestand 518, Nr. 51767-1, fol. 133–134, eidesstattliche Erklärung Gerd Blumenfelds, 17.9.1956, s. fol. 196 mit der deutschen Übersetzung der Zusage der New Yorker Bank.

492 Vgl. schon den Erlass des Präsidenten der Reichsanstalt für Arbeitsvermittlung an die Landesarbeitsämter vom 20.12.1938 geltend für alle arbeitslosen Juden, s. Joseph Walk, Das Sonderrecht für die Juden, S. 270, Nr. 82; am 4. März 1941 wurde per Erlass des Reichsarbeitsministeriums der Arbeitseinsatz aller arbeitsfähigen Juden bestimmt, s. Joseph Walk, Das Sonderrecht für die Juden, S. 336, Nr. 174.

weise wurden sie oft zu Verrichtungen kommandiert, die besonders ehrenrührig, körperlich anstrengend und gesundheitsgefährdend waren. Sie erhielten geringe Stundenlöhne, waren aufgrund reduzierter Nahrungsversorgung in körperlich miserabler Verfassung und litten unter der schikanösen Behandlung durch Betriebsleiter und Aufsichten.[493] Dieser Einsatz bedeutete für viele Juden in Deutschland den letzten Schritt ihrer vollständigen Ausgrenzung. Er vollzog sich vor aller Augen, da sie überwiegend in der Öffentlichkeit eingesetzt wurden.

Am 8. September 1941 wurde auch Felix Blumenfeld, nun 68 Jahre alt, vom städtischen Bauamt in Kassel zwangsweise herangezogen. Die Einstellungsniederschrift des städtischen Amtes für den „Aushilfsarbeiter Felix Israel Blumenfeld" – fälschlich war „Blumenthal" in das Formular eingetragen und wurde dann handschriftlich korrigiert – teilte mit, „daß er am 9. September 41 als Aushilfsarbeiter eingestellt wird nach geltendem städtischen Tarifrecht. Das Arbeitsverhältnis kann jederzeit fristlos gelöst werden. Es endigt spätestens nach Beendigung der Arbeit. (Stundenlohn 57 Rpfg.) Die Arbeitszeit beträgt 48 Stunden wöchentlich. Es wird nur die abgeleistete Arbeitszeit bezahlt. Es ist ihm verboten, irgendwelche Arbeiten nach beendeter Arbeitszeit bei einem anderen Arbeitgeber oder auf Privatrechnung auszuführen." Formell musste Blumenfeld versichern, über Unfallverhütungsvorschriften, die geltende Arbeitsordnung und die Dienstvorschriften unterrichtet worden zu sein.[494] Blumenfeld wurde zunächst dem Stadtbauamt überwiesen und hatte dort rein körperliche Tätigkeiten zu erfüllen. Er wurde gezwungen, Kassels Straßen sauber zu kehren. Der noch vor wenigen Jahren von städtischen Vertretern hoch gelobte und in vielen Familien anerkannte Arzt und Wohltäter leistete diese Arbeit vor aller Augen. Elisabeth Selbert schilderte ihre Begegnung mit dem zur Reinigung der Hohenzollernstraße verpflichteten Blumenfeld in ihrem Redebeitrag in der Stadtverordnetenversammlung 1947, als sie sich für die Benennung des Kinderkrankenhauses am Park Schönfeld nach Felix Blumenfeld aussprach. Der Moment der Begegnung mit Blumenfeld sei

---

493 Konrad Kwiet, Nach dem Pogrom: Stufen der Ausgrenzung, in: Wolfgang Benz (Hrsg.), Die Juden in Deutschland 1933–1945. Leben unter nationalsozialistischer Herrschaft, München 1988, S. 574–587; s. Antje K, Matthias Koch, Das Schicksal der jüdischen Ärzte, Zahnärzte und Dentisten in Dresden nach 1933, in: Medizin und Judentum, Heft 1, 1994, S. 37.

494 HHStA Wiesbaden, Bestand 518, Nr. 63136, I, fol. 50, unterzeichnet durch Blumenfeld am 8.9.1941.

für sie „einer der beschämendsten Tage“ gewesen.[495] Der Kasseler Theaterdramaturg Hans Joachim Schaefer vermerkte in seinen Lebenserinnerungen sein Entsetzen beim Anblick Blumenfelds und nach dem Gespräch mit dem hochgeschätzten Kinderarzt, der die Annastraße fegen musste.[496] Diese Arbeiten führten bei Blumenfeld in seinem fortgeschrittenen Alter und aufgrund der prekären materiellen Lebensumstände zu zunehmender körperlicher Schwäche. Zudem überliefert seine Kennkarte den Vermerk, Blumenfeld habe an Diabetes gelitten. Nach 1945 bezeugten seine Ehefrau Helene und zwei Freunde aus der gemeinsamen Loge, Arthur Munkel und Gustav Römer, Blumenfeld habe aufgrund der Zwangsarbeit in dieser Zeit oft unter Schwindel gelitten und sei bei der Arbeit sogar mehrfach ohnmächtig geworden.[497]

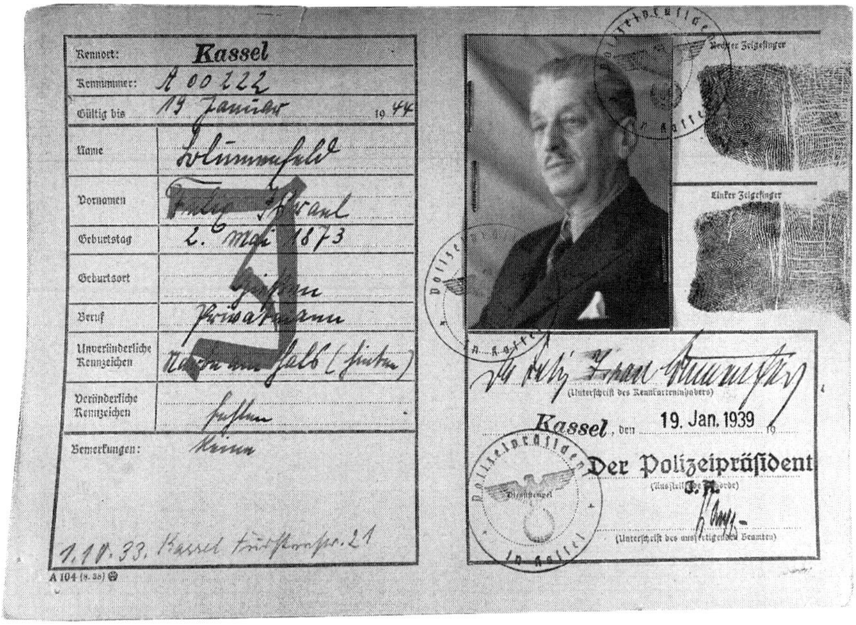

Kennkarte für Dr. Felix Blumenfeld, Auszug aus der sog. Volkskartei der Stadt Kassel, Stadtarchiv Kassel, A 3.33, Nr. 5

495 StA Kassel, Protokoll der Stadtverordnetenversammlung vom 31.1.1947, S. 43.

496 Hans Joachim Schaefer, Du hast vielleicht noch nicht alles versucht. Erinnerungen, Kassel 2007, S. 106.

497 HHStA Wiesbaden, Bestand 518, Nr. 63136, I, fol 13, „als Tiefbauarbeiter bei der Stadt Kassel“ habe er bei dieser Arbeit „öfters Ohnmachten“ erlitten.

Damit fand jedoch dessen Ausbeutung, vor allem seine fortgesetzte Herabwürdigung, kein Ende. In einer Erklärung zugunsten Helene Blumenfelds auf Verfolgtenrente bezeugten Römer und Munkel am 5. Oktober 1951 das Ausmaß von Hass und Verachtung der Nationalsozialisten gegenüber jüdischen Menschen und hier gegen Felix Blumenfeld. Sie berichteten dem Regierungspräsidium von einer Intervention Kasseler Bürger bei nicht genannten Stadt- oder Parteistellen zugunsten des einst angesehenen Arztes. Das „Leben wurde ihm und den Seinen zur Hölle gemacht. Zuletzt wurde Dr. Blumenfeld gezwungen, Strassenarbeiten zu verrichten. Dies veranlasste prominente Bürger der Stadt zu einer Eingabe an massgebliche Stellen, mit der Bitte, diesen hochverdienten, immer für das Wohl seiner Mitmenschen tätigen Arzt nicht in dieser Weise zu diffamieren. Diese Eingabe veranlasste aber diese Stellen, Dr. Blumenfeld noch weiter zu demütigen. Er wurde gezwungen, aus den städtischen Müllbergen leere Dosen etc. herauszusuchen. Diese Arbeit, der er körperlich schon nicht mehr gewachsen war – er ist dabei mehrfach ohnmächtig zusammengebrochen – brach die letzte Widerstandskraft Dr. Blumenfelds. Dies verursachte den seelischen Zusammenbruch, der dann zu seinem Freitod führte. Ein wertvoller Mensch und Arzt ging auf diese Weise verloren, der bei seiner Vitalität noch lange Jahre zum Wohle vieler Menschen hätte wirken können.“[498] Blumenfeld musste „hinter dem Zuchthaus in Wehlheiden, wo die Müllberge sind, den Müll, den die Fuhrwerke fortlaufend entladen, sortieren“.[499]

Welche Zustände auf der kommunalen Mülldeponie herrschten, wird aus zeitgenössischen Berichten und Klagen von Anwohnern deutlich. Auf der Müllkippe am Graß in Kassel-Wehlheiden, dem Zwangsarbeitsort Blumenfelds, wurden seit Jahren Müll und Schutt abgekippt. Diese Praxis führte zu extremer Geruchsbelastung. Verbrennungsqualm plagte Anwohner wie auch das benachbarte Zuchthaus Wehlheiden, dessen Direktion sich über Rattenplagen und Fliegenschwärme beschwerte.[500]

Das befreundete Frankfurter Ehepaar, Max und Tilly Cahn, besuchte die Blumenfelds Anfang Januar 1942 in Kassel. Nach einer Tagebuchnotiz von Tilly Cahn hatten sie „so herzlich gebeten [...], sie in ihren Nöten

498 HHStA Wiesbaden, Bestand 518, Nr. 63136, I, fol. 52.

499 Zitat aus dem Abschiedsbrief Blumenfelds, abgedruckt bei Monika Kingreen, Die Deportation der Juden aus Hessen, S. 244.

500 StA Kassel, A. 7. 70., Nr. 7.

zu besuchen". Nachträglich vermerkte Tilly Cahn deren niederdrückende Situation. Ende Januar – wohl nach Erhalt der Nachricht vom Freitod Felix Blumenfelds – ergänzte sie, wie verzweifelt sie die Stimmung in Kassel wahrgenommen habe. Bei dem Paar in Kassel sei es „sehr traurig" gewesen, „die armen Menschen in verzweifelter, auswegloser Lage – sie müsse sich scheiden lassen und er ist zum Tod entschlossen".[501]

Die Eheleute Blumenfeld hatten sich trotz des Drängens auf eine Ehescheidung versprochen, sich nicht zu trennen, und Felix hatte seiner Frau wohl zugesagt, dem enormen Druck und den Strapazen zu widerstehen. Ende Januar 1942 brach er jedoch in dieser für ihn völlig ausweglosen und hoffnungslosen Lage zusammen. Zuletzt schrieb er seiner Ehefrau einen in Abschrift erhaltenen Brief:

„Leni, verzeih' mir, wenn ich das Versprechen, das ich Dir gestern gegeben habe, nicht halten kann, & wenn ich mir das Veronal aus dem Versteck herausgeholt habe. Es geht wirklich nicht!! Ich bin körperlich und seelisch so schwach, daß ich nicht die Kraft aufbringen kann, die nötig wäre, um fern von Dir einsam und verlassen, ohne jede Existenzmittel mein armseliges Leben zu fristen. Da erscheint mir der Tod als eine Gnade, und die wenigstens kann mir kein menschlicher Hass und keine Verfolgung und keine Unbarmherzigkeit rauben. Bleibe tapfer, aufrecht und treu. Dein (Namenszeichen)

Sage Hans Oppenheim meinen innigsten Dank für sein liebevolles Verstehen und seine Fürsorge." [502]

Felix Blumenfeld starb am 25. Januar 1942 um 9 Uhr morgens.[503]

Im Freitod sah er wie viele verfolgte und drangsalierte Juden und Jüdinnen in Deutschland den einzigen verbliebenen Ausweg und eine letzte Möglichkeit, eine eigene, freie Entscheidung zu treffen. Blumenfeld dürfte sich auch über die angelaufenen Deportationen aus Kassel, deren Absicht ihm sicherlich klar waren, keine Illusionen gemacht haben. Anfang Dezember 1941 waren 1031 jüdische Bürgerinnen und Bürger aus dem Regierungsbezirk Kassel in Turnhallen zweier Kasseler Schulen interniert

501 Peter Cahn, Tagebuchaufzeichnungen, S. 208.

502 Abschrift des Briefes in HHStA Wiesbaden, Bestand 518, Nr. 63136, I, fol. 51r; auch in: Georg D. Falk, Ulrich Stump u.a., Willige Vollstrecker oder standhafte Richter?, S. 141; die Beziehung zu Hans Oppenheim (1895 – für tot erklärt zum 8.5.1945) ist momentan noch unklar.

503 HHStA Wiesbaden, Bestand 518, Nr. 63136, I, fol. 48, Sterbeurkunde der Stadt Kassel vom 1. April 1942.

worden, am 9. Dezember von dort tagsüber durch die Stadt zum Kasseler Hauptbahnhof gebracht und in einem Reichsbahnsonderzug nach Riga deportiert worden, wo fast alle ermordet wurden.[504] Das Ehepaar Cahn hatte auf ihrer Fahrt zu Blumenfelds nach Kassel Anfang Januar ein Gespräch im Zug anhören müssen, in dem sich eine Frau über Vorgänge gegen die jüdische Bevölkerung in Lublin äußerte und dabei die Zustimmung der Mitreisenden erhalten hatte.[505] Felix Blumenfeld selbst war sich über die Zukunft gewiss. Am Schluss seines Abschiedsbriefs an die Söhne führte er die bereits nach Osten deportierten Juden an, von denen keiner etwas berichten könne. „Jeder hat Angst vor dem kommenden Tag, vor dem nächsten Transport, der einen dann auch erfaßt." Hoffnungslos endete er den Brief mit einem endgültigen Abschied im Bewusstsein, seine Söhne nie mehr wiederzusehen: „Damit muß man allerdings auch die Hoffnung auf ein Wiedersehen mit Euch aufgeben. Aber wer weiß, wie lange dieser Krieg dauert, und was bis dahin für die Juden in Deutschland paßiert, ist kaum auszudenken. Man wird vor keinem Mittel der Vernichtung zurückschrecken."

Die schon im Kaiserreich und in der Weimarer Republik vergleichsweise hohen Suizidraten von Jüdinnen und Juden stiegen mit dem Jahr 1933 deutlich an und nahmen im Laufe der NS-Zeit Ausmaße eines Massenphänomens[506] an, auch wenn genaue Zahlen nicht vorliegen, da sie in offiziellen Statistiken nie veröffentlicht wurden oder Zahlenangaben als verloren gelten. Insbesondere ab 1933, mit Erlass der Nürnberger Gesetze 1935 und als Folge der Pogromnacht vom 9. November 1938 wurde eine sehr hohe Suizidalität festgestellt.[507] Die Resignation und Verzweiflung ließ für zahllose und vornehmlich ältere Jüdinnen und Juden angesichts der angelaufenen Deportationen und in einer für sie ausweglosen Situation keinen anderen Weg mehr zu. Der Selbstmord war eine „letzte Chance der Selbstbehauptung und freien Entscheidung"[508] und angesichts aller

504 Monika Kingreen, Deportationen aus Hessen, S. 211–216.

505 Peter Cahn, Tagebuchaufzeichnungen, S. 208.

506 Konrad Kwiet, Helmut Eschwege, Selbstbehauptung und Widerstand. Deutsche Juden im Kampf um Existenz und Menschenwürde 1933–1945, Hamburg 1984, S. 196.

507 Ebenda, S. 194–215; Susanne Hahn, Die Verfolgung, Vertreibung und Vernichtung jüdischer Ärzte, S. 13, nennt für Leipzig 54 polizeilich registriert Selbstmorde von Juden für die Jahre 1939 bis 1945, wobei die Dunkelziffer höher liegen dürfte.

508 Susanne Hahn, Suizidalität bei den Juden – Folge der Assimilation, in: Medizin und Judentum Heft 4, 1998, S. 98–75, Zitat S. 73.

verlorenen Perspektiven und des sicheren Todes „die extremste Form der Flucht“.[509]

Eine Folge des Selbstmords des Felix Blumenfeld dürfte der Umzug seiner Schwester Thekla Grünbaum am 1. Februar 1942 nach Krefeld gewesen sein, wo ihre verheiratete Tochter Cäcilie Herzog lebte. Vereinbart war ihre Aufnahme bei der Tochter in Krefeld. Kurz vor Theklas Eintreffen waren jedoch Cäcilie und ihr Mann Walter Herzog nach Riga deportiert worden,[510] sodass Thekla zunächst allein in der Wohnung unterkam. Schließlich wurde auch sie im Juli oder August 1942 von Krefeld nach Theresienstadt deportiert. Nach Aussagen in den Wiedergutmachungsakten nach 1945 wurde Thekla Grünbaum am 1. Oktober 1943 im Vernichtungslager Auschwitz ermordet.[511]

Nach ihrer Deportation und Ermordung wurden die Finanzbehörden in Kassel auch in ihrem Fall tätig und zogen den Besitz, der Thekla Grünbaum verblieben gewesen war, ein – ihre Bankguthaben und das Wohnhaus in der Wolfhager Straße. Freilich war von den Sparguthaben nur noch wenig übrig geblieben, nachdem auch sie 1938 die sogenannte Judenvermögensabgabe zu entrichten hatte. Im Jahre 1958 informierte das Kasseler Bankhaus Wangenheim, das mit der „Arisierung“ das Kasseler Bankhaus S. J. Werthauer übernommen hatte, das Regierungspräsidium Kassel über die seinerzeit gezahlte Zwangsabgabe. Von Dezember 1938 bis Februar 1940 überwies das Bankhaus zur Abgeltung der „Judenvermögensabgabe“ Geld sowie Aktien und Wertpapiere im Wert von über 10 500 RM an das Deutsche Reich. Ferner wurden am 23. September 1942 an die Reichsvereinigung der Juden in Köln 3000 RM gezahlt. Der Restbestand auf dem Konto von Thekla Grünbaum über 293 RM wurde am 8. Juni 1943 „als dem Reich verfallenes Vermögen an den Oberfinanzpräsidenten Düsseldorf überwiesen“, vermutlich vier Monate vor ihrer Ermordung in Auschwitz.[512]

Nach einer eidesstattlichen Erklärung ihrer Tochter Rosemarie im August 1954 hatte das Wohnhaus der Grünbaums in der Wolfhager Straße

509 Konrad Kwiet, Helmut Eschwege, Selbstbehauptung und Widerstand, S. 194.

510 Ihr Mann Walter Herzog kam am 16.12.1944 in Buchenwald ums Leben, Cäcilie Herzog überlebte Deportation und Todeslager, s. HStA Marburg, 270 Kassel, Nr. 6793; sie kam 1945 zunächst nach Kassel zurück, wo sie im Haus bei Helene Blumenfeld Aufnahme fand, und wanderte dann in die USA aus, s. Hans Loeser, Hans's Story, S. 14.

511 HHStA Wiesbaden, Bestand 518, Nr. 19673, fol. 19 und fol. 41.

512 HHStA Wiesbaden, Bestand 518, Nr. 19673, fol. 91.

55 einen Einheitswert von 16000 RM gehabt.[513] Das Wohnhaus, das Thekla Grünbaum auch nach dem Verkauf der Druckerei 1935 noch bewohnt hatte, wurde am 5. November 1942 und nach ihrer Deportation ebenso als dem Reich verfallen erklärt und am 12. März 1943 im städtischen Grundbuch auf das Deutsche Reich übertragen. Der Reichsfiskus überschrieb einen Teil des eingezogenen Grundstücks und das Wohnhaus am 16. Juni 1944 wiederum auf die Stadt Kassel.[514] Die Stadt Kassel profitierte sicherlich nicht nur in diesem Fall von Beschlagnahmungen und damit von der sogenannten Entjudung des Grundbesitzes im Stadtgebiet. Die Rolle der Behörden in der Stadt Kassel bei der Verdrängung der jüdischen Gewerbe und der „Arisierungen" ist bislang kaum aufgearbeitet worden. Nach dem Beispiel anderer deutscher Kommunen, die sich an „Arisierungen" in einem als Wettlauf zu bezeichnenden Konkurrenzkampf mit Parteistellen und privater Nachfrage beteiligten, muss der Führung und der Verwaltung Kassels eine ebenso aktive Rolle unterstellt werden.

Verfolgung und Ausplünderung ließen vom Vermögen und dem Eigentum der Familie Blumenfeld nichts übrig. Konten und Vermögenswerte wurden beschlagnahmt und zugunsten des Deutschen Reichs eingezogen. Möbel und Hausrat, der bei Helene Blumenfeld in ihrem Haus in Wilhelmshöhe verblieben war, versuchte sie aus der immer wieder bombardierten Stadt und möglicherweise auch vor dem Zugriff durch Behörden und Parteistellen zu retten. Sie wählte ihr Elternhaus in Nordhausen am Harz, wohin sie Hausstand und familiäre Unterlagen transportieren ließ. Dort jedoch ging auch dieser Teil des Blumenfeld'schen Besitzes in der Zerstörung der Stadt im April 1945 unter.

Nur äußerst spärliche Reste des Hausstands gelangten über ihre Angehörigen in den 1990er Jahren in das Stadtmuseum Kassel.

513 HHStA Wiesbaden, Bestand 518, Nr. 19673, fol. 64.
514 Die Angaben hierzu nach StadtA Kassel, A. 2. 23., Nr. 107.

Die Familie Blumenfeld nach 1945

1945 waren die Geschwister Thekla Grünbaum und Felix Blumenfeld ermordet, ihre überlebenden Angehörigen weit auseinandergerissen. Sie hatten durch rechtzeitige Emigration aus Deutschland und Europa den Versuch, die europäischen Juden zu vernichten, überlebt. Im britischen Mandatsgebiet Palästina, in England und den USA hatten sie zwar sichere Aufnahme gefunden, sahen sich aber einem schwierigen beruflichen wie auch gesellschaftlichen Neubeginn gegenüber. In den USA hatten die Brüder, die sich jetzt Edgar Field und Gerd Bloomfield nannten, nach 1941 zunächst nicht in ihren eigentlichen Berufen gearbeitet und deshalb nur ein geringes Einkommen bezogen. Die Änderung ihres Familiennamens in Field sowie Bloomfield könnte eine Anpassung an ihre neue, englischsprachige Umgebung gewesen sein, für die der Name Blumenfeld zu sperrig geklungen haben mag. Der Wechsel markiert zugleich einen Bruch mit ihrer bisherigen Identität und ihrer deutschen Vergangenheit.

Helene Blumenfeld hatte in Kassel den Krieg überlebt und bewohnte das im Luftkrieg leicht beschädigte Haus in der jetzt Hugo-Preuß-Straße genannten vormaligen Fürstenstraße in Kassel-Wilhelmshöhe. Dort nahm sie 1945 die als Überlebende der Shoah aus dem Osten zurückkehrende Nichte ihres Mannes, Cäcilie Herzog, auf, deren Ehemann Walter Herzog 1944 in Riga ermordet worden war. Cäcilie blieb einige Zeit in Kassel und verließ von dort Deutschland, um zu ihren Geschwistern in die USA auszuwandern. Während dieser Zeit erhielten beide Frauen Besuch von Hans Löser, jetzt Loeser, dem Großneffen Felix Blumenfelds, der als amerikanischer Aufklärungsoffizier mit den letzten Kampfhandlungen nach Deutschland gelangt war. Helene Blumenfeld konnte bis 1956 in ihrem Haus wohnen bleiben, sah sich dann aber möglicherweise aus finanziellen Gründen gezwungen, das Haus zu verkaufen. In den folgenden Jahren wurde es abgerissen und durch einen Neubau ersetzt.

Helene Blumenfeld reiste Anfang 1947 zu den beiden Stiefsöhnen in die USA. Bei dem Besuch dürfte Helene Blumenfeld den Abschiedsbrief des Vaters vom Februar 1942 übergeben haben. Helene scheint 1947 noch eine Zeit lang in den USA geblieben zu sein, reiste dann aber nach

Deutschland zurück.[515] Es war sicherlich das letzte Mal, dass die Familie sich persönlich sehen konnte.

Edgar Field verstarb am 23. Juni 1954, sein Bruder Gerd Bloomfield am 11. August 1959, beide nicht einmal 55 Jahre alt.

Wiedergutmachung und Entschädigung?

Schon mit Kriegsende 1945 wiesen die alliierten Militärverwaltungen die deutschen Stellen an, den Überlebenden der NS-Verfolgung materielle und finanzielle Unterstützung bereitzustellen. In der US-Zone waren hierzu in Bayern im Oktober 1945 und August 1946 erste Verordnungen erlassen worden, die für die amerikanische Besatzungszone modellhaft wurden und einer Regelung der Wiedergutmachungsleistungen vorangehen sollten. Zudem erhielten politisch, rassistisch und religiös Verfolgte vorrangig Bekleidung, Wohnraum, Hausrat und Arbeitsmöglichkeit zugewiesen und es wurden Geldzahlungen als Vorgriff auf eine materielle Entschädigung ausgezahlt.[516]

Grundsätzlich sollten überlebenden Opfern und ihren Nachkommen das nach 1933 entzogene Vermögen zurückerstattet und Entschädigungen gesetzlich geregelt werden. In der amerikanischen Zone galt seit November 1947 das Gesetz über Rückerstattung verfolgungsbedingt entzogenen Besitzes, was unter anderem Immobilien, Geschäfte und Betriebe einschloss. Eine Rückerstattung unterblieb, wenn seinerzeit ein angemessener Preis gezahlt worden war und der Verkäufer über den Verkaufserlös frei verfügen konnte. Andernfalls kam es zur Rückgabe oder es wurde dem Erwerber auferlegt, die Differenz zwischen dem realen Wert des Vermögensteils und tatsächlichen Kaufpreis nachzuzahlen. Ein großer Teil solcher Streitfälle konnte in einem Vergleich gelöst werden.[517] Ein solche Vereinbarung wurde im Fall des „arisierten" Druckereibetriebs Grünbaum in Kassel und den Frankfurter Asbestwerken KG erzielt. Die

515 StA Kassel, S 1, Nr. 3393.

516 Hans-Dieter Kreikamp, Zur Entstehung des Entschädigungsgesetzes der amerikanischen Besatzungszone, in: Ludolf Herbst, Constantin Goschler (Hrsg.), Wiedergutmachung in der Bundesrepublik Deutschland, München 1989, S. 61–75, hier S. 61–62; Constantin Goschler, Wiedergutmachung. Westdeutschland und die Verfolgten des Nationalsozialismus (1945–1954), München 1992, S. 149–183.

517 Walter Schwarz, Die Wiedergutmachung nationalsozialistischen Unrechts durch die Bundesrepublik Deutschland. Ein Überblick, in: Ludolf Herbst, Constantin Goschler (Hrsg.), Wiedergutmachung, S. 33–54, hier S. 35–36.

Brüder Field und Bloomfield hatten 1947 über ihren Rechtsanwalt Max Cahn einen Rückerstattungsantrag gestellt. Am 6. April 1950 konnte beim Amt für Vermögenskontrolle und Wiedergutmachung in Frankfurt ein Wertausgleich vereinbart werden, demzufolge der Erwerber Paul Kind nachträglich 200 000 DM leistete.[518] Auf eine Nachzahlung hatten sich im November 1949 in Kassel auch die Erben Grünbaum, jetzt Gruen, mit dem Erwerber Edmund Pillardy geeinigt, der 35 000 DM bezahlte.[519] Die späte Übereinkunft über die Ansprüche der Nachkommen Gruen, Field und Bloomfield sicherte ihnen Zahlungen in Deutscher Mark und nicht in Reichsmark. Infolge der Währungsreform im Juni 1948 gerieten solche Ausgleichszahlungen in das Umtauschverfahren von 10:1, sodass zahlreiche entschädigte Verfolgte aus solchen Geldzahlungen in Reichsmark hohe Verluste erlitten, während diejenigen, die von den „Arisierungen" profitiert hatten, mit der Zahlung von faktisch wertloser Reichsmark ohne großen Schaden davonkamen.

Der Bundesrepublik Deutschland wurde von den Westalliierten aufgegeben, Rückgabe- und Entschädigungsforderungen von NS-Verfolgten gesetzlich zu regeln. Das Bundesergänzungsgesetz zur Entschädigung von NS-Opfern vom 1. Oktober 1953 sollte Ansprüche wegen Schäden an Eigentum und Vermögen sowie aus Sonderabgaben und -steuern, wie „Judenvermögensabgabe" und Umtausch- und Transferverluste bei der Emigration, abgelten. Das Bundesrückerstattungsgesetz vom 29. Juni 1956 erkannte weitere Schadenstatbestände wie Bußgelder und Auswanderungskosten an. Finanzielle Entschädigungen wurden für ermordete Angehörige und jene Menschen, die sich wie Felix Blumenfeld verfolgungsbedingt das Leben genommen hatten, sowie für Haft und Freiheitsentzug geleistet. Gesundheitliche Schäden aufgrund von Verfolgung mussten ursächlich mit der NS-Verfolgung in Zusammenhang stehen. Es waren daher ärztliche Untersuchungen erforderlich, um eine Erwerbsminderung von mindestens 25 Prozent für den Bezug einer Rente festzustellen. Viele Menschen hatten durch Exil und Verfolgung in ihrem beruflichen Fortkommen Schaden erlitten. Diese Schäden wurden pauschal nach dem Maßstab von Beamtenbezügen berechnet. Dafür galt es festzustellen, in welche Gehaltsgruppe der Verfolgte aufgrund seines Berufs vor

518 Georg D. Falk, Ulrich Stump u. a., Willige Vollstrecker oder standhafte Richter?, S. 145.

519 Horst Kottke, Die endgültige Verdrängung der Juden, in: Wilhelm Frenz, Jörg Kammler, Dietfrid Krause-Vilmar (Hrsg.), Volksgemeinschaft und Volksfeinde, S. 229.

der NS-Zeit einzustufen war.[520] Gesundheits- und Berufsschäden machten etwa 80 Prozent des Entschädigungsbudgets aus, davon wurden 80 Prozent in Renten an die ehemals Verfolgten ausbezahlt.[521]

Die Ausführung der Gesetze oblag den Bundesländern und deren Entschädigungsstellen. Diese Aufgabe übernahmen in Hessen die Regierungspräsidien, während sich Bund und Länder die finanziellen Kosten der Verfahren hälftig aufteilten. „Wiedergutmachung“ ist auch wegen oft langjähriger Auseinandersetzungen der NS-Opfer mit deutschen Behörden ein umstrittener Begriff. Zudem erscheint es aus moralischer Sicht und angesichts des millionenfachen Mordes, der Vertreibung und Ausplünderung unmöglich, derartiges Leid und Verbrechen wiedergutzumachen. Eine finanzielle Entschädigung konnte also nur bemüht sein, einen materiellen Ersatz für Schäden an Leib und Leben zu leisten und materielle Verluste zu ersetzen. Die gesetzlichen Regelungen und die daraus entstandenen Auseinandersetzungen um die Rückgabe von Vermögensbesitz sowie die finanzielle Entschädigung von politischer, religiöser und rassistischer Verfolgung von Menschen während der NS-Zeit wurden zum Teil sehr kritisch beurteilt. Die Opfer hatten ihre materiellen Verluste und körperlichen Schäden nachzuweisen, Ansprüche wurden von den Behörden genau geprüft. Ablehnende Entscheidungen wurden als Voreingenommenheit und Abwehrhaltung gesehen – gar als Kleinkrieg gegen die Opfer und fortgesetzte Verfolgung.[522] Andere kamen zu milderen Beurteilungen, räumten Fehler und ungenügende Formen der Aufarbeitung ein, werteten es aber als eine Leistung der jungen Bundesrepublik, Verfolgung und Leid zumindest durch eine materielle Entschädigung anzuerkennen.[523]

Edgar Field und Gerd Bloomfield sowie ihre Stiefmutter Helene bemühten sich nach 1945, ihre Entschädigungsansprüche nach verfolgungs-

---

520 Walter Schwarz, Die Wiedergutmachung nationalsozialistischen Unrechts, S. 43–47; Hermann-Josef Brodesser, Bernd Josef Fehn, Tilo Franosch, Wilfried Wirth, Wiedergutmachung und Kriegsfolgenliquidation. Geschichte – Regelungen – Zahlungen, München 2000, S. 82–104.

521 Walter Schwarz, Die Wiedergutmachung nationalsozialistischen Unrechts, S. 46–47.

522 Christian Pross, Wiedergutmachung. Der Kleinkrieg gegen die Opfer, Frankfurt am Main, 1988; Helga und Hermann Fischer-Hübner, Die Kehrseite der „Wiedergutmachung“. Das Leiden von NS-Verfolgten in den Entschädigungsverfahren, Gerlingen 1990.

523 Walter Schwarz, Die Wiedergutmachung nationalsozialistischen Unrechts, S. 54.

und beraubungsbedingtem Verlust durchzusetzen. Dies ist ihnen – in langen Jahren und mehreren Verfahren – gegenüber den hessischen Behörden und Gerichten gelungen. Ihre Bemühungen, die sie überwiegend mit anwaltlicher Unterstützung durchsetzen mussten, erforderten Geduld und Beharrlichkeit. Nachweise, eidesstattliche Erklärungen, Bankunterlagen und anderer noch erhaltener amtlicher Schriftverkehr waren Gerichten und Behörden vorzulegen. Zugleich erfuhren die Familien, wie genau sich die deutschen Amtsstellen an die gesetzlichen Vorgaben hielten, exakt finanzielle Ansprüche berechneten, Nachweise anfragten und vermeintlich zu viel gezahlte Entschädigungsgelder sogar unter Androhung von Pfändung zurückverlangten. Es erwiesen sich jedoch in Streitfällen höherinstanzliche Gerichte wie das Oberlandesgericht Frankfurt als korrigierende Stellen, die vorherige Entscheidungen verwarfen und zugunsten der Nachkommen Field und Bloomfield entschieden.

Neben den Entschädigungserwartungen der Söhne ging es um die materielle Absicherung der Witwe Helene Blumenfeld. Der Zugriff der deutschen Finanzbehörden auf das familiäre Vermögen vor 1945 hatte den Verlust ihrer finanziellen Versorgung mit sich gebracht. Die nun alleinstehende, über 60 Jahre alte Frau dürfte in der Nachkriegszeit mit ihrer Ausbildung und nach lange unterbrochener Arbeitspraxis kaum Aussicht auf eine berufliche Zukunft gehabt haben. Im Februar 1950 wurde ihr Antrag auf Entschädigung für Verluste an Eigentum, Vermögen und im wirtschaftlichen Fortkommen mit Verweis auf den Familienvertrag von 1928 abgelehnt.[524] Die Stiefsöhne mussten zunächst erklären, auf ihre damals zugeschriebenen Vorrechte zugunsten ihrer Stiefmutter zu verzichten. Darauf folgte eine jahrelang verzögerte Bearbeitung, da die Entschädigungsbehörde den Standpunkt vertrat, die vorgelegte Abtretungserklärung könne nur durch das hessische Innenministerium anerkannt werden. Zudem konnte Helene Blumenfeld nur wenige Unterlagen vorlegen, die den Krieg überstanden hatten. Ihrem Rechtsbeistand Max Cahn gelang es bis 1956, Entschädigungszahlungen für den Abbruch der beruflichen Tätigkeit von Felix Blumenfeld zu erwirken. Das Regierungspräsidium Kassel sprach der Witwe im August 1956 eine Entschädigung von knapp 20 000 DM wegen Verdrängung aus der ärztlichen Tätigkeit zu, und sie erhielt für dessen Tod im Dezember 1957 eine Kapitalentschädigung

524 Die Verfahren in HHStA Wiesbaden, Bestand 518, Nr. 63136, I, III und IV, ebenda, Bestand 518, 63203 und HStA Marburg, Bestand 270 Kassel, Nr. 2295.

über etwa 38 500 DM. Sie beantragte 1957 mit Verweis auf die erzwungene Unterbrechung ihres Erwerbslebens nach der Schließung der Praxis und der Unmöglichkeit, andere Arbeit zu finden, die Anerkennung der Zeit von Oktober 1934 bis zum 8. Mai 1945 zur Anrechnung auf ihre Rentenansprüche. Schließlich bewilligte das Regierungspräsidium Kassel Helene Blumenfeld im März 1958 eine Summe von 6350 DM als Entschädigung für diesen Zeitraum sowie eine monatliche Geldrente über 528 DM. Diese Renten wurden bis zu ihrem Tod 1969 ausgezahlt und erfuhren in diesem Zeitraum immer wieder Erhöhungen.

Gerd und Lotte Bloomfield mussten zur Wahrnehmung ihrer Ansprüche vor den hessischen Entschädigungsstellen in den 1950er Jahren mehrfach Erklärungen über den Entzug ihres Vermögens vorlegen. Dabei hatten die Stellen durchaus Zugriff auf Unterlagen aus Frankfurter Finanzämtern. Die heute im Hauptstaatsarchiv Wiesbaden befindlichen Originallisten hatten Krieg und mögliche gezielte Vernichtung überstanden und konnten den Verwaltungs- und Gerichtsbehörden vorgelegt werden.[525] Die Bloomfields mussten Lebenslauf, schulische und Universitätsausbildung sowie den beruflichen Werdegang per eidesstattlicher Erklärungen nachweisen, um ihren Schaden im beruflichen Fortkommen ermitteln und Ersatz für entgangene Verdienste berechnen zu lassen. Zur Entschädigung gelangten die 1938 gezahlten, aber auf Sperrkonten liegenden Erlöse aus dem „Arisierungsverkauf" der Asbestwerke KG, die „Judenvermögensabgabe", die „Reichsfluchtsteuer" und jene Gelder, die mit der Ausbürgerung von Gerd und Lotte Blumenfeld eingezogen worden waren. Im September 1956 erhielt Gerd auf seinen Antrag vom Februar 1950 als Ersatz eine Zahlung von knapp 40 000 DM zugesprochen.

Wie genau die deutschen Finanzbehörden die einmal ausgezahlten Entschädigungen im Blick behielten und weitere Anträge auf Ersatz von verfolgungs- und emigrationsbedingten Ausgaben abglichen, zeigte der Widerrufsbescheid vom November 1966 gegen Lotte Bloomfield. Sie war 1966 mit einer Rückzahlungsforderung wegen angeblich falscher Angaben konfrontiert. Das Regierungspräsidium Wiesbaden teilte am 10. November 1966 mit, man müsse den Bescheid vom September 1956 über Entschädigung unter anderem für die „Reichsfluchtsteuer" aufheben, da ihr verstorbener Mann eine höhere „Reichsfluchtsteuer" angegeben habe. Dies habe laut Regierungspräsidium die Durchsicht

525 HHStA Wiesbaden, Bestand 519/3, Nr. 16002.

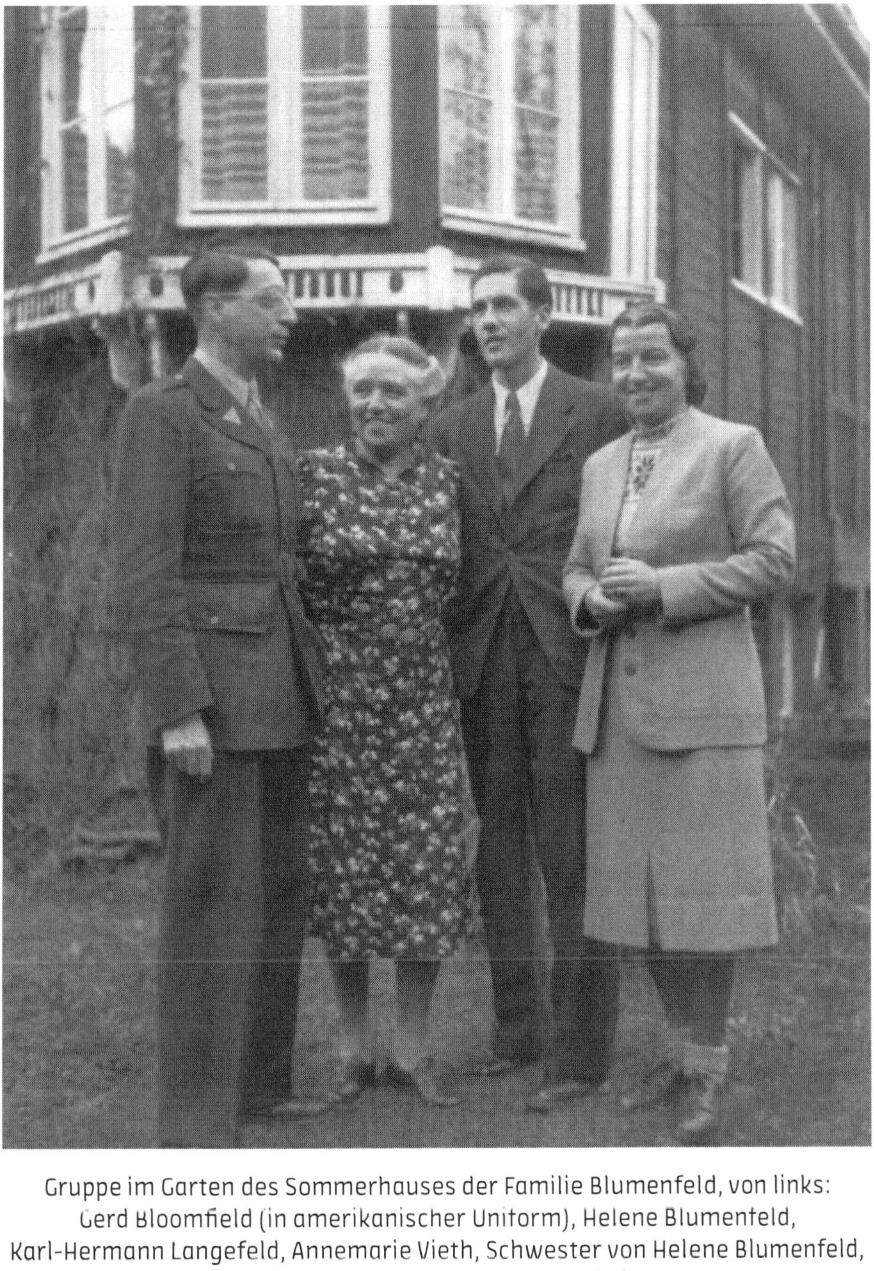

Gruppe im Garten des Sommerhauses der Familie Blumenfeld, von links: Gerd Bloomfield (in amerikanischer Uniform), Helene Blumenfeld, Karl-Hermann Langefeld, Annemarie Vieth, Schwester von Helene Blumenfeld, um 1947, Stadtmuseum Kassel, 95/0680

der „Reichsfluchtsteuerakten" ergeben. Lotte Bloomfield sollte daher 8268,49 DM an das Land Hessen zurückzahlen. Sogar eine Pfändung ausstehender Entschädigungszahlungen wurde angedroht. Ihr Rechtsanwalt Max Cahn erreichte jedoch im April 1967 vor dem Landgericht Wiesbaden die Aufhebung des Widerrufbescheids.[526]

Die hessischen Entschädigungsstellen erkannten im Januar 1952 den Eheleuten Edgar und Anne Field die Zahlung der „Judenvermögensabgabe" an. Nach dem Tod ihres Manns Edgar am 23. Juni 1954 verfolgte seine Witwe Anne die Ansprüche auf Entschädigung. Im Januar 1957 sprach das Regierungspräsidium Wiesbaden ihr 44 800 DM für Transferverluste zu. Zudem erkannte die Behörde für Anne Field wegen Schäden im beruflichen Fortkommen im April 1961 den Betrag von etwa 12 000 DM an. Da Nachweise über die Höhe der „Reichsfluchtsteuer" nicht vorlagen, einigten sich Entschädigungsbehörde und Anne Field aufgrund von herangezogenen Bankunterlagen auf einen Vergleich, aus dem sie für die „Reichsfluchtsteuer" eine Summe von 19 000 DM erhielt.[527]

Für Überlebende und Emigranten, die sich zwecks Anerkennung zumindest ihrer materiellen Verluste an die westdeutschen Behörden wandten, bedeuteten diese Verfahren eine Auseinandersetzung mit deutschen Gerichten und einer Finanzbürokratie, die zum Teil schon vor 1945 zuständig gewesen war. Sie mussten den Entschädigungsbehörden relevantes Aktenmaterial und Nachweise zuliefern und hatten – mit anwaltlicher Unterstützung und in mehrjähriger Bearbeitung – mit Einsprüchen und Ablehnungsbescheiden zu tun.[528] Im Ergebnis wurden die Söhne von Felix Blumenfeld und deren Witwen für die Verluste an ihrem Vermögen und die Entziehung ihres Besitzes gemäß der bundesgesetzlichen Regelungen finanziell entschädigt. Sie erhielten auf behördlichem Wege rekonstruierte Summen ihrer ehemaligen Reichsmark-Vermögen und exakt umgerechnete Summen ihrer Wertpapiere in Deutscher Mark. Nicht zu entschädigen waren jene Verluste aus dem ererbten Familienbesitz, wie Möbel, Bibliotheksbestände, Schmuck und Hausrat, der nach Einlagerung

526 HHStA Wiesbaden, Bestand 518, Nr. 51767, I und II.

527 HHStA Wiesbaden, Bestand 518, Nr. 75571 und ebenda, Bestand 467, Nr. 5988.

528 Julia Volmer-Naumann, Vor und hinter dem Schreibtisch. Wiedergutmachungsbürokratie in Münster, in: Norbert Frei, José Brunner, Constantin Goschler (Hrsg.), Die Praxis der Wiedergutmachung. Geschichte, Erfahrung und Wirkung in Deutschland und Israel, Göttingen 2009, S. 554–571.

in Frankfurt und Paris zurückgelassen werden musste, versteigert oder durch Kriegseinwirkung vernichtet wurde.

Die Erinnerung an Felix Blumenfeld nach 1945

Der katholische Theologe und Religionsphilosoph Romano Guardini (1885–1968) hielt im Mai 1952 an der Universität Tübingen eine öffentliche Rede, in der er seine Gedanken über das Verhältnis der Deutschen zu ihrer jüngsten Vergangenheit vortrug. Er überlegte, warum die Deutschen für die begangenen Verbrechen offenbar keine Verantwortung zu übernehmen bereit waren. Er erkannte in der Vernichtung der europäischen Juden ein Verbrechen völlig neuer Qualität, das das deutsche Volk gegen einen Teil der eigenen Bevölkerung systematisch, mit seinem ganzen staatlichen Apparat und dem Ziel der physischen Vernichtung verübt habe. Er sah darin ein „Ausstreichen jedes menschlichen Anspruchs, verbunden mit den Methoden exakter Rationalität und technischer Präzision" und erkannte darin ein neues Faktum in der Geschichte. Der Theologe vermutete eine grundsätzliche Entwicklung seit der frühen Neuzeit und begründete das rationale, mörderische Vorgehen wesentlich mit einer abhanden gekommenen Autorität göttlicher Gesetze und moralischer Maßstäbe. Der Mensch werde nur noch als nützlich oder als schädlich betrachtet, und das Menschsein als schützende rechtliche Kategorie gelte nichts mehr.

Guardini erschreckte die Teilnahmslosigkeit der deutschen Bevölkerung nach 1945, sich diesen Verbrechen zu stellen. Es gebe ihm „Anlaß zu tiefster Verwunderung, wie wenig das Geschehene es [das deutsche Volk] in seiner Gesamtheit beschäftigt" habe, sodass es nicht erkenne, was dies für seine geschichtliche Existenz bedeute.[529] Dabei müssten die Deutschen sich dieser Tat stellen, um das geschehene Unrecht aufzuarbeiten. Sonst würde, so Guardini, das Unrecht fortbestehen und das Furchtbare der Tat bliebe in den Menschen weiter wirkend. Er vermied in seinem Vortrag – vielleicht bewusst – die Formel der Kollektivschuld, aber der Theologe forderte eine Aufarbeitung der Verbrechen auf Gott und das göttliche Gesetz hin, der Philosoph rief dazu auf, im Sinne von Platons Gorgias sein

529 Romano Guardini, Verantwortung. Gedanken zur jüdischen Frage, in: Geschichte in Wissenschaft und Unterricht, 3, Heft 8, August 1952, S. 449–461, Zitat S. 457.

eigenes Handeln kritisch zu beurteilen und sich zu seiner Verantwortung zu bekennen.[530]

Es ist früh der Vorwurf gemacht worden, die große Mehrheit der Deutschen habe nach 1945 keine Schuld empfunden und Verantwortung für die NS-Zeit nicht wahrnehmen wollen. Stattdessen habe sie die nationalsozialistischen Verbrechen verdrängt und beschwiegen. Reue oder Trauer seien kaum erkennbar gewesen. Dies wurde als Abwehr gegen den Vorwurf einer Kollektivschuld gedeutet. Das Leid der deutschen Bevölkerung durch Krieg, Vertreibung, Zerstörung und Tod wurden dem entgegenhalten.[531]

Erst seit den späten 1970er und frühen 1980er Jahren ist die NS-Zeit stärker in das kritische Bewusstsein der Deutschen getreten. Oft waren es lokale und aus der Bevölkerung kommende Anstöße und Initiativen, um die Geschichte von jüdischen Gemeinden, die Biographien jüdischer Menschen und ihre Vernichtung zu dokumentieren und in die Gegenwart zu holen.[532] Heute gehören die NS-Zeit, der Zweite Weltkrieg und insbesondere die Shoah, die versuchte Vernichtung der europäischen Juden, zur Identität der demokratischen Bundesrepublik.

Ein über lange Jahre und in der breiten Bevölkerung distanzierter Umgang mit der eigenen NS-Geschichte ist auch für Kassel nach 1945 festzustellen. Dort gab es unmittelbar nach Kriegsende durchaus Anstöße, dauerhaft und im Stadtraum sichtbar an die jüdischen Opfer zu erinnern. Die Überlebenden der Jüdischen Kultusgemeinde Kassels baten 1946 die Stadt, auf dem Gelände der 1938 zerstörten Synagoge ein Mahnmal für die ermordeten Kasseler Juden zu errichten. Die städtische Baukommission und der Magistrat stellten diesen Antrag 1947 um ein halbes Jahr

530 Ebenda, Zitate S. 459–460.

531 Peter Reichel, Harald Schmid, Peter Steinbach, Einführung, in: dies. (Hrsg.), Der Nationalsozialismus – Die zweite Geschichte. Überwindung, Deutung, Erinnerung, München 2009, S. 7–21; Henning Tümmers, Nach Verfolgung und Vernichtung. Das Dritte Reich und die Deutschen nach 1945, Stuttgart 2021; Podiumsdiskussion Der Umgang mit dem Holocaust: „Wieviel Erinnerung" war zu welcher Zeit möglich?, in: Norbert Frei, Sybille Steinbacher (Hrsg.), Bekennen. Die deutsche Nachkriegsgesellschaft und der Holocaust (Dachauer Symposien zur Zeitgeschichte, 1), Göttingen 2001, S. 137–158.

532 Vgl. die Beiträge von Dietfrid Krause-Vilmar, Gedenkstätten und Erinnerungsorte in Hessen – Geschichtswerkstätten am historischen Ort, und von Heinrich Nuhn, Spurensuche und Erinnerungsarbeit vor Ort – das Beispiel Rotenburg an der Fulda, in: Andreas Hedwig, Reinhard Neebe, Annegret Wenz-Haubfleisch (Hrsg.), Die Verfolgung der Juden während der NS-Zeit, S. 121–128 bzw. S. 135–145.

zurück, da man zunächst die Planungen für den Wiederaufbau der Stadt abzuschließen habe. Mit dieser Priorisierung war das Gesuch auf unbestimmte Zeit verschoben, sodass die Jüdische Gemeinde ihren Vorschlag erneut vortragen musste. Im Herbst 1947 vereinbarte die Stadt mit dem Gemeindevertreter Siegfried Samson, dass die Jüdische Kultusgemeinde einen Entwurf und Kostenvoranschlag für ein Mahnmal erstellen sollte. Aus der Gemeinde wurde der Entwurf einer Bronzeplatte vorgestellt, deren Gestalt und Ausmaß die Stadtvertreter anscheinend verschreckte. Der Magistrat fasste am 18. Dezember 1947 den Beschluss, für die Errichtung eines Mahnmals, das nun aber auf dem Jüdischen Friedhof in Kassel-Bettenhausen aufgestellt werden sollte, einen „Vorschuß von 5000.- RM bereitzustellen". Kassels Bürgermeister Christian Weißmann wandte gegen die Finanzierungszusage ein, dass die Stadt bereits die Herrichtung des Friedhofs und dessen weiteren Unterhalt bezahle. Das Denkmal, das an weit über 1000 vertriebene und ermordete Kasseler Bürgerinnen und Bürger erinnern sollte, entstand im Juni 1950 auf dem jüdischen Friedhof, einem abgelegenen, letztlich für die Kasseler Bevölkerung unsichtbaren Ort, während die Kosten über Wiedergutmachungsmittel abgerechnet wurden.[533]

Es lassen sich weitere Beispiele anfügen, wie schwer sich Stadt und Öffentlichkeit mit einem verantwortungsbewussten Umgang mit der NS-Geschichte ihrer Stadt taten.[534] Ein Denkmal, das von *Displaced Persons*, die nach 1945 die ehemalige Jägerkaserne im Süden Kassels bewohnten, aufgestellt worden war, wurde nach deren Auszug abgeräumt.[535] 1946 beschloss die Stadt, eine neue Synagoge zu errichten, allerdings sollte es noch bis 1965 dauern, bis der Gemeinde ein Grundstück übergeben und der Bau eingeweiht werden konnte.[536] Ein Neubau auf dem alten Platz, auf dem das Gotteshaus bis zur Pogromnacht im November 1938 gestanden hatte, war

533 Der Vorgang in StA Kassel, Bestand A 1.10., Nr. 219.

534 Anne Belke-Herwig, Barbara Orth, Mitläufer und Strategien der Selbstentlastung. Zum Umgang mit der nationalsozialistischen Zeit in der Stadtpolitik nach 1945, in: Jens Flemming, Dietfrid Krause-Vilmar (Hrsg.) Kassel in der Moderne, S. 536–549; Sabine Schneider, Eckart Conze, Jens Flemming, Dietfrid Krause-Vilmar, Vergangenheiten. Die Kasseler Oberbürgermeister Seidel, Lauritzen, Branner und der Nationalsozialismus, Marburg 2015.

535 Freundlicher Hinweis von Wolfgang Matthäus, Kassel.

536 Esther Haß, Eine neue Synagoge für Kassels Jüdische Gemeinde, in: Synagogen in Kassel. Ausstellung im Stadtmuseum Kassel anlässlich der Einweihung der neuen Synagoge im Jahr 2000, Marburg 2000, S. 89–99, hier S. 89–90.

unmöglich, da die Stadt dort schon einen städtischen Kindergarten hatte bauen lassen. Eine erste Initiative, über die 1933 bis 1945 vertriebenen und ermordeten Kasseler Juden eine „Dokumentation" zu initiieren, war 1965 aus Kreisen überlebender Kasseler Juden an die Stadt herangetragen worden. Das Projekt wurde von Seiten der Stadt jedoch als „heikel" betrachtet, sollte vom Magistrat erst diskutiert werden und wurde dann nicht weiter verfolgt.[537]

Einen weiterer früher Anstoß, in der städtischen Öffentlichkeit Erinnerungszeichen an die jüdische Bevölkerung zu setzen, war der Vorschlag, Straßen nach jüdischen Persönlichkeiten zu benennen. In diesem Zusammenhang wurde Felix Blumenfelds Biographie als Beispiel für die unmenschliche und mörderische Verfolgung genannt, mussten doch dessen fürsorgerische Leistungen seinen Zeitgenossen auch nach 1945 ebenso in Erinnerung sein wie der Umgang mit ihm nach 1933. 1947 debattierte die Kasseler Stadtverordnetenversammlung einen Antrag der SPD-Fraktion. Es ging darin um den grundsätzlichen Auftrag, Mahnmale an die nach 1933 vertriebenen und ermordeten jüdischen Mitbürger zu schaffen und sich für die Zukunft der Lehren aus der NS-Zeit zu vergewissern. Es ging um nichts weniger als eine erzieherische Arbeit, vor allem mit Blick auf die junge Generation.

Die SPD-Fraktion hatten in ihrem Dringlichkeitsantrag formuliert, man wolle „den Anstoß zu einer wirklichen Abkehr vom Antisemitismus" geben. Es sollten für die Benennung von Straßen und wichtigen Örtlichkeiten „künftig bevorzugt die Namen derjenigen jüdischen Familien herangezogen werden, die sich um das Wohl der Stadt vor 1933 besonders verdient gemacht haben". Ein Anfang sollte mit der Umbenennung des Kinderkrankenhauses an der Frankfurter Straße in Blumenfeld-Krankenhaus gemacht werden. An der „Haltung, welche in dieser Frage von den [...] verantwortlichen Beamten und von dem Stadtparlament eingenommen wird, wird zu erkennen sein, ob an die Stelle der stumpfsinnigen Gleichgültigkeit gegenüber dem Judenhaß die Renaissance einer besseren bürgerlichen und rechtlichen Gesinnung getreten" sei.[538]

---

537 Vermerk Stadtarchiv Kassel über die Formulierung eines Magistratsmitglieds, StA Kassel, Bestand S 17, Nr. 13.

538 StA Kassel, Bestand A 0, Nr. 1304, Protokoll der StaVo vom 31.1.1947, S. 2–3; zu dieser Debatte um die Verfolgung der jüdischen Bevölkerung Kassels Anne Belke-Herwig, Barbara Orth, Mitläufer und Strategien der Selbstentlastung. Zum Umgang mit der

Stadtverordneter Theodor Hüpeden (SPD) begründete den Antrag mit einer materiellen und ideellen Reparationspflicht, die man der „eigenen Kultur und unserer Entwicklung willen in der Zukunft" schulde. Er bekannte sich zu einem schuldhaften Versagen: „Wären die Zuschauer dieser Dinge in 1933 und vor 1933 energischer aufgetreten gegen das, was sich in der politischen Gemeinde abgespielt an Schaurigem gegen die Juden, [...] dann hätte das Unheil einen solchen Umfang nicht annehmen können", gab sich Hüpeden überzeugt. Man müsse daher an jüdische Familien „wie Blumenfeld, Rosenstock usw." erinnern. Man dürfe „keinen Tag verstreichen lassen, um nach außen hin unsere andere Gesinnung zu demonstrieren".[539] Oberbürgermeister Willi Seidel (SPD) wandte in der Diskussion ein, eine Umbenennung des Krankenhauses könne die Stadt nicht von sich aus umsetzen, da sie nicht Eigentümerin der Einrichtung sei, während Stadtrat Willi Wittrock (SPD) glaubte, an die Wiedergutmachungsleistungen der Stadt seit Mai 1945 erinnern zu sollen. Man habe „schon das getan, nach jeder Richtung hin, was notwendig war", da dürfe „kein falsches Bild entstehen". Elisabeth Selbert (SPD) bekannte wiederum, worin sie die Pflicht Kassels und ihrer politischen Vertreter sah. Antisemitismus und Shoah seien „das schändlichste und beschämendste Kapitel in der deutschen Geschichte". Daraus leitete sie die Pflicht zur Erinnerung als ein „ewiges Mahnmal" und zu einer „Erziehungsarbeit an der deutschen Jugend" ab. „Ich erinnere mich noch der Tage, an denen Dr. Blumenfeld auf der Hohenzollernstraße mit dem Besen einhergehen mußte und die Stadt kehren. Ich muß sagen, das ist einer der beschämendsten Tage gewesen, die ich je erlebt habe. Ich habe einige Jahre später etwa mit Dr. Blumenfeld hier in Kassel noch einmal sprechen dürfen und ich weiß, wie er unter diesen entsetzlichen Dingen gelitten hat. Ich weiß aber [...], welchen Verdienst sich Dr. Blumenfeld hier erworben hat. Er hat im Jahre 1920 etwa, zusammen mit mir, eine Mütterberatungsstelle aufgebaut und er hat sich auf diesem Gebiet große Verdienste erworben. Er hat dann jahrelang ein Kasseler Kinderkrankenhaus geleitet, so daß es sehr nahe liegt, das Kinderkrankenhaus in der Frankfurter Straße nach ihm zu benennen." Auch sie räumte ein, es werde wohl schwierig sein, eine solche Umbenennung zu erwirken, da das Haus nicht städtisch geführt werde.

---

nationalsozialistischen Zeit in der Stadtpolitik nach 1945, in: Dietfrid Krause-Vilmar, Jens Flemming (Hrsg.), Kassel in der Moderne, S. 536–549, hier S. 547.

539 StA Kassel, Bestand A 0, Nr. 1304, S. 38–39.

Aber, so Selbert gewiss, „ich glaube, die Innere Mission ist wohl die Inhaberin", es sollte „unbedingte moralische und sittliche Pflicht" sein, dieses Krankenhaus nach Blumenfeld zu benennen.[540]

Anna Schönian, die während der NS-Zeit den Vorsitz des Kasseler Ortsverbands innegehabt hatte, sah sich daher Anfang 1947 mit der Aufforderung der Stadt konfrontiert, dem Kinderkrankenhaus den Namen Felix Blumenfelds zu geben. Sie lehnte eine solche Umbenennung jedoch strikt ab. In ihrem Schreiben vom 20. Februar 1947 informierte sie die Bundesvorsitzende Meta Eyl, sie müsse in einer „recht schwierigen Angelegenheit" auf den Bundesvorstand zukommen. Man wolle, so Schönian, „plötzlich unserem Hause einen jüdischen Namen geben". Schönian und der Ortsverband befanden sich offenkundig in einer misslichen Lage. Einerseits wollte man sich den ungeliebten Namen aus der eigenen Vergangenheit fernhalten, andererseits brauchte man die Hilfe der Stadt Kassel für den Wiederaufbau des Krankenhauses am alten Ort. Sie müsse also, schrieb Schönian, „klug, wie die Schlange sein" und dürfe sich nicht „mit ihr [der Stadt Kassel] verfeinden".[541] Tatsächlich sollte die Rückverlegung des Kinderkrankenhauses nach Kassel unbedingt gelingen. Hierzu waren aber erhebliche Anstrengungen erforderlich, die Gebäude wieder aufzubauen und einzurichten, was möglicherweise die Kräfte des Ortsverbands überfordert hätte. Zudem schien der Vorstand von der Sorge bedrückt, die Stadt könnte im Gefolge ihrer Unterstützung das Kinderkrankenhaus übernehmen, wenn der Frauenbund den Neuaufbau finanziell nicht stemmen könnte.[542] Der Kasseler Vorstand bat daher den Hauptvorstand in Hannover, die Angelegenheit in seinem Sinne zu regeln. Blumenfeld, so argumentierte Schönian, habe „nichts mit der Gründung zu tun, wohl aber Gräfin Bernstorff, und auch deren Namen wählten wir nicht". Bei der Vorsitzenden Eyl, zu dieser Zeit im Vorstand wegen ihrer uneindeutigen

540 StA Kassel, Bestand A 0, Nr. 1304, Zitate S. 40–43.

541 Archiv der Deutschen Frauenbewegung, Kassel, NL-K-16, J 324 Teil 2.

542 Diese Sorge angesichts der finanziellen Situation des Ortsverbands spricht aus dem Aktenvermerk des Vorstandsmitglieds Margarethe Bachmann vom 4.2.1953, demnach war durch die persönliche Vermittlung von Anna Schönian „finanzielle Beihilfe der Stadt in Aussicht gestellt" worden; diese Hilfe erfülle sie freilich „mit großer Sorge, da zu befürchten wäre, daß die Stadt uns allmählig schlucken" könne, Archiv der Deutschen Frauenbewegung, Kassel, NL-K-16, J 325, Teil 1.

Haltung zum Nationalsozialismus als Vorsitzende umstritten,[543] scheint die Bitte aus Kassel auf Verständnis gestoßen zu sein. Sie gab jedenfalls diese Sicht am 10. März 1947 wunschgemäß an Oberbürgermeister Seidel weiter. Blumenfeld sei weder der Gründer der Einrichtung, noch habe er „zu der Gründung irgendwie beigetragen oder den Aufbau wesentlich beeinflußt". Der damalige Vorstand habe ihn lediglich „in das Amt des Arztes im Kinderkrankenhaus berufen", wofür man ihm zumindest Dank schulde für sein Geschick, seine Tüchtigkeit und die Hingabe bei dieser Arbeit.[544] Diese Distanz kontrastierte auffällig mit dem Bekenntnis der Vorsitzenden Schönian zu Blumenfelds Nachfolger, Dr. Richard Benzing. Sie sah auch nach 1945 in Benzing die eigentliche Kraft beim Aus- und Aufbau des Kinderkrankenhauses Park Schönfeld, obwohl er erst im April 1933 in die Leitungsposition gelangt war. Schönians Anhänglichkeit an Benzing ging so weit, in dessen Spruchkammerverfahren 1946 in Darmstadt zugunsten des Arztes aussagen zu wollen. Nur dessen Tod hinderte sie an einer entlastenden Fürsprache für den Arzt.[545]

Der Beschluss der Stadtverordnetenversammlung, beim Deutschen Evangelischen Frauenbund die Benennung des Kinderkrankenhauses am Park Schönfeld nach Felix Blumenfeld zu erreichen, blieb also folgenlos. Zum einen scheiterte er am Widerstand des Kasseler Ortsverbands, zum anderen vertrat die Stadt ihren Beschluss gegenüber dem Trägerverein nicht energisch genug. Dabei hätte die Stadt durchaus nachdrücklicher agieren können. Der Trägerverein hatte seinerseits großes Interesse an einem einvernehmlichen, guten Verhältnis zur Stadt, da man den Betrieb des Krankenhauses, das 1943 in das nördlich von Kassel gelegene Helmarshausen ausgelagert worden war, an seinen bisherigen Standort zurückverlegen wollte.

Dass Blumenfeld sicherlich weitaus mehr als eine reine Berufung gewesen war, sondern von Beginn an die Einrichtung tatkräftig mit aufgebaut hatte, unterschlug diese Haltung komplett. Als ärztlicher Leiter übte er für ein Vierteljahrhundert einen erheblichen Einfluss auf die Arbeit der Klinik aus. Als eigentliche Gründerin firmierte der Deutsche Evangelische Frauenbund unter Gräfin Bernstorff und Trott zu Solz, was im

543 Heike Köhler, Deutsch – Evangelisch – Frau. Meta Eyl – eine Theologin im Spannungsfeld zwischen nationalsozialistischer Reichskirche und evangelischer Frauenbewegung, Neukirchen-Vluyn 2003, S. 302–313.

544 Archiv der Deutschen Frauenbewegung, Kassel, NL-K-16, J 324, Teil 2.

545 Ebenda.

Grunde nicht falsch war. Blumenfeld wurde jedoch nur eine Nebenrolle zugewiesen, die selbst in Festschriften und Hauspublikationen keine angemessene Würdigung fand und die Entscheidung des Vorstands von 1933, Blumenfeld aus dem Amt zu drängen, verschwieg.[546]

Auch die emotionale Diskussion der Stadtverordneten von 1947 über Straßenbenennungen zum Zweck einer echten Erinnerungsarbeit blieb lange ohne konkrete Folgen. Trotz des entschieden vorgetragenen Willens unterließ man es, einzelne Straßen im Stadtgebiet umzubenennen und beschränkte sich unmittelbar nach 1945 auf die Entfernung von Straßenbezeichnungen aus preußischer Zeit. Erst Jahre später griff man auf Namen Kasseler Jüdinnen und Juden zurück. Zu ihnen gehörte 1962 Felix Blumenfeld. Sein Name und die Namen weiterer Kasseler jüdischer Bürgerinnen und Bürger wurden jedoch neu angelegten Straßen verliehen, die vielfach in Neubaugebieten und damit in ausgesprochenen Randlagen zu finden waren. Diese Praxis stieß bei Angehörigen Blumenfelds auf Unverständnis. 1968 war Frank Gruen, vormals Franz Moritz Grünbaum und Neffe Felix Blumenfelds, mit seiner Frau Anne aus den USA in Kassel zu Besuch. Sie hatten anscheinend Spuren des Onkels aufgesucht und waren auf die nach ihm benannte Straße im Stadtteil Harleshausen gestoßen. Bei ihrem Gespräch mit Kassels Oberbürgermeister Dr. Karl Branner hatten sie kritisiert, dass die Auswahl der Straße – bis dahin nur spärlich mit Einfamilienhäusern bebaut – kaum der Persönlichkeit Blumenfelds und seinen Leistungen gerecht würde. Der Vorsitzende des Vereins für Jüdisch-Christliche Zusammenarbeit in Kassel, Dr. Wolfgang Hallwachs, bemerkte in seinem Brief an Oberbürgermeister Branner vom 28. März 1968, das Ehepaar Gruen habe auch ihm gegenüber die Auswahl der fraglichen Straße beklagt. Hallwachs äußerte freimütig, diese kritische Sicht zu teilen, denn tatsächlich sei der fragliche Straßenzug „keine würdige Ehrung des bekannten Kasseler Kinderarztes und Gründers des Kinderkrankenhauses Park Schönfeld". Diese sei „ein wenig bebauter Durchgangsweg mit grösstenteils Hinterfronten". Zudem fehle ein den Straßennamen erläuternder Text, der auf die Leistungen Blumenfelds hinweise. Er meinte,

546 Festschrift zum 86. Deutschen Ärztetag in Kassel, herausgegeben vom Kasseler Ärzteverein von 1823 durch Joachim Heinrich Balde und Wilhelm Schmiking, Kassel 1983, S. 61–62, Bedeutung der Kasseler Milchküche ohne Nennung Blumenfelds; Eva Heiming, 90 Jahre Kinderkrankenhaus Park Schönfeld. Eine Einrichtung des Deutschen Evangelischen Frauenbundes, in: 100 Jahre Deutscher Evangelischer Frauenbund. Ortsverband Kassel e.V., Kassel 1999, S. 27–31, hier S. 28.

eher sei die Umbenennung seiner Klinikschöpfung an der Frankfurter Straße, die bereits 1947 diskutiert und dann nicht weiterverfolgt worden sei, der geeignetere Weg für eine geziemende Ehrung des jüdischen Kinderarztes.

Oberbürgermeister Branner zog sich in seiner Antwort an Hallwachs vom 3. April 1968 auf die Nichtzuständigkeit der Stadt zurück, da das Kinderkrankenhaus in der Trägerschaft des Deutschen Evangelischen Frauenbundes liege. Dort verweise man weiterhin auf Gräfin Bernstorff und Frau von Trott zu Solz als die Gründerinnen der Klinik. Branner berief sich dabei auf das Schreiben des leitenden Arztes des Kinderkrankenhauses, Prof. Dr. Ernst Voss, der sich mit dem Vorstand des Frauenbundes auf die schon 1947 mitgeteilte Position bezog. Die Leistungen Blumenfelds wurden hier nun gar nicht mehr erwähnt. Branner war sich daher im Klaren, dass eine Namensänderung für das Krankenhaus nicht durchsetzbar war. Er versicherte Hallwachs, wegen einer Umbenennung mit dem Frauenbund sprechen zu wollen, schränkte aber ein, nicht an eine nachträgliche Revision der Straßenbenennung zu denken: „Bevor diese Frage nicht entschieden ist, sollte wegen einer Umbenennung der Felix-Blumenfeld-Straße keine Initiative ergriffen werden." Damit war das Thema eines möglichen, aber aufwendigen Änderungsverfahrens abgeschlossen. Bezüglich der Umbenennung des Kinderkrankenhauses argumentierte Branner in seinem Antwortschreiben an die Eheleute Gruen mit der fehlenden Bereitschaft des Trägervereins. Zumindest gestand man zu, die Erinnerung an Blumenfeld durch eine „Ehrentafel im Foyer wachzuhalten". Zudem habe der Magistrat jüngst beschlossen, dass die Blumenfeld-Straße zu einer „Wohnsammelstraße für ein neu zu erschließendes Siedlungsgebiet östlich der Felix-Blumenfeld-Straße ausgebaut" werden solle. Sie erhalte damit sicherlich eine Gestaltung, „die weit über ihre derzeitige Bedeutung hinausgeht". Branner versicherte den Angehörigen optimistisch, diese zukünftige Gestaltung der Straße und ihres baulichen Umfelds werde, wie er „glaube, [...] dann dem Namen Felix Blumenfeld gerecht".[547]

547 Der Schriftwechsel in StA Kassel A 1. 10. Nr. 394.

Kein Schlusswort

Felix Blumenfeld wuchs in der wirtschaftlich erfolgreichen, in deutscher Kultur und Sprache verwurzelten Familie seiner Mutter in Marburg auf. Sie bot nach innen einen engen Zusammenhalt und kann nach außen, im Umgang mit ihrem Judentum und ihrer jüdischen Gemeinde, als reformorientiert und liberal gelten. Im Haus der Großmutter erfuhr Felix zugleich das selbstbewusste Eintreten für die eigenen Angelegenheiten, auch in erfolgreicher Auseinandersetzung mit dem Antisemitismus dieser Zeit.

Mit seinem Studium nutzte Blumenfeld gesellschaftliche Aufstiegsmöglichkeiten und konnte sich nach 1900 als selbständiger, schließlich angesehener Facharzt in Kassel niederlassen. Bis 1933 teilte er seine fachlichen Kenntnisse mit seinen Mitmenschen. Er half Wohlfahrtseinrichtungen aufzubauen, die vor allem hilfebedürftigen Familien und Kleinstkindern in Kassel zugutekamen.

Felix Blumenfeld war als Mitglied mehrerer in Kassel angesehener Vereine gesellschaftlich integriert und dürfte als Mann von Reputation gegolten haben. Mit diesem sozialen Kapital brachte er sich in der Weimarer Republik für den demokratisch-republikanischen Neuanfang nach 1918 sowie die Auseinandersetzung gegen den sich radikalisierenden Antisemitismus ein. Bis 1933 darf er angesichts seines andauernden Einsatzes in der Kasseler Öffentlichkeit als einer der Wortführer gegen Nationalsozialismus und Judenhass und für eine demokratische, freie Gesellschaft gelten.

Das Jahr 1933 bedeutete für ihn und seine Familie eine dramatische Zäsur. Innerhalb weniger Wochen verdeutlichte ihm die Verdrängung aus seinen Funktionen und eine einbrechende Frequentierung seiner Kinderarztpraxis, wie brüchig die Emanzipation der deutschen Juden in Gesellschaft und Nation mittlerweile geworden war. Gleichgültigkeit, Angst und Gewöhnung an Unrecht ließen viele in seiner nichtjüdischen Umwelt von dem bis dahin angesehenen Menschen und Arzt abrücken.

Die Geschichte der Familie Blumenfeld ist ein Beispiel für die schrittweise, unaufhaltsame Entrechtung, Ausplünderung und Vertreibung der Jüdinnen und Juden in Deutschland nach 1933 bis zu ihrer Vernichtung – seine zweite Frau Helene wiederum ein Beispiel für charakterliche Stärke und Widerstandskraft in totalitärer Zeit.

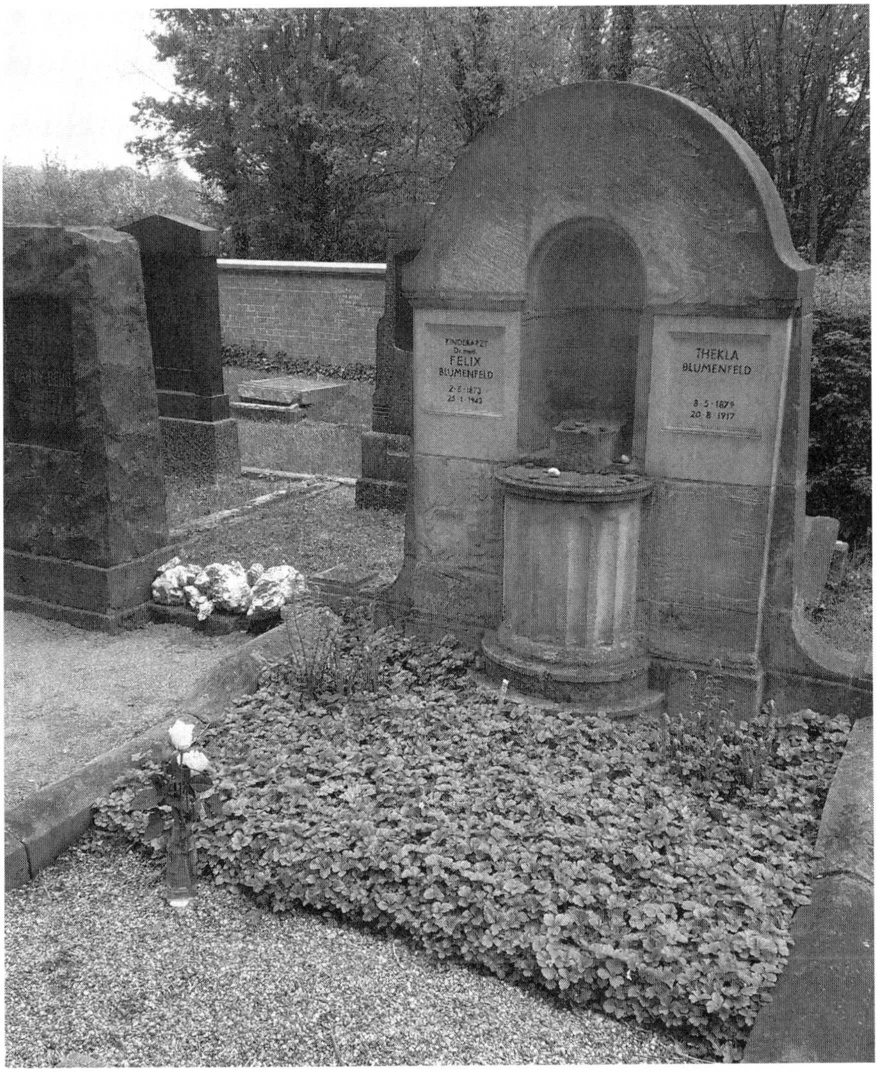

Grab des Ehepaars Felix und Thekla Blumenfeld, Jüdischer Friedhof in Kassel-Bettenhausen, Aufnahme des Verfassers vom Mai 2023

Die Erinnerung an Felix Blumenfeld in Kassel kam erst spät. Scham und Schuldbewusstsein führten auch in seinem Fall lange Zeit zum Beschweigen seiner Leistungen für die Stadt und ihre Bevölkerung. In den vergangenen Jahren haben zahlreiche Menschen in Vorträgen, Ausstellungen und Texten an ihn erinnert, eine private Initiative hat 2011 zwei Stolpersteine einsetzen lassen: vor seinem letzten freigewählten Wohnort und vor dem Kinderkrankenhaus und Kinderheim an der Frankfurter Straße.[548]

Seit 2015 ist sein Grab und das seiner ersten Ehefrau auf dem Jüdischen Friedhof in Kassel-Bettenhausen ein von der Stadt gepflegtes Ehrengrab.[549]

Das weitgehende Fehlen von persönlichen Zeugnissen macht es schwer, Felix Blumenfeld angemessen zu würdigen. Verfolgt man jedoch sein Handeln als Mensch und seine Tätigkeit als Arzt, ist erkennbar, dass er eine Persönlichkeit war, die Toleranz, demokratische Gesinnung und Humanität gelebt hat.

Empathische Hilfsbereitschaft und gesellschaftliches Engagement waren für ihn selbstverständlich, vielleicht auch befördert aus einem Wunsch nach Anerkennung als Deutscher jüdischen Glaubens und in der Hoffnung auf Akzeptanz in seiner nichtjüdischen Umgebung.

Die Verdrängung aus dieser Umgebung und die Zerstörung seines Lebens bleibt für uns ein Unrecht und eine moralische Katastrophe. Umso mehr sollten uns Felix Blumenfelds Verantwortungsbewusstsein und seine ethische Lebensführung Vorbild sein.

548 Vgl. Christina Hein, Nie vergessen. Stolpersteine in Kassel. Portraits von Menschen, Kassel 2020, S. 14–19.

549 Nachricht der Friedhofsverwaltung Kassel vom 12. Dezember 2023; die Grabstätten der Eheleute Thekla und Felix Blumenfeld befinden sich auf dem Jüdischen Friedhof in Kassel-Bettenhausen, Abt. 20, Nr. 37 und 38.